实用整脊医术

（修订版）

编 著 杨大力 杨大冬 杨福申

中国中医药出版社
·北 京·

图书在版编目（CIP）数据

实用整脊医术/杨大力，杨大冬，杨福申编著．—修订版．—北京：中国中医药出版社，2015.5（2019.12重印）

ISBN 978 - 7 - 5132 - 2460 - 4

Ⅰ．①实…　Ⅱ．①杨…②杨…③杨…　Ⅲ．①按摩疗法（中医）
Ⅳ．①R244.1

中国版本图书馆 CIP 数据核字（2015）第 075030 号

中 国 中 医 药 出 版 社 出 版
北京经济技术开发区科创十三街 31 号院二区 8 号楼
邮政编码　100176
传真　010 64405750
廊坊市祥丰印刷有限公司印刷
各地新华书店经销

*

开本 787 × 1092　1/16　印张 21.25　彩插 1.5　字数 315 千字
2015 年 5 月第 1 版　2019 年 12 月第 4 次印刷
书　号　ISBN 978 - 7 - 5132 - 2460 - 4

*

定价　79.00 元
网址　www.cptcm.com

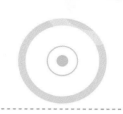

内容简介

　　《实用整脊医术》2004 年出版，数次印刷，深受读者欢迎。此次修订再版，在保持原书整体框架结构的基础上，重点增加了脊椎侧弯、反张、滑脱的分析；拓展了小儿抽动症、多动症、女性更年期综合征等整脊治疗病种；补充了整脊治疗后的功能锻炼、再次损伤及预防；论述了脊椎伤病与内、外、妇、儿等各科疾病的关系；增加了案例影像照片；总结了整脊医术的四大特色。修订后全书共五章，约 30 万字，主要供广大的基层骨伤科、整脊科医生参考，也可供临床其他科医生学习。

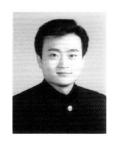

杨大力，1971 年出生。5 岁开始随父亲学医，独立行医 25 年，积累了大量的临床经验，特别是独创整脊治疗小儿多动症、抽动症的方法，不仅疗程短、痛苦少，而且效果好。

1989 年前往河南济源开展整脊工作，在当地钢厂医院受到患者一致好评。1990 年应邀参加"亚运会专家义诊团"，任亚运会第三分团团长助理，是亚运会最年轻的颈椎病专家。1991 年到俄罗斯开展整脊工作。1992 年在北京整脊总部工作，进行整脊的临床和研究工作。1995 年在山东威海人民医院开展整脊工作，总结了大量的第一手资料。

2004 编写出版了《实用整脊医术》一书，同年应邀前往香港开展整脊工作，建立了香港"实用整脊中心"及"杨氏整脊研究院"。2010 在河北唐山开展整脊工作，建立了"实用整脊中心唐山分部"及"杨氏整脊研究院唐山分院"，得到了广大患者的信任和赞誉。

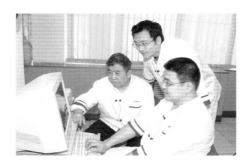

杨福申（左） 杨大力（中） 杨大冬（右）

施　序

　　整脊学是一门古老而又颇具创新特色的学科，源于中医骨伤科学体系，但又涉及多种学科的临床疾病。手法治疗是中医骨伤科的专长和优势，清代《医宗金鉴》曰："手法者，诚正骨之首务哉。"该书指出手法"能达病者之血气凝滞、皮肉肿痛、筋骨挛折，与情志之苦欲"，可见手法的治疗作用十分广泛，无论外伤内损，大凡气血失调、情志失畅，用之得当往往效果显著。中医骨伤科用手法治病历史悠久，历代医家积累了丰富的经验，形成了系统的理论基础。运用手法诊治脊柱疾病，便是根据骨与关节及韧带的解剖学变异，结合经络、气血、脏腑学说进行辨证施治，不仅可以调整脊柱的结构异常，而且可以治愈众多的顽固性颈、肩、腰、腿痛疾患。由于分布全身四肢及内脏、头颅的血管、脊神经和自主神经等与脊柱相联系，因而通过整脊手法还能治愈或改善许多相关疾病。整脊学的学术内涵及其临床应用已经引起众多学者的重视，海内外相关研究正成为交流的热点，然而尚缺少长期观察和系统的探索。

　　今年初夏，中华医学会副会长、原国家教委高教司副司长、我国著名医学家王镭教授来沪，我们在讨论关于中医学的继承与创新时，他告诉我北京有位整脊名医杨福申原是一位物理教师，1973 年因车祸不幸致残瘫痪，尔后他以坚强的毅力走上一条艰难的求医、学医、自医、行医的曲折道路，创造了惊人的奇迹。不仅自己站起来了，而且通过自学和自医的实践，对脊柱损伤疾病的临床特点及演变规律有了切身的体验，积累了一定的治疗经验，在积极进行自我康复的同时也

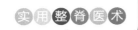

为众多病友服务，20余年居然有14万名患者接受了他的治疗，大多数病人都有不同程度的疗效。最近他还将这些珍贵的临床资料进行了认真整理，写成《实用整脊医术》一书。这一信息令我兴奋，这位执着追求的久病成良医的医家更令我敬仰。近日杨福申先生将《实用整脊医术》书稿示我，拜读后颇感全书内容丰富，疗效确实，研究深邃。该书体现了作者自学之艰苦，治学之严谨，医学知识之渊博，医疗技术之高超。诚如《医宗金鉴》所言，做到了"一旦临症，机触于外，巧生于内，手随心转，法从手出"的境地，可以以"一里之厚而动千里之权"（《战国策》），通过脊柱关节错位的整复而调节全身功能的紊乱或障碍。

杨福申先生坚持发扬自强不息和顽强拼搏的精神，终于取得可贵的成就，说明祖国医学是一个伟大的宝库，只要认真继承，弘扬广大，一定能在克病制胜的临床探索中显示出特色和优势。杨福申先生从一个伤残患者修炼成京城名医，经历了一个漫长的奋斗过程，生动地体现了他对科学的热爱和追求。爱因斯坦说过："有许多人之所以爱科学，是因为科学给他们以超乎常人的智力上的快感，科学是他们的特殊娱乐，他们在这种娱乐中寻求生动活泼的经验和雄心壮志的满足。"杨福申先生正是这样在追求科学真谛中，不断获取精神上和事业上的满足。孟子曰："山径之蹊简，介然用之而成路。"即是说路是人走出来的。桃李不言，下自成蹊。杨福申先生对祖国医学的热爱和信心，刻苦继承与创新，堪当我辈效学之师也。

中华中医药学会副会长
中华中医骨伤科学会会长
上海中医药大学前校长
教授、主任医师、博士生导师
施 杞
2001年初秋

我 1971 年出生，我的父亲杨福申 1973 年乘校车车祸受伤，全身瘫痪在床。所以，我的童年是伴随着父亲从瘫痪到站起来工作的过程。父亲从开始无法翻身，到慢慢开始练习坐、站、走，直到后来开始工作，甚至给别人解除病痛。换句话说，我的童年是一个见证奇迹的过程。

这个过程，除了父亲坚强的毅力，就是神奇的整脊所创造的奇迹。因此，我从小就立志要走上这条整脊的道路，为更多的人解除痛苦，也因此从中领悟到生活的充实和生命的价值。

1975 年，快 5 岁的时候，父亲第一次带我回到了山东老家，为家乡的父老乡亲们治疗颈椎病。那时候我印象最深的就是，每天都有很多人围着我的父亲，而且每个人都客客气气地来，高高兴兴地走，有时候还给我好多好吃的东西。长大了我才知道，那些人都是来找父亲治病的，他们的病好了，所以非常开心，非常感谢父亲。那时我幼小的心灵就觉得父亲是世界上最了不起的爸爸，将来也要像他那样，做一个有用的人。

从此，我就抽时间在父亲的诊室里帮忙。开始帮父亲收拾房间、打扫卫生、折叠床单，到后来给患者敷药、做按摩，努力学习父亲传授的整脊技能，直到最后为患者治疗，一步步走上了医学的整脊之路。

1989 年，对于我来说是重要的一年，因为这一年开始了我独立的行医之路。1988 年，我治疗了一位腰椎间盘突出的患者，她来的时候

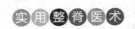

是老公背着进屋的，经过一段时间的治疗，可以慢慢扶墙自己走了，后来就能自己独立行走了，十分高兴，对我千恩万谢。这对于我来说虽是个普通的患者，但她告诉我，在她的家乡，有许多像她这样的患者得不到及时治疗，不是痛不欲生，就是瘫痪在床。她迫切希望我有机会能到她的家乡出诊，为他们解除痛苦。经过进一步了解，我于第二年，即1989年接受了"河南济源钢厂医院"的邀请，前往开展整脊工作，治愈千余人，受到当地的一致好评。

1990年，经过一年的独立行医，我的整脊技术更加完善，这时正好迎来了亚运会，父亲带着我和大哥应邀参加了"亚运会专家义诊团"，我担任亚运会第三分团团长助理，是亚运会最年轻的颈椎病专家。会后，经上级安排，我们又踏上了回乡之旅，来到山东淄博开展整脊工作。与15年前不同的是，上一次我年龄小，只能看着父亲为乡亲们治疗，这一次我可以亲自帮着乡亲们解除病痛，看着病人开心的笑脸，我也由衷地感到高兴……

1991年，一位领导问我们："你们在国内治疗这么多病人，有没有为外国人治疗过？效果如何？"当时我们确实很少有机会为外国人治疗，现在有机会了，就毅然踏上了前往俄罗斯的旅程，在当地开展整脊治疗。不仅治愈了很多患者，更充实锻炼了自己，也提升了自己的整脊技能。

1992～1994年，通过几年的独立开诊，我感觉到自己的不足，于是我回到北京整脊总部工作，再次向父亲学习，进一步研究整脊疗法，总结经验。经过3年的充实提高，感觉到自己的进步，决定重新独立开诊。

1995年，在众多邀请之中，我再次选择了家乡——山东，去威海人民医院开展整脊工作，积累掌握了大量的第一手整脊资料。

我们开诊这么多年，经常有人问我们为什么不出书，把技术保留下来，发扬光大。于是，后来父亲执笔，我和哥哥共同参与编著出版了《实用整脊医术》一书。

2004年，我们应邀并移居香港开展整脊工作，建立了香港"实用整脊中心"及"杨氏整脊研究院"。2010～2014 年，在河北唐山开展整脊工作，建立了"实用整脊中心唐山分部"及"杨氏整脊研究院唐山分院"，得到了广大患者的信任和赞誉。

唐山是个有着特殊意义的城市，1976 年的地震，造成了大量的脊髓型颈椎病患者，这对于开展整脊工作既是一个机遇，也是一个考验。因为距地震已经二十多年，如果能把这些患者治好，说明整脊医术是非常好的疗法，也是对我的一种肯定。经过治疗，取得了非常满意的疗效，有些患者症状减轻，部分已经痊愈。他们用不同的方式表达着对"杨氏整脊医术"的赞扬，送来了牌匾和鲜花。

父亲经常对我说，《实用整脊医术》和我一样，也是在跌跌撞撞中渐渐完善起来的。回想《实用整脊医术》的编写过程，我们十分怀念和感谢成千上万支持和帮助过我们的患者和朋友们。很多内容都是通过这些人的反馈才使我们发现并完善了整脊的方法和理论。从这个意义上讲，患者才是《实用整脊医术》的真正创作者，我们只不过是执笔人。

父亲的话我常记心间，所以对于病人的反馈，我十分重视。2007年，对我来说也是非常有意义的一年，这一年我接诊了一位小儿抽动症患者，来自成都的 12 岁女孩，经过 45 天的治疗，痊愈了！当时孩子妈妈给我电话咨询小儿抽动症的时候，我十分坦诚地告诉她，我没有治疗过这种病，没把握。她听后十分失望，我进一步询问她，孩子有没有头晕、头痛、胸闷、肠胃不好等症状，她十分奇怪地说，孩子确实有这些症状，但是由于抽动症过于严重，所以其他症状被忽略了。我就安慰她，你可以带孩子来看看，即使无法治疗抽动症，其他的症状（头晕、头痛、胸闷）至少可以治疗、缓解，甚至痊愈，她十分高兴。为了稳妥起见，我建议她先给孩子拍全脊椎的 X 线片，邮寄过来看看，如果是脊椎的问题再带孩子来治疗。我看完孩子的片子，确定了病情，决定让孩子暑假来唐山治疗。到了暑假，他们一家三口都来了，我给他们分析病情，制订治疗方案，经过一个多月的治疗，效果显著，孩子不仅抽动症症状基本消失，脊椎侧弯也得到了很大改

3

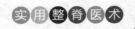

善。就是从那时起，我开始注重搜集小儿抽动症的病例，至今已治愈了上百例小儿抽动症。

祖国医学是一个伟大的宝库，父亲自强不息和顽强拼搏的精神鞭策鼓舞着我，我一定要更加努力，不断完善治疗手法，用自己的双手为更多的脊柱疾病患者解除痛苦，为整脊事业贡献自己微薄的力量。

杨大力

2015 年 1 月 9 日于唐山

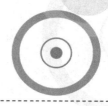

目　录

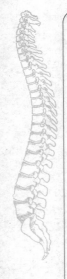

第一章 绪 论

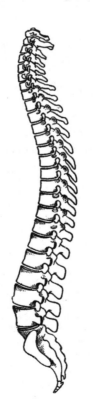

　　整脊学是一门崭新的医学学科，它产生于广大医师的临床实践中，并且有自己独特的理论。虽然目前还有很多不成熟、不完善，甚至认识不到的地方，但是随着整脊的开展和普及，相信一门完整而又成熟的整脊学学科也随之建立。

　　本书用《实用整脊医术》这一名称，是说明它的内容可用来教学及普及用，列举出病例的治疗方法可参照实施。实际上每到一处，都会有人跟着学。人们把整脊方法叫做"绝招"，这大概是来源于1989年《人民日报》海外版的一篇报道。其实并非如此，我们只是把临床中患者的反馈意见，收集起来，积累起来，进行了总结，从而获得了疗效，于是就显得效果很"神奇"。随着整脊的普及，这些理论和方法也就成了一般的常识，就像张仲景治感冒、伤风一样，"热者汗之"。在中国就连农村识字少的人都知道，感冒发热，发发汗就可以减轻。说这话的人，有几个认为这是绝招，又有多少人知道张仲景呢？

　　对于整脊，将按以下的思路叙述其理论部分：首先介绍脊柱椎体错位的原因，脊柱椎体错位引起脊柱相关疾病的病种；然后，从临床的病理改变描述脊柱错位后生病的过程和特点。

　　从前述的分析可以得出这样的结论：脊柱椎体错位是由许多原因引起和导致的。从这一观点出发，首先分析一下慢性病的成因和用整脊治疗慢性病的机制；然后进一步分析常见病为什么常见，以及常见病发病与脊柱椎体错位的关系；最后谈谈当今治疗疑难病的话题和思路（附图21 脊椎杨研究整脊）。

第一节　整脊学的起源和发展

一、整脊学的起源

整脊是正骨的一个分支，正骨在我国已有几千年的历史。我国最

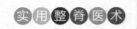

早的医书《黄帝内经》，已经有关于痹证的记述："风、寒、湿三气杂至，合而为痹也。其风气胜者为行痹，寒气胜者为痛痹，湿气胜者为著痹也。"《素问·痹论》又按症状、部位，将痹证分为筋痹、骨痹、脉痹、肌痹和皮痹。像漏肩风、风湿痛、老寒腿等病名，大多来自这种提法。人们经常把骨折、脱位的治疗称为大骨科，而把整脊从中分离出来，有人把它合并在软组织损伤里，其实整脊所治疗的疾病范围和特点，不仅仅是软组织损伤，它已经超出了骨伤范围，涉及内、外、妇、儿、五官、内分泌、神经等各科内容。

整脊之所以有今天的发展，是因于冯天有医师所写的《中西医结合治疗软组织损伤》和他后来出版的《新医正骨讲义》及举办的学习班。这些工作不仅使得整复脊柱椎体错位的手法走向全国，而且走出国门，推向世界。但是，如果追根求源的话，冯天有是学习、总结了罗有名医师的手法，才完成了他的工作。而罗有名是向谁学的，他的老师又是谁，不得而知。但是据罗有名说，她治疗颈椎、腰椎等疾病的手法是"祖传的"。

"祖传"这个在中国既普通又神圣的字眼，包含了许多人的心血，经过积累、修改、总结、传授，一代代传下来，又经过不断的实践、改进、探索，发展到今天。所以我们说，"祖传"包含了众多人的辛勤劳动，同时"祖传"又包含了人民大众对它的信任、尊敬和依靠。唯一遗憾的是"祖传"都是口传心授，师父带徒弟，很少留下文字的记载。直到冯天有医师才把"祖传"的历史结束，将整脊手法清清楚楚地记录在《中西医结合治疗软组织损伤》中。冯天有医师的书用了"编著"这个词，我们认为是因为有"祖传"这个因素在里面。整脊手法一旦普及开，它就再也不是仅仅治疗软组织损伤了，而是远远超出了骨伤科范围。1991 年第一届国际脊柱相关疾病学术讨论会上，专家们把用整脊治疗的疾病定名为"脊柱相关疾病"。

从 20 世纪 70 年代开始，我们摸索、研究、总结了几十种可用整脊手法治疗的疾病，所以认为应该叫整脊学。在我们的整脊学中，全面吸取了冯天有医师在《中西医结合治疗软组织损伤》中所总结的罗有明医师的"祖传"手法。我们认为：手法已经十分成熟。其一，从第 1 颈椎（寰椎）开始，颈椎、胸椎、腰椎等已经成为一个系统。其二，这套手法科学、轻巧、准确、合理，我们只是在整复颈 4 到胸 1 段的错位时，才稍加改动。由于这段脊柱椎管内对应的是脊髓的"颈膨大部"，整复错位时会有一定危险，故采用了转动中复位，而没有采用冯天有医师的"极限复位法"。其三，这套手法简单、直观、好懂、易学，方便推广和普及工作。

在冯天有所著的《中西医结合治疗软组织损伤》中，已经提到很多整脊学的内容，这些内容涉及耳、鼻、喉、内科等范围，但是他在临床是以软组织损伤为主进行治疗。不管什么原因，即使书中只讨论了软组织损伤，他的工作对未来整脊学的发展，甚至对未来"健康医学"的发展都是有贡献的。他是在手法治疗这个领域用文字结束"祖传"的第一人。如果我们给整脊学写历史的话，其实很简单，可以是：祖传手法——罗有明——冯天有的《中西医治疗软组织损伤》——整脊学。

二、整脊学的发展

整脊学已经走过了 20 多年的路程，大体上可以分成三个阶段。

1. 第一阶段　20 世纪 70 年代是整脊学发展的初期，在大约 10 年的时间内，临床陆续发现了偏头痛、晕车、心动过缓等十几种病症与脊柱错位有关，并找到了治疗的方法——整脊方法。这个时期的发展完全是不自觉的、偶然的、被动的，是实践经验的总结，是群众创造的。此为第一阶段。

2. 第二阶段　20 世纪 80 年代为了进一步扩展整脊学的治疗范围，开始自觉地寻找某些病症的整脊治疗方法，而且从颈椎扩展到了整个脊柱，直到 1990 年掌握了近百种病症的整脊治疗，很多人已经认识到整脊治疗有很多突出的优点。正如有位患者所赠的十六个字："诊断准确，治疗简捷，疗效显著，没有痛苦。"此为第二阶段。

3. 第三阶段　20 世纪 90 年代以后陆续有整脊的论文在学术会议上发表，又有《人民日报》《健与美杂志》的报道，可以说整脊疗法初步被人们认可和接受。此为总结整理阶段，即第三阶段。

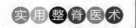

总之，整脊学是一门古老而创新的学科，它将在临床实践中不断完善和发展，为脊柱疾病患者和临床各科疾病患者带来福音，为人类的健康事业做出应有的贡献。

第二节 整脊学的病因论

一、疾病发生的内因

早在春秋战国时期成书的《黄帝内经》中，就有"治病必求于本"的论述。这里所说的"本"是什么？本就是疾病的病因。治病必求于本，用现在的说法，就是治疗疾病必须找到病因。

到目前为止，在人们认为已经高度发达的今天，简单说来，西方医学的病因论，基本上是建立在"细菌病理学"基础上的。医院为了分析病因，设置了放射科、化验室、B超、CT、磁共振……但是找到真正的病因了吗？为什么有些病反复发作，一拖再拖，有的拖几年甚至几十年，这不证明没有找到真正的原因吗？

中医把病因归为两类：一类是风、寒、暑、湿、燥、火；另一类是七情即喜、怒、忧、思、悲、恐、惊。有外因有内因，所以中医在很多方面比西医更整体更全面一些。但是历史上直到目前为止，中西两大医学对某些疾病发生的真正的内因机制还没有深刻的认识。

从临床发展起来的整脊学提醒我们：许多疾病的发生是因为脊柱椎体外伤或扭伤，导致了脊柱椎体的错位，因此与椎体相关的器官就会因功能紊乱而出现症状。这就是一些疾病发生的内因和机制。脊柱椎体错位就是某些疾病发病的内因，而细菌感染、受风、受寒只是疾病发病的外在条件。

对于人体的"虚"，我们在临床治疗中发现，脊柱椎体发生了错位，相关的部分或脏器就"虚"了，就有可能生病。但发生了脊柱椎体错位，也不一定马上生病，还要有一定条件，这就是我们所说的急性损伤期慢慢发展到病变期的过程。如果脊柱椎体错位，并没有到发病时期的患者，可以称为"亚健康状态"。这种状态能维护多久要看条件，一旦有发病条件，患者可能就生病了；如果没有这种条件，也许能维持很长时间不发病。当然也要看疾病的情况、种类、性质。一般而言，如果患者的第3、4、5颈椎椎体错位，他的上呼吸道就可能出现功能紊乱，抵抗力就下降，或者说就"虚"了，如果正赶上流感流行，他就会患流感，如果他的颈椎很正常，就可能不患流感。

　　疾病并非都是由细菌和病毒引起的，有很多功能性疾病，只要脊柱椎体发生了错位，人体就会生病。如胃溃疡、肩周炎、妇女月经不调、斜视等。此类疾病只要诊断清楚，及时治疗，整复好相应的错位椎体，病人就可以不用吃药打针而痊愈。

　　根据临床实践，经过多年的积累，编制出"脊柱相关疾病图"（图1-1），以在临床指导诊断和治疗疾病。脊柱相关疾病如下：

　　1. 颈椎（C）相关疾病

　　C1——落枕、颈强直、复发性口腔炎、斜视、期前收缩、病态窦房结综合征、咽喉炎、扁桃体炎；

　　C2——落枕、颈强直、眼震、复发性口腔炎、斜视、鼻炎、期前收缩、病态窦房结综合征、咽喉炎、扁桃体炎、偏头痛、慢性中耳炎；

　　C3——落枕、颈强直、偏头痛、复发性口腔炎、斜视、鼻炎、期前收缩、病态窦房结综合征、咽喉炎、面神经麻痹、扁桃体炎、慢性中耳炎、眼皮跳、小儿流涎；

　　C4——落枕、颈强直、偏头痛、耳聋、耳鸣、复发性口腔炎、网球肘、高血压、鼻炎、期前收缩、病态窦房结综合征、窦性心律不齐、发汗障碍、咽喉炎；

　　C5——落枕、颈强直、偏头痛、耳聋、耳鸣、晕车、网球肘、手肿、高血压、期前收缩、病态窦房结综合征、窦性心律不齐、发汗障碍、肩周炎、心绞痛；

　　C6——落枕、颈强直、偏头痛、耳聋、耳鸣、网球肘、手肿、高血压、期前收缩、病态窦房结综合征、窦性心律不齐、发汗障碍、肩周炎；

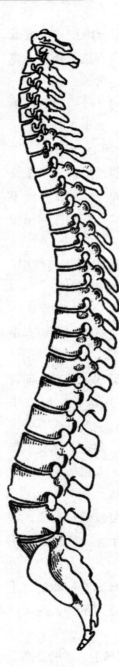

1. 颈椎（C）相关疾病

C1——落枕、颈强直、复发性口炎、斜视、早搏、病态窦房结综合征、咽喉炎、扁桃体炎

C2——落枕、颈强直、眼震、复发性口炎、斜视、鼻炎、早搏、病态窦房结综合征、咽喉炎、扁桃体炎、偏头痛、慢性中耳炎

C3——落枕、颈强直、偏头痛、复发性口炎、斜视、鼻炎、早搏、病态窦房结综合征、咽喉炎、面神经麻痹、扁桃体炎、慢性中耳炎、眼皮跳、小儿流涎

C4——落枕、颈强直、偏头痛、耳聋、耳鸣、复发性口炎、网球肘、高血压、鼻炎、早搏、病态窦房结综合征、窦性心律不齐、出汗障碍、咽喉炎

C5——落枕、颈强直、偏头痛、耳聋、耳鸣、晕车、网球肘、手肿、高血压、早搏、病态窦房结综合征、窦性心律不齐、出汗障碍、肩周炎、心绞痛

C6——落枕、颈强直、偏头痛、耳聋、耳鸣、网球肘、手肿、高血压、早搏、病态窦房结综合征、窦性心律不齐、出汗障碍、肩周炎

C7——落枕、网球肘、手肿、高血压、早搏、病态窦房结综合征、窦性心律不齐、出汗障碍、肩周炎

2. 胸椎（T）相关疾病

T1——早搏、病态窦房结综合征、胸椎小关节紊乱、胸痛

T2——胸椎小关节紊乱、胸痛

T3——胸椎小关节紊乱、胸痛

T4——胸椎小关节紊乱、胸痛

T5——胸椎小关节紊乱、胸痛

T6——胸椎小关节紊乱、胸痛

T7——胸椎小关节紊乱、胸痛、胃消化不良、胃溃疡、慢性胃炎

T8——胸椎小关节紊乱、胸痛、胃消化不良、胃溃疡、慢性胃炎

T9——胸椎小关节紊乱、胸痛、胃消化不良、胃溃疡、慢性胃炎、胆囊炎、胆结石、慢性胰腺炎、糖尿病

T10——胸椎小关节紊乱、胸痛、胆囊炎、胆结石、慢性胰腺炎、肾盂肾炎、糖尿病

T11——胸椎小关节紊乱、胸痛、胆囊炎、胆结石、慢性胰腺炎、肾盂肾炎、糖尿病

T12——胸椎小关节紊乱、胸痛、慢性胰腺炎、肾盂肾炎、糖尿病

3. 腰椎（L）相关疾病

L1——慢性阑尾炎、坐骨神经痛

L2——慢性阑尾炎、坐骨神经痛

L3——急性腰扭伤、宫颈炎、盆腔炎、髌骨软化症、痛经、慢性阑尾炎、坐骨神经痛、痔疮

L4——急性腰扭伤、宫颈炎、盆腔炎、不孕症、便秘、髌骨软化症、坐骨神经痛、慢性腹泻、月经不调、痛经、痔疮

L5——急性腰扭伤、髌骨软化症、坐骨神经痛、痔疮、遗尿

图 1-1　脊柱相关疾病示意图

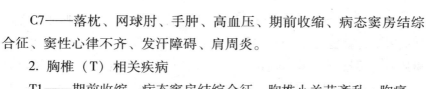

C7——落枕、网球肘、手肿、高血压、期前收缩、病态窦房结综合征、窦性心律不齐、发汗障碍、肩周炎。

2. **胸椎（T）相关疾病**

T1——期前收缩、病态窦房结综合征、胸椎小关节紊乱、胸痛；

T2——胸椎小关节紊乱、胸痛；

T3——胸椎小关节紊乱、胸痛；

T4——胸椎小关节紊乱、胸痛；

T5——胸椎小关节紊乱、胸痛；

T6——胸椎小关节紊乱、胸痛；

T7——胸椎小关节紊乱、胸痛、胃消化不良、胃溃疡、慢性胃炎；

T8——胸椎小关节紊乱、胸痛、胃消化不良、胃溃疡、慢性胃炎；

T9——胸椎小关节紊乱、胸痛、胃消化不良、胃溃疡、慢性胃炎、胆囊炎、胆结石、慢性胰腺炎、糖尿病；

T10——胸椎小关节紊乱、胸痛、胆囊炎、胆结石、慢性胰腺炎、肾盂肾炎、糖尿病；

T11——胸椎小关节紊乱、胸痛、胆囊炎、胆结石、慢性胰腺炎、肾盂肾炎、糖尿病；

T12——胸椎小关节紊乱、胸痛、慢性胰腺炎、肾盂肾炎、糖尿病。

3. **腰椎（L）相关疾病**

L1——慢性阑尾炎、坐骨神经痛；

L2——慢性阑尾炎、坐骨神经痛；

L3——急性腰扭伤、宫颈炎、盆腔炎、髌骨软化症、痛经、慢性阑尾炎、坐骨神经痛、痔疮；

L4——急性腰扭伤、宫颈炎、盆腔炎、不孕症、便秘、髌骨软化症、坐骨神经痛、慢性腹泻、月经不调、痛经、痔疮；

L5——急性腰扭伤、髌骨软化症、坐骨神经痛、痔疮、遗尿。

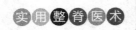

图1-1可反映出几个新问题：①脊柱相关疾病与内脏神经有密切关系。这就是说脊柱椎体错位，挤压内脏神经，导致相关疾病。如肩周炎与颈椎下段椎体错位相关；胃炎、胃溃疡与胸椎中段错位有关；妇女月经不调与第3、4腰椎有关。②面对这张脊柱相关疾病图，对常见病、慢性病、疑难病的病因病机及治疗，可从不同角度认识和着手。具体问题将在下面专题讨论。

二、脊柱椎体错位致病的机制

脊柱椎体错位引起的疾病，是在长期的反复的临床实践中发现的。以晕车为例，一个以颈椎病患者来就医，治疗一次后，他即刻告诉说："杨大夫，我颈椎虽然没治好，可我回来的时候，坐车不晕了。"于是我们注意观察这个情况，发现颈椎的错位会引起晕车，而且一旦整复好这种错位，晕车也就随之好转。晕车在《内科学》里被列为"晕动症"类疾病，而且按照晕动症的分析，晕车只能缓解，而不可能治愈。

为此，我们对晕车病人进行了临床调查和研究。经过对近1000例晕车患者的治疗和观察，坚定了信心，得出结论：颈性晕车是可以治疗的。而且我们发现绝大多数患者，都可能通过几次治疗痊愈。我们还观察和随访过一些治愈的患者，据他们反映，坐车的感觉确实和以前不一样，即使乘车时间再长，也没有头晕、恶心的感觉。

除颈椎椎体错位会导致发病外，我们还发现几乎所有的椎体如果错位都会引起发病，只是不同椎体错位所引发的疾病不同。

1990年，我们绘制出了脊柱与相关疾病的图，图中列入了99种常见疾病所对应的错位椎体。此时才发现，实际上发病的部位与内脏神经有极其密切的关系，于是我们认为，脊柱椎体因扭伤、落枕或外伤发生错位；错位后脊柱为了维持平衡，产生骨赘增生；错位的椎体和增生的骨赘如果挤压了周围的神经、血管、脊髓等组织，就会造成相关部位和器官的功能紊乱，从而导致疾病的发生，引起不同的临床表现。

三、脊柱相关疾病病理分期

根据前面的分析，落枕、扭伤、外伤使脊柱的椎体发生了错位，造成了脊柱力学失衡而致病。为了维持错位情况下的平衡，椎体产生骨赘、增生，达到一定程度，即可以代偿平衡。在这个过程中，由于骨赘和错位挤压周围的组织、器官，产生脊柱相关疾病。以下是脊柱相关疾病病理变化的分期。

（一）急性损伤期

无论是落枕、扭伤还是创伤、摔伤，刚受伤的时候，都属于急性损伤。不管有没有流血、骨折，脊柱椎体的错位均有可能同时发生。有些错位严重的，症状明显，临床可以被关注到。但是一般骨科，多数情况下，容易被患者和大夫忽略。

这种忽略是普遍存在的，也是一件十分令人痛心、十分不应该的事。因为在急性损伤期整复脊柱椎体的错位是十分简单的事，如果错过最佳整复期则给治疗带来困难。临床上把这个时期称为治疗的黄金时期，其原因一是整复比较容易，几乎都是一次成功；二是病人少受痛苦；三是不会产生相关组织和器官的疾病。

遗憾的是很多患者都错过了这个可贵又短暂的时期。有的人受伤后，还想恢复下，养一养再说，实在不行的话，再去找医生。但这个急性损伤期大约只有 1~3 周，一去则不复返。根据临床观察，每个人的急性损伤期是不同的。体弱、年老的人急性损伤期长一些；体强、年轻的人则短一些；儿童的急性损伤期最短，所以一旦受伤，必须抓紧治疗。

民间传说中的"神医"治病，"病人抬进去，自己走出来"，就是"黄金时期"的治疗效果。落枕、急性腰扭伤是典型的急性损伤期的疾病，但这只是骨伤科范围的疾病。其他疾病，如急性咽喉炎、急性胃炎、急性肠炎、急性肾炎等一些疾病，有的也与脊柱椎体错位有关。整复相关的错位椎体，会收到意想不到的临

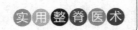

床效果。

（二）脊柱失衡期

在临床中，如果脊柱椎体的错位在急性损伤期没有得到恰当的整复，或者根本没有整复，拖延两三周，就错过了治疗的黄金时期，成了陈旧性脊柱椎体错位。此时，错位的椎体破坏了脊柱的力学平衡，进入了"脊柱失衡期"。在脊柱失衡期会产生以下两种情况：

1. 如果椎体错位不大，椎体产生一点骨赘，就可以协助完成脊柱的平衡。增生的骨赘，逐渐维持错位椎体的平衡，直到脊柱达到稳定平衡，增生则停止。

2. 错位如果不是一个椎体，而是几个椎体，这样就在这段错位的脊柱形成一个侧弯，即使产生骨赘增生也不足以维持侧弯情况下的平衡，于是脊柱在未侧弯的一段又产生一个反向侧弯，只有这样整个脊柱才能维持平衡。一般在临床见到的脊柱侧弯的患者，不是 S 型，就是反 S 型。通常把产生错位的那段脊柱弯曲称为主弯曲，而把另一段为了维持脊柱平衡而发生的脊柱弯曲称为补偿弯曲。主弯曲与补偿弯曲的作用使人体达到了脊柱新的力学平衡。

在临床治疗的患者中，脊柱侧弯的人占了 3% 左右，这是个不小的比例。但在正常人群中，比例要小得多。从这个比例来看，外伤造成的个别椎体错位占绝大多数。但是多个椎体错位，形成侧弯的情况还是极少数。

多数脊柱椎体错位的患者都可以形成骨赘增生，增生的骨赘维持了脊柱的平衡，一旦压迫周围的器官和组织就可引起相关疾病的症状。在脊柱失衡期，临床症状可时有时无，时轻时重。随着增生的稳定，相关疾病所表现出来的症状也稳定下来，这意味着进入了脊柱相关疾病的第三期，即骨赘增生期。

晕车、听力下降、消化不良、胃肠神经官能症等，都是脊柱失衡期的疾病和临床表现。虽然这些表现和疾病不是第二期的所有表现和疾病，但却清楚地反映出（在这一期由于骨赘增生逐渐加重，症状可表现出时有时无）其总的趋势是临床表现逐渐加重。

治疗脊柱失衡期的疾病，相对于急性损伤期就比较麻烦。但疗程相对于后面的骨赘增生期还是比较短的。这一期可以称为治疗的有效期。但是由于这一时期症状不够稳定，时有时无，患者总觉得还没病，有一点等等看的想法，而不去积极就医。这一等，就错过了治疗的有效时机，使病情进一步发展。

（三）骨赘增生期

骨赘增生的作用就是维持脊柱的平衡。所以增生的骨赘一旦能维持脊柱平衡，增生也就停止，因此增生的骨赘并非不停地增长。增生的多少也与错位的多少有关，损伤期错位越严重，增生期骨赘生长越多；临床错位越大，维持脊柱平衡需要的增生就越多。增生越多，治疗的疗程就越长。

上述已经介绍，脊柱侧弯也是维持脊柱平衡的方式。在急性损伤期，如果发生多个椎体错位，可形成一个主弯曲；而在失衡期则会出现一个反向的补偿弯曲。补偿弯曲的大小取决于主弯曲的大小，以能补偿失衡为限，同增生一样，不会无限地弯曲下去。所以临床见到的侧弯患者，S 形的两个弯曲，弯的程度是相似的。临床中有些外伤引起的弯曲并不一定是侧弯，也可能表现为脊柱的前突和后突。前突的变形一般称为滑脱，后突的时间久了就形成老年性驼背。但是根据临床观察，前后突的患者，多数也伴有侧弯或错位。使用苦参洗剂整复这种畸形并不十分困难。

骨赘增生形成后，它在脊柱的平衡中起着一定的作用，强行把它去掉，就会破坏脊柱的平衡，后果是不堪设想的。医学上认为人是有生命的，生命的基本特征之一就是新陈代谢。

生活在自然环境中的生物体，总是在不断地建造自身的新的特殊结构，同时又在不断地破坏自身已衰老的结构。虽然从生物体的外表可能看不出什么明显的变化，但实际上，它的各个部分都在不断地以新合成的生物分子代替旧的物质，这个过程就称为

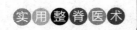

新陈代谢。生物体一方面从环境中摄取各种营养物质，经过改造或转化，以提供建造自身结构所需的原料和能量；另一方面，生物体内的分解产物，均需排出体外，以维持人体的动态平衡。显然，在失衡期骨赘增生的出现是新陈代谢的产物，而把错位的椎体整复好，脊柱恢复了平衡，已经失去作用的增生就成了真正的累赘，成了废物，自然会被分解、吸收并排出体外。从这个意义上讲，增生虽然不是病，但增生的多少却表现了损伤期椎体错位的情况。增生越多，说明急性损伤期椎体错位越严重，整复这种错位也就更困难一些。

根据骨科的分类，错位在 1mm 以内的，称为错缝；错位在 1 ~ 3mm 之间的，称为半脱位；错位超过了 3mm 的称为脱位。整脊所处理的绝大多数是错缝，也就是说，关节处增生并不严重。在增生期进行治疗比前两期困难，所以临床把这个时期称为最后有效期。错过了这个时期，很多疾病就只能缓解，而很难痊愈。

根据以上对治疗黄金时期、治疗有效期和最后有效期的分析，不难得出结论：有病早投医。为什么要早投医，道理很简单，如果能在黄金时期尽早把病治好，病人不仅少受痛苦，少花钱，大夫治疗也比较简单，而且见效快，是一举多得的事，何乐而不为。为什么多数患者会错过这极为宝贵的黄金时期，正如我们前面所说，这不能完全责怪患者，很多医生对此也不甚了解。

慢性咽炎、慢性鼻炎、慢性胃炎、慢性肠炎、妇女月经不调等疾病都是骨赘增生期的疾病。病情虽不重但稳定，往往能拖上数月，甚至数年。其根本原因在于没有找到相应的错位椎体，所以治好又复发，反复发作，给患者带来了一次又一次的痛苦。

（四）器质病变期

临床上，如果错过了骨赘增生期，就错过了最后治疗期，可使器官和组织出现器质性改变。

有些疾病本来只是一种症状，但由于长期没有认识到它的病因和病机，久之也被人们认定是一种疾病，这种例子很多。如偏头痛本来就是一种症状，而并非独立的疾病。偏头痛的叫法本来就不确切，称它"慢性复发性头痛"可能更贴切一些。由于上千年来没有找到确切的病因，因而也没有恰当的治疗方法和药物，只能用止痛片"过日子"，于是就被认定是一种疾病了。1976 年我们认识到，颈椎椎体错位可能是引起偏头痛的主要原因之一，并且成功治愈了 5000 多例偏头痛患者，从而发现偏头痛只不过是颈椎病的一种症状，虽然有个别病人头痛长达几十年，但经现代先进科学手段检查却没有发现器质性改变。器质性病变引起的头痛很难治愈。

四、对慢性病的认识

提起慢性病，自然会想到慢性鼻炎、慢性咽炎、慢性胃炎、慢性肠炎等一系列的名字。其实很多病，虽然没有戴上"慢性"的帽子，但在人们心目中，已经是慢性病。例如偏头痛、晕车、眩晕、胃溃疡、高血压、月经不调等等。

究竟是谁给这些疾病戴上的"慢性"的帽子，无从考查。它不像某某药是谁首先研究的，某某疗法是什么人创造的，名正言顺，是一种发明者的荣誉，有据可查。在普通百姓的心目中，能快速治好病的大夫，是名医、神医；而拖拖拉拉，把病拖成慢性的大夫，不算高明的医生。所以作为一个医生，也希望尽快地把患者的病治好。但为什么有些病总是治不好，有的治好了又犯，而且反复发作呢？于是，人们找到了一个大家都能接受的答案：不是医生医术不高，也不是患者不配合，只是因为这病是"慢性"病！所以"慢性"病就成为许多疾病的惯用称谓。

我们开始对"慢性"提出疑义是在 1974 年，那时发现治疗慢性肠炎，实际上整脊只用了几次。如 1975 年我们对一位慢性腹泻 17 年的妇女，只用一次整脊手法即治愈。后来 1984 年又为谢某某治愈了 42 年的慢性腹泻。当时《人民日报》在"半路出家有绝招"的报道中，提到了这件事。后来我们渐渐地认识到，并非病是慢性的，而是人们还没有找到更好的治疗方法。所以我们把乱治不愈，理解为久治

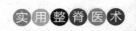

不愈。这个"乱"字则是从民间的一种说法"有病乱投医"中借来的。把它们连起来，则是有病乱投医，乱治而不愈。

整脊学为一大批慢性病，摘掉了慢性的帽子，像慢性鼻炎、慢性胃炎、慢性肠炎、慢性咽炎等。整脊学从脊柱扭伤或外伤等原因导致脊柱错位认识疾病和治疗疾病。如淦某某老人，1912年辛亥革命初期即开始头痛，到1984年治好，她头痛了72年，但从脊柱相关疾病的角度出发，治疗只有短短的4天。又如宋某某患鼻炎30年，闻不出香臭，夜里常常因呼吸不畅被憋醒，为他治疗1周后，鼻子就通气了，又治1周则能嗅出香臭味。再如，晕车曾被认为是不治之症，但临床发现晕车只不过是由1~2个颈椎椎体的错位引起。实践证明，晕车是整脊手法非常适用的疾病，绝大多数患者都能一次治愈，终生不再晕车。

很明显，整脊使一些慢性病摘掉了慢性的帽子，这种变化不仅仅是名称上的变化，更重要的是不但改变了慢性病的含义，而且也改变着人们对慢性病的看法。这里仅仅讨论慢性病的内容，已经可以看出整脊绝不是一种疗法，它将动摇千百年来人们对看病吃药的这种观念和思维方法。但是对慢性病，整脊也并不是最完美的治疗，应实事求是地看问题。

在数十年的临床工作中，始终有一个问题围绕着我们，那就是用手法治疗肠炎，为什么那么有效，仅用4次就治愈了42年的慢性肠炎。我们还用同样手法"扑灭"过一场流行性痢疾。为什么用"扑灭"这个词，是因为当时防洪前线指挥部在给我们的锦旗上写着："你们扑灭了一场流行性菌痢"。之所以说扑灭，是因当时出现很多痢疾患者，当地医院告急，防洪指挥部发现黄河大堤上也出现了痢疾患者，有发展趋势，只有我们"青城医院"没有痢疾患者住院。经过了解，得知我们能一次性治愈此病，于是才决定由我们派人支援。结果，仅用了1周时间就完成了任务，治愈了患者。经统计，很短时间内治愈了上万例菌痢患者。

在慢性病这一节中，提出这个问题，主要是提醒临床医生思考一个问题，即在我们伟大的中华民族，几千年来有很多宝贵的东西，这些比金子还要贵重，比钻石还能闪光的遗产，值得研究，值得继承，值得发扬。

1975 年在青城医院，一位已经腹泻 17 年的患者就诊，医院诊断是慢性肠炎。用整脊手法为她治疗后，嘱咐她丈夫："如果还泻，你明天陪她再来一趟。如果不泻了，过两天你有空，给我来封信。"第二天，天下雨了，他们没来。是真的好了没来，还是因为下雨没来，不得而知。过了三天，时逢农村的大集，雨停了。那个患者的丈夫赶着马车来了。车上坐着许多人，一问才知道都是来看病的患者。她丈夫一下车，就风风火火地找到我们，双腿跪在泥水里对我们说："我妻子病了 17 年了，家里该卖的都卖了，能借的也都借了，现在我除了一身债，什么都没有了。我怎么谢你呢？我只能给你跪下了。"我忙把他拉起来，说："这是我们应该做的，不用谢！"

这些治疗手法伴随我们数十年，但是它为什么这么有效，细菌到哪里去了，我也解释不清楚。虽曾做过一些研究工作，但也没有结果。而我确信，只要是金子，它终究会闪光的。

五、对常见病的认识

常见病为什么常见，很少见有专门讨论这方面的问题。有些书上虽提过几句，但也没有把问题讲清楚。比如说，颈椎病是常见病，因为颈椎活动度大，活动比较频繁，因此受伤的机会多。这当然是个理由，是不是活动多，受伤机会也一定多呢，显然这个理由是不充分的。重视锻炼身体的人，活动虽然也多，非但病不多，反而不生病，处于健康状态，就否定了前述理由。如此说来，常见病应当有它真正的原因，既然常见，就必须搞清楚，它为什么容易发病，能不能预防，下面就这个问题专门讨论。

做个试验，如果用钳子夹住一根铁丝，使其一端左右活动，时间久了，铁丝即折断。铁丝在什么地方折断，铁丝不是在固定的地方断开，而是在离固定点一小段距离的地方。这就是说，在离开固定点一

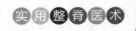

段距离的地方，最容易损伤。这是力学原理。用到人体上，脊柱什么地方是活动端，什么地方是固定点，从解剖学讲，骶髂关节对脊柱应当是一个相对固定点，离开一段距离的地方即第 3、4 腰椎是活动点。但是，在我们国家，人们习惯把腰带系在第 3 腰椎上，等于加了一个护腰，所以第 4 腰椎受伤的机会最多。妇女月经不调、腹泻、便秘等都是第 4 腰椎的相关疾病。自然，这些病也就成了常见病，多发病。

这种观点，在 1993 年波兰搜集的 1000 多例患者病例中，再一次得到了证实。波兰人习惯把腰带系在第 5 腰椎下面的骶椎上，也就是说他们腰带系的比较靠下，所以波兰患者腰椎错位的，多数是腰椎第 5 节，第 4 节错位的反而比较少。这一发现不但对于治疗有一定意义，特别是对于预防腰椎疾病，有很大意义。

如果肋骨对胸椎有一定的加固作用，那么胸椎段的相关疾病，相对于颈、腰段来说，就算不上常见病，发病率会明显少于颈、腰段。

颈椎部分活动度大，活动频率又高，但对颈椎来说，第 7 颈椎却相当于一个固定点，而最容易受伤的就是第 5、6 颈椎。因此，与第 5、6 颈椎相关的肩周炎、晕车、眩晕、偏头痛等疾病就成了常见病。而第 1 颈椎即寰椎活动是最多的，活动度大，活动频繁，又要负重，实际上受伤的机会也不少。因此第 1 颈椎对应的相关疾病如咽喉炎、鼻炎、口腔溃疡、高血压、失眠、偏头痛等就是常见病。

这种观点，很好地解释了一些常见病、多发病的病因理论，还有一些所谓的职业病，等等，也比较好理解了。如教师、会计等经常需要低头工作的人群，本来颈椎就是人体的薄弱环节，他们长时间低头、伏案，造成颈部肌肉疲劳，很容易使颈椎错位，引发疾病。

胸椎、腰椎的错位也是这种情况，本身胸椎、腰椎的薄弱环节就容易错位，再加上长期的不正确的姿势，局部肌肉劳损，导致椎体错位，引发相关疾病，如疼痛、麻木，还有就是引起内脏问题，如妇女月经不调、便秘等，将在后面章节逐一论述。

胸段的一些相关疾病，如肝病、胆结石、糖尿病等相对发病率较低，其原因是胸椎有肋骨支撑，错位并不容易。但是一旦生病，也较难治愈。理由也很简单，由于有肋骨支撑，胸椎错位的整复也比较困难。

总之，整个脊柱在人们生活和各种活动中，有些部位的椎体较易受伤，这些椎体错位所诱发的相关疾病就是常见病、多发病。

第三节　整脊学的诊断方法

一、病史的询问

病史的询问应注意以下几方面的问题：

1. 全面性　要注意询问患者的各种不适，包括偶然或曾经出现过的症状。

2. 突出重点　应掌握当前患者最主要的痛苦。

3. 发病规律　应认真询问是否有外伤、落枕、扭伤史，是否有发病诱因。

4. 病情的变化规律　如何时开始出现，持续时间，发作频率，是否进行性加重，是否在某特定情况下减轻、加重，以及具体表现如何。

5. 治疗情况　用过哪些方法治疗，如手术、药物、理疗、手法等，效果如何。

6. 注意询问　注意询问同类脊柱相关疾病的症状和相关椎体的相关疾病症状。

二、触诊检查

1. 确定错位椎体的偏歪方向和程度。

2. 确定错位椎体的部位和节数。

3. 确定脊椎是否侧弯、反张、向前滑脱等。

4. 根据错位椎体椎间隙的情况估计增生的情况和病程的长短。

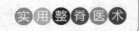

三、辅助检查

不同的疾病可能需要不同的辅助检查帮助诊断，椎体的情况主要依靠 X 线片来协助诊断。如半椎体、楔形椎体、先天性畸形、椎体发育异常（腰椎骶化、骶椎腰化）、骨质破坏（骨质疏松、骨结核、骨肿瘤等）要靠 X 线片来协助确诊。有些病变可能还要需要 CT、磁共振检查以帮助确诊。（辅助检查资料可见附图 21，详细情况将在后面各个章节具体分析。）

第四节 整脊学的治疗方法

一、整脊的安全保障

1976 年前后，在相继认识到整复颈椎椎体错位可治疗偏头痛、晕车、眩晕等，且效果十分满意时，有专家曾提醒说："手法整复颈椎错位，有一定的危险性，轻则致瘫，重则死亡，特别要注意脊髓的颈膨大部"。

从解剖学上看，颈膨大位置对应的椎体是第 4 颈椎至第 1 胸椎。涉及第 4、5、6、7 颈椎和第 1 胸椎共 5 个椎体。同时我们也发现这一段颈椎是活动最频繁、受伤最多、危险性最大的一段，这显然不是小心谨慎能解决的。我们把这段颈椎称为手法整复危险区，如图 1－1 所示。

这个区域包括 C4、C5、C6、C7、T1。在这个区域里，由于颈椎椎体小，椎间孔也小，但脊髓却较粗，这样脊髓与椎体间留下的空隙就比较小，如果椎体发生错位，很容易碰到脊髓，形成脊髓型颈椎病。即使没有碰到脊髓，留下的空隙也不多，手法进行整复时，如果椎体碰到脊髓，那也是很危险的。在间隙很小，甚至已经挤压到脊髓的情况下，如果没有一定的安全措施，强行进行手法整复，后果是不堪设想的，但用一些药物辅助治疗，则可提高其安全性。

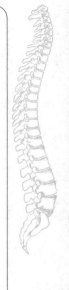

1976 年收到了一位朋友送来的一个洗药方，经赵锡伍老中医分析，认为可能是当年明朝妇女缠足用的洗药方。但是此方已经残缺不全，而且没有药物剂量配比。针对整脊的临床情况，赵锡伍先生当即加了几味中药。以后在山东青城医院李维怀司药的协助下，我们又找到了最佳配比，开始了试验研究。我们先是用动物做实验，后又用动物的骨做实验，终于获得成功。但是现在是要反过来用，把畸形整复成正常体型，还是有区别的。事也凑巧，有一位患先天性足内翻、内旋的小姑娘来就诊。她的脚心向上，脚背着地，两脚尖向内相对。针对患者情况，我们用这种洗药，给她泡一遍，整复一遍，再泡一遍，再整复一遍。每泡 1 次要 50 分钟，整复以不感疼痛为度。经过了 70 次的浸泡和整复，她终于和正常人一样站了起来。1 年以后，已经完全正常。整形成功了。

整脊疗法是一种传统而现代的疗法，用这种方法可再建立一个"非手术整形科"，甚至可以建立一个"非手术整形医院"。对我们来说这不过是前进路上的又一个收获。后来，我们把这种洗药定名为"苦参洗剂"，曾用它整复过 200 多例畸形足患儿。他们当中有的是足内翻，有的是足外翻，还有的是马蹄足，有的是足内旋，有的是足外旋。曾经获世界乒乓球比赛第三名的刘某某，就是我们的小患者。

整形就是整复多个关节的陈旧性错位，我们收治了陈旧性肩关节脱位、陈旧性肘关节脱位、陈旧性髋关节脱位和陈旧性踝关节脱位的患者，经过治疗果然达到了预想的结果。1998 年曾为一位瘫了 40 年的陈旧性踝关节扭伤患者进行了整复，他 1958 年扭伤，到 1998 年遇到我们，治疗后终于能正常地走路了。

安全问题是脊髓型颈椎病整复中应该注意的问题，因为确有人在这个问题上出现过医疗事故，也确有人因此而不敢对脊髓型颈椎病进行手法整复。所谓脊髓型颈椎病是因为颈椎椎体错位压迫脊髓，或椎体后缘、小关节骨赘增生，或黄韧带肥厚或钙化甚至椎板增厚，椎管狭窄压迫脊髓或影响脊髓血液循环，颈椎活动时，脊髓在凸起部来回摩擦而受到了挤压所致。因此，应尽早整复好椎体位置，使颈椎恢复

21

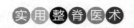

平衡，治好颈椎病或防止病情进一步恶化。

在进行脊髓型颈椎病的椎体整复时，首先要明确脊髓在什么地方、什么方向受压，然后再用手法整复。整复的用力方向应当是挤压脊髓的反方向，也就是说整复是为了解除这种挤压。这是十分重要的问题，万万不可草率行事。

另外，前面也提出，外敷苦参洗剂一般要 50 分钟左右。根据动物实验，苦参洗剂外敷后，骨表面就会有一层软化层，这样在椎体整复中，即使与脊髓发生一点接触，也不会有危险，患者仅有触电样感觉。一旦错位的椎体离开了脊髓，脊髓型颈椎病所引起的瘫痪就会改善，甚至解除。

经过 3 年的探索，我们认为整复颈椎的安全问题可以解决了，剩下的问题就是怎样把前面的经验有效地移植到颈椎复位上来。随之又用了近半年时间，找到了现在的一套治疗颈椎病的常规手法。这套常规手法从 1984 年成立"北京东城区地东联合诊所"开始，共治疗5000 多例颈椎病患者，其中脊髓型 100 多人，治疗近 10 万次，没有发生任何事故。真正做到了无痛、舒服、安全、有效。

二、整脊的基本手法

整脊使用的这套手法，基本上是从罗有名的手法演变而来。由于使用了"苦参洗剂"，使得手法的力度大大减小，所以看起来十分轻巧，动作的幅度也减小许多，似乎已经不像骨科手法。就是因为力度和幅度都小了，所以安全有了保障。治疗十几万人，上百万人次，没有发生任何事故。

学习过罗有名手法的人，只要在原有基础上稍加改进，就可以掌握这套手法。参加过冯天有"新医正骨疗法"学习班的同行，或者在他那里参加过培训的医生，同样也容易掌握。

（一）寰椎错位整复手法

寰椎（第 1 颈椎）错位一般是落枕造成的。以棘突右偏为例。

（1）患者取端坐位，医生站于患者身后，左手扶持患者下颌部，前胸贴在患者的后头部，右手拇指触及偏歪的棘突；

（2）复位时，医生前胸和左手轻轻用力稍向上提，并使患者头部缓缓向左转动，转到某一恰当位置，约10°～15°时，右手拇指会感棘突稍有活动，此时右手拇指轻轻向左推动，有时即能听到复位声，医生指下也可察觉到有椎体移动，表示复位成功，手法结束；

（3）复位后患者恢复端坐，全身放松15分钟，在这15分钟内，保持端坐位，不要转动头部。

（二）第 2～7 颈椎错位整复手法

均以棘突左偏为例（附图21 "颈椎旋转复位法"）。

（1）患者取端坐位，医生立于患者身后，医生右手扶持患者下颌部，左手拇指触及偏左的棘突，患者后枕部紧靠医生前胸。

（2）复位时，医生右手引导患者头部缓缓向右转动，当转到某一恰当位置，约35°时，医生指下棘突可有松弛感，再稍用力向右推动，此时，多可听到一声清脆的复位声，提示复位。

（3）用右手拇指沿棘突，自上而下，分左右两侧轻轻按揉（附图21 "颈椎局部肌肉松解法"），以把项韧带贴附在棘突上，手法结束。

（4）复位后让患者静坐15分钟，嘱咐患者尽量不要转动头部。

（三）胸椎椎体错位整复手法

胸椎整复可以采取坐位整复（附图21 "胸椎双人复位法"）和卧位整复（附图21 "胸椎双人牵引法"）。

1. 坐位整复（双人整复法）　以第7胸椎棘突偏右，即胸椎椎体向右错位为例。

（1）患者取端坐位，双腿自然分开，膝关节保持90°；助手立于患者左前方，用双腿夹住患者左膝和小腿，双手压住患者左大腿根部。这是整复工作中的一个杠杆的支点，所以，一定不要活动，如果这个地方移动，整复肯定失败。助手只是保持患者左腿不动，不必用很大力气。

（2）医生左手拇指触及第7胸椎偏右的棘突，右臂从患者右腋下伸向左肩，此时用右手引导患者向右转身，在左手拇指下有活动感

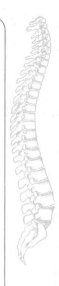

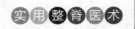

时，左手拇指将棘突向左轻推。此时可听到一清脆的复位声。但是胸椎椎体复位后，小关节还有微小错动，特别注意在胸 7 棘突周围是否有隆起，如是则椎体有后凸，再借转身之力将其平复。如果还有隆起，则可采用卧位胸椎复位法。

（3）复位后同样要求患者卧床 15 分钟，整个整复手法结束。

此手法适用于胸椎压缩性骨折的治疗，但治疗前应延长苦参洗剂的外敷时间，操作时手法力度也应相应减小。

2. 卧位整复手法（双人整复法）

（1）患者俯卧手术床上，全身放松；助手面对患者立于床尾，两手握患者两脚踝部，准备牵拉；医生用拇指或掌根按压错位的棘突。

（2）准备好后，医生发令，助手向后牵拉，医生同时按压。注意如果用掌根按压，切忌用大力。一般也可听到清脆的复位声。

胸椎小关节紊乱、胸椎急性扭伤都可以采用这种方法。这种方法疗程短，见效快，但必须双人操作，助手和医生要默契配合才能完成。

（四）腰椎椎体错位整复方法

以第 4 腰椎向右错位为例（附图 21 "腰椎双人复位法"）。

1. 双人复位法

（1）患者取端坐位，两腿自然分开，屈膝成 90°，助手站在患者左前方，两腿夹住患者的左膝，双手按住患者左大腿根部，用力不可过大。

（2）医生坐在患者身后偏右侧，左手拇指触及偏右的腰 4 棘突，右臂从患者腋下伸向患者颈部，扶持患者颈后部。

（3）整复时，嘱患者弯腰，向右慢慢转身，在转动中医生左手拇指下可有活动感，顺势轻轻一推，一般也可听到一清脆的复位声。手法结束。

（4）整复后，让患者趴在床上休息 15 分钟。腰椎刚刚整复后很容易再次扭伤，因此最好能住院治疗，而且最好在治疗期间及治疗后

24

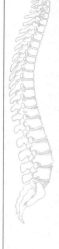

3 个月内都佩带护腰，以防止再次扭伤。

此手法痛苦小，适用于年老体弱者，特别是腰椎压缩性骨折侧复位应采取此种手法，但治疗效果不如单人复位法。压缩性骨折治疗前应延长苦参洗剂的外敷时间，操作时手法力度也应相应减小。

2. 腰椎双人牵引法（附图 21 "腰椎双人牵引法"）

（1）患者俯卧手术床上，全身放松；助手面对患者立于床尾，两手握患者两脚踝部，准备牵拉；医生用拇指或掌根按压错位的棘突。

（2）准备好后，医生发令，助手向后牵拉，医生同时按压。注意如果用掌根按压，切忌用大力。一般也可听到清脆的复位声。

腰椎小关节紊乱、腰椎急性扭伤，都可以采用这种方法，特别是腰椎滑脱用这种方法比较好。这种方法疗程短，见效快，但必须双人操作，助手和医生要默契配合才能完成。

3. 单人复位法

（1）患者俯卧手术床上，全身放松；医生立于患者左侧，左手用掌根按压错位的棘突，右手与左手呈反方向用力，向斜后方搬动患者右侧大腿约 15°～25°，此时可听到清脆的复位声，表示已复位。

（2）复位时注意用掌根按压，切忌用大力。复位后患者不可活动，在原位休息 15 分钟。

腰椎后关节紊乱、急性腰扭伤等均可采用这种方法。

（五）骶髂关节半脱位整复手法

骶髂关节半脱位，多数是一侧，用"4"字法检查，可以确定是哪一侧发生了半脱位。以右侧骶髂关节半脱位为例。

（1）患者取仰卧位，全身放松，助手面对患者立于床头，双手置于患者双腋下，向头部方向牵拉。

（2）医生站在患者右侧，左手抬起患者的右腿，右手从患者右膝窝下绕过，搭在自己左臂肘关节上，左手扶持患者的右膝，把患者踝关节夹在腋下。医生向后侧身，用重力的分力向下牵拉患者骶髂关节，以使骶髂关节复位。在牵拉中有时可听到复位声。

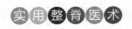

（3）医生放下患者右腿，使其双腿并拢，屈膝、屈髋，使大腿贴于胸前并左右摇摆，并用"4"字法检查是否复位成功。但有时一次复位不完全，需再次复位。

（六）其他辅助手法

1. 踝关节扭伤整复手法（附图21"踝关节扭伤复位法""踝关节扭伤双人复位法"）

踝关节扭伤主要是距跟关节和距跟舟关节错位。这两个关节在功能上是联合关节，可作内翻和外翻的运动。所谓踝关节扭伤，不是内翻过大受伤，就是外翻过大受伤。扭伤可致踝关节微小的错位、半脱位或者脱位。

整复踝关节扭伤，患者取仰卧位、坐位均可，医生站在对面，右手持患者患足，紧握患者足跟骨部，左手扶持患足四趾。如果取坐位，助手要扶持患者腰部，避免患者向前滑落，卧位则不需要。嘱患者放松，右手握紧跟骨，用力向足底方向猛拉。此时多可听到复位声。然后医生左手拉住患者拇趾，如果是内翻扭伤，要把距胫韧带、跟腓韧带按揉平复。实际上内翻扭伤比外翻扭伤更容易整复。扭伤时在外踝局部可出现明显青紫、红肿。

校正平足症畸形的手法与踝关节扭伤相似。

2. 治疗网球肘操作手法

网球肘的治疗以解脱滑囊嵌顿为目的。具体操作以右肘为例：患者取坐位，医生站在患者对面，左手握住患者右腕部，使患者掌心向上，同时右手握住患者肘部，拇指按在肘内侧，轻轻向上推按，其目的是把肘后部皮肤拉紧，同时使患者肘屈伸，把滑囊拉出。操作几次后，医生交换左右手，在患者外上髁（肘外部的骨性突起）行同样手法动作。注意按压皮肤的拇指用力要深，以将皮肤推向上方。一般治疗后疼痛可立即减轻。如较陈旧的损伤需要先行用苦参洗剂外敷，然后再施手法，必要时可重复多次，以减少痛苦，提高疗效。

3. 治疗耳聋的辅助手法（附图21"耳聋辅助手法"）

耳聋的治疗，主要是整复颈椎椎体的错位。但有一组点穴手法可以协助提高疗效，早日恢复听力。共点揉5对穴，见图1-2。

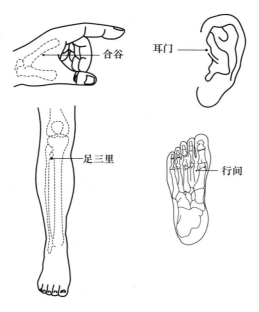

图 1 - 2 治疗耳聋辅助手法点穴图

（1）取穴：双耳门、双落枕、双合谷、双足三里、行间。

双耳门：在听宫穴上方，与耳屏上切迹相平，张口凹陷处。

双落枕：手背第三掌骨间，掌指关节后，约 5 分。

双合谷：拇食两指张开，另一手拇指关节横放在虎口边上，拇指尖端处。

双足三里：外膝眼下 3 寸，胫骨外侧约 1 横指处。

行间：足踇趾、次趾趾缝间、趾蹼缘后约 5 分。

（2）点穴方法

双耳门：双手中指同时点按病人两侧耳门穴 30~50 下，以病人不感疼痛为度，每日 1~2 次。

双落枕：双手食指同时轻轻点按病人两侧落枕穴 30 下，以病人不感疼痛为度，每日 1~2 次。

双合谷：拇指点揉病人合谷穴 30~50 下，先点揉左手再点揉右手，以病人有酸胀感不疼痛为佳，每日 1~2 次。

双足三里：双手中指同时点按病人两侧足三里穴 50 下，以病人有酸胀感不疼痛为佳，每日1~2次。

行间：食指轻轻点揉病人行间穴30下，先点揉左足再点揉右足，以病人有酸胀感不疼痛为佳，每日1~2次。

4. 髌骨软化辅助治疗手法

（1）患者取仰卧位，患侧腿屈膝成90°，另一腿自然平放，术者坐（或立）于患者右侧。

（2）术者双手抱患者膝关节，揉摩约80下，使其发热。

（3）然后用掌摩擦膝关节两侧，约30下，直至局部发热。

（4）中指点按鹤顶、双膝眼、阴阳陵泉等穴位各50下，以局部有酸胀感为佳。如双侧患病，先左侧后右侧，重复上述步骤。

（5）将膝放平腿伸直，双手压按双膝关节约8次，注意压按时勿使髌骨滑动。

（6）用掌根按压冲门穴约1分钟，抬手后患者可感觉有一股热流冲向下肢，反复3次，每次间隔2~3分钟。

5. 鼻炎的辅助治疗手法　此手法可以自我操作。

双手食指先点揉双迎香穴100次，以有感到酸胀感为宜；然后沿鼻翼两侧上下搓至发热为止。由于面部皮肤娇嫩，所以操作前可以涂些滑石粉或润滑剂，以免搓伤皮肤。

6. 便秘的治疗手法　治疗便秘的手法称"五五一下推"。见图1-3。

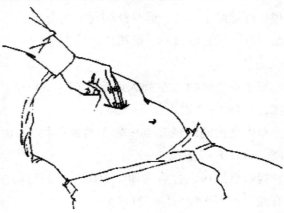

图1-3　便秘治疗手法示意图

28

"五五一下推"手法共三组穴，具体方法如下：第一个"五"是中脘、双梁门、双阴都；第二个"五"是神阙、左右肓俞和天枢；"一"就是气海。"下推"是用手指点上穴到底，再向下肢的方向推5分。

7. 月经不调的辅助手法

月经不调的辅助手法简称为"一二三"手法。"一二三"即指下腹部的三排穴位。第一排为气海穴；第二排为关元、双水道；第三排为中极、双归来。痛经用点揉，月经提前用下推，月经错后用上推，月经量多用上推，月经量少用下推，月经紊乱也用点揉。

三、整复脊髓型颈椎病的要求和注意事项

1. 诊断要明确，定位要准确，挤压方向和程度要清楚。

2. 除双拇指触诊外，最好有 X 线片或 CT、磁共振等检查协助诊断。

3. 手法整复要恰当，手法轻重要适度。整复偏歪方向时，一定避开脊髓，反方向整复。如第 6 颈椎右偏整复时，一定要避开脊髓，向左推动棘突。整复发力时，患者往往自感有一股触电麻木感从颈椎向下肢放射走窜。

4. 错位椎体整复前局部外敷苦参洗剂，外敷时间不少于 1 小时。

只要按以上要求整复，就可避免发生危险。在整复治疗的 100 多例脊髓型颈椎病患者中，由于采取了以上措施，均未发生任何事故。

29

第五节　脊柱的健康与疾病预防

人们接受了西医解剖学的观念，只是把脊柱作为身体的支架，但对脊髓的保护却不重视，并且从来没有过多地想过，脊柱会在如此大的程度上引起疾病和影响人体健康。从 20 世纪 70 年代到 20 世纪末的 30 年中，人们相继发现了用整脊能治疗许多疾病，如偏头痛、晕车、眩晕、病态窦房结综合征、消化性溃疡、妇女月经不调等上百种疾

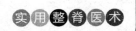

病，均能通过整脊治愈。随着整脊学在全国和世界各地的不断研究和发展，整脊能治愈的疾病范围还会进一步扩大。

1991 年"北京国际脊柱相关疾病学术研讨会"把用整脊能治愈的疾病称为"脊柱相关疾病"。究竟脊柱相关疾病范围有多大，到底哪些病能够用整脊的方法治愈，目前还不是十分清楚。有的著作只列举了几种，有的著作则列举了数十种。但有一点可以肯定，研究脊柱相关疾病的人越来越多。随着研究人员和专家队伍的扩大，研究成果也会越来越多。很多过去理论上认为不能治的病，现在用整脊也能治疗。值得一提的是，像晕车只需几次治疗，绝大多数患者都能痊愈，而终生不再复发。一些过去认为是很难治愈或不能很快治愈的病，如慢性鼻炎、慢性肠炎等，现在用整脊也能很快治愈。在整脊的治疗范围里，似乎很多慢性病，都要摘掉"慢性"的帽子了。正像"北京国际脊柱相关疾病学术研讨会"的公报里所写的："一些过去很难治愈的疾病，都能从这里找到新的思路。"

脊柱对人体健康究竟起什么作用，从临床发病和治疗效果来看，疾病与脊柱椎体有较强的对应性。前面我们利用脊柱相关疾病图，具体地描述了脊柱椎体错位与引发疾病的关系。这种椎体与疾病的对应性，或者说特异性，本身就是一种很强的防病功能。道理很简单，如消化性溃疡，如果第 7、8、9 胸椎没有发生错位，即使有幽门螺杆菌在胃里，也可能不发生溃疡。这就是说，疾病发生的内因首先是人体脊柱椎体发生错位。由于这种错位的存在，相关的器官和内脏才产生功能紊乱，导致免疫力下降，在此基础上，有适当的外界条件，疾病才会发生。这正是前面所说的，只有内"虚"，病邪才会乘虚而入。如果在日常的工作和生活中，能保持脊柱的正常和健康，避免脊柱椎体发生错位，做到"正气内存"，才会"邪不可干"，避免疾病的发生，这才是我们所追求的健康。遗憾的是，当今社会紧张的工作环境中，人体的脊柱或多或少总有个别椎体是处在错位的状态下。更为遗憾的是，这种情况并没有引起人们和医生足够的重视。

当然，人们在生产、生活的各种活动中，难免受到这样、那样的外伤，造成脊柱椎体各种各样的不同程度的错位。是否脊柱椎体一旦错位，就会立刻发生相关疾病，不能一概而论。前面在病理分期一节中，对此已经详细分析，不再赘述。在急性损伤期和脊柱失衡期，临床表现一般没有或者有也并不明显，并不出现相关疾病。脊柱相关疾病是到骨赘增生期以后才明显出现的。在脊柱椎体已经发生错位，但还没有发生疾病前的这一段时间，人体是处于一种"亚健康状态"。这种状态是不稳定的，或者通过整脊解除椎体错位，进入健康状态，或者在一定条件下发生相关疾病，成为一个患者。

图 1-1 提示了脊柱错位与疾病的关系。以前，人们把外界发病的条件当成了病因，却忽略了疾病发生的内因——脊柱椎体的错位。

既然病是从脊柱失衡开始，随之产生骨质增生，刺激神经，引起相关器官功能紊乱，那么从一开始就应加强预防，对脊柱进行普查。及时发现，及时治疗，以免出现晚期患者。现在已经在一些单位进行了普查工作，并且收到了预期的效果，如果能在更大范围内进行，肯定受益的人会更多。

第六节　整脊后的"暝眩反应"和注意事项

中医讲究三分治七分养，对于整脊同样十分适合。具体来说，治疗是一个方面，是医生应尽的本分，另一个方面就是患者自身的因素。为尽快好转、康复，患者要积极配合医生，不但治疗上要配合，治疗后也必须遵循医嘱，及时进行康复锻炼，同时也要注意适当加强营养等一系列问题。

一、整脊后的"暝眩反应"

整脊就是整复错位的脊椎。脊椎因为外伤、劳损、感受风寒等

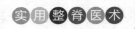

原因而错位，在错位初期，肌肉撕裂、损伤，局部会形成水肿、炎症等现象，随着时间的推移，这些症状会逐渐改善，有些患者会自己感觉已经痊愈，其实这个只是症状缓解，错位的椎体并没有好转。当患者再次发病治疗时，纠正错位的椎体，有可能再次造成局部水肿、炎症，这就是有的患者治疗后出现的加重现象，中医称为"瞑眩反应"。当然这种反应也是因人而异，一般体质好、气血旺的人反应小，甚至没有反应。而症状严重的，如疼痛比较明显的患者，由于治疗后疼痛减轻，这种反应就被忽略了。出现这种情况，反应较轻的可以坚持治疗，如果反应大可以适当休息几天，如果酸痛比较严重，可以用艾灸、刮痧、拔罐等理疗方法缓解症状，等症状减轻后再继续治疗。

二、整脊后的注意事项

1. 颈椎治疗后颈部肌肉比较松弛，颈椎比原来活跃，很容易再次错位，因此整复完成后20分钟内最好佩带护颈（附图21"颈椎复位后保护法"）进行保护，整复完成后不要用力转头，不要头枕着沙发、扶手休息或看电视；不要头枕太高、太硬或太低、太软的枕头休息，可配专用颈椎枕；低头或仰头工作1小时，要休息1分钟。颈椎病患者除进行治疗外，也可进行功能锻炼，适当的功能锻炼有助于减少颈椎病的复发。早晨起床后及晚上休息前可以做颈椎"米"字操、"恐龙探头""恐龙点头"，加强颈部肌肉、韧带，促进骨质增生的吸收，帮助颈部组织的恢复，防止复发。

（1）"米"字锻炼法：即左右转头，就是用头在空中画横线；仰头、低头，即用头在空中画竖线；头向左斜上方仰，头向右斜上方仰，就是米字上面的两个点；头向左下方低，头向右下方低，就是米字下面的一撇一捺。整个动作呈一个米字。每一个动作做可以做四八呼，也可以做八八呼。

（2）"恐龙探头"锻炼法：保持上身不活动，用下颌先向前向上，再向后向下。整体看来是用下颌画一个圈。

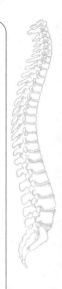

（3）"恐龙点头"锻炼法：保持上身不活动，用下颌反"恐龙探头"锻炼法画圈。

2. 胸椎、腰椎治疗后局部肌肉比较松弛，椎体比原来活跃，很容易再次错位，因此整复后不要弯腰、扭腰，更不要搬持重物，同时最好佩带护腰，保护腰椎；不要参加剧烈活动，如打球；坐 1 小时，要休息 1 分钟，活动一下腰背（可以做养生功）。为了加强腰背肌力量可以进行"背起小燕飞"、养生功、走路、跑步等锻炼，但不要太剧烈。

3. 整脊调理后因为肌肉等组织需要一段时间的恢复，所以不要马上进行过于剧烈的运动。一般整脊后 24 小时，可以进行轻微的锻炼，一个月后可以每天练"养生功"，每天早、晚各做 1 次。养生功方法：①起势，转双肩，抖功，转单肩（注意转单肩动作幅度要小，防止扭伤胸、腰椎），收势；②起势，蜒蚰功，收势；③起势，云手，收势；④起势，转手，收势。

4. 颈椎变直或反张的人，晚上休息前将毛巾卷成卷放在颈椎下 30 分钟，以帮助恢复颈椎生理曲度。时间不可过长，防止拉伤颈部肌肉、韧带；在背部由下向上推膀胱经（泻法：逆经络、长时间、大范围），敲胆经、肝经（泻法）。脊柱侧弯的人可用充气牵引带牵引 20 分钟，牵引时平躺，时间不超过 30 分钟。体弱者可配"固元膏"（摘自《求医不如求已》）：阿胶（冬季可用到 1000g）、红枣去核、黑芝麻、核桃仁、冰糖各 250g，粉碎（越碎越好），加黄酒 1000ml，蒸 10 分钟大火，40 分钟小火。蒸好放冰箱，每天早晚一茶匙，温水冲服。

内脏病症还可以配合拔罐、刮痧、推拿、按摩、电灸等辅助疗法，辅助手法所选经络穴位，可以参照表 1 - 1 所列内容。一般实证采取泻法，虚证采取补法。顺经络（轻柔、短时间、小范围）为补；反之为泻。

表1-1　十二经循行（共309穴）表

	手太阴肺经	手阳明大肠经	足阳明胃经	足太阴脾经
起止穴位	中府→少商	商阳→迎香	承泣→历兑	隐白→大包
走向	↓胸→手	↑手→头	↓头→足	↑足→胸
经络最旺盛的时间	3：00—5：00	5：00—7：00	7：00—9：00	9：00—11：00

	手少阴心经	手太阳小肠经	足太阳膀胱经	足少阴肾经
起止穴位	极泉→少冲	少泽→听宫	睛明→至阴	涌泉→俞府
走向	↓胸→手	↑手→头	↓头→足	↑足→胸
经络最旺盛的时间	11：00－13：00	13：00－15：00	15：00－17：00	17：00－19：00

	手厥阴心包经	手少阳三焦经	足少阳胆经	足厥阴肝经
起止穴位	天池→中冲	关冲→丝竹空	瞳子髎→足窍阴	大敦→期门
走向	↓胸→手	↑手→胸	↓头→足	↑足→胸
经络最旺盛的时间	19：00—21：00	21：00—23：00	23：00—1：00	1：00—3：00

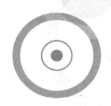

第二章　颈椎病

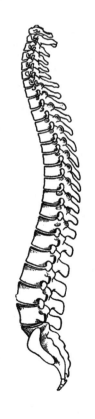

第一节　颈椎病概论

一、颈椎的解剖

颈椎共 7 块，在椎骨中体积最小，由 7 个活动的节段组成，其上以寰枕关节与头颅相接，在椎骨中是活动度最大的椎体。颈椎的 7 个活动节段的构造功能并不完全相似，可分为上颈段的第 1~2 颈椎和下颈段的第 3~7 颈椎。颈椎为了支持头颅的重力，需要有坚强的支持力；同时，为了适应视觉、听觉和嗅觉的刺激反应，还需要有较灵活而敏捷的可动性。颈部在头和躯干之间，较为窄细，有重要组织器官密集其中，而在结构上也是人体各部位中较为脆弱的部位。下颈段是颈部活动度较大的部位，也是脊柱中最早出现退行性改变征象的部位，加之其解剖生理功能复杂，所以，颈椎容易因外伤及劳损，而导致椎体的错位。

二、颈椎病的概念

中医把颈椎病归属于"痹证"。在战国时期成书的《黄帝内经》中，已有关于"痹证"的记述。直到 1948 年人们才正式用"颈椎病"这个病名。现在对颈椎病的说法，各家自成一说，没有比较统一的认识。经过临床观察，我们认为颈椎病是因落枕、外伤或扭伤造成颈椎椎体错位，导致脊柱力学失衡，为维持脊柱力学的平衡，椎体继而产生骨赘增生，压迫颈部的血管、神经、脊髓等，从而引起各种症状所致。颈椎病又称颈椎综合征。

在临床上，椎体一旦错位就可能挤压附近的神经、血管等组织，产生各种症状。即使错位较小，压迫不到其他组织，也会造成脊柱力学失衡，产生骨赘增生，增生的骨赘虽帮助维持了被破坏的平衡，但增生完成代偿平衡后，也会挤压附近的神经、血管等组织，产生各种症状。

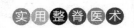

颈椎病的椎体改变多是棘突向左或向右偏歪，少数也有后凸或向前滑脱的；单纯一个椎体错位很少见，而两个或两个以上椎体错位的情况较多。在临床上，不管是一个椎体还是多个椎体错位，如果都偏向一侧则整复比较容易；而偏左和偏右混合的患椎在整复时比较困难；后凸（又称反张）和滑脱整复更为麻烦。此外，如增生严重，整复治疗的时间也要延长。

三、颈椎病的病因

颈椎病与颈椎神经、血管、脊髓、肌肉等受压有关。主要是由于颈椎扭伤或休息时枕头过高等原因，使颈椎的正常前突弧度改变，颈椎前突消失，压迫神经及椎动脉，造成颈部、肩部、手肘及手部的酸麻疼痛或无力，或引起脑部缺氧、头晕、头痛、失眠及脑神经衰弱等。此外，在工作中长期下颌夹电话工作、低头工作，以及常以沙发扶手当枕头，躺在床上看书、看电视，均容易引起颈椎弧度改变，而压迫颈椎神经及椎动脉，造成上述症状。

总之，颈椎病的发病与颈部外伤、落枕以及跌伤、摔伤等直接或间接外伤有关。这些外伤导致颈椎椎体错位，椎体错位压迫了颈椎周围的神经、血管、脊髓、肌肉等组织，引起颈椎病。具体错位有：颈椎棘突偏歪、颈椎反张、颈椎侧弯等（具体情况见附图1~6）。

四、颈椎病的分型及临床表现

错位的椎体压迫不同的组织会产生不同的症状，根据受压组织的不同可将颈椎病分为7种类型：即颈型、椎动脉型、神经根型、脊髓型、交感神经型、食管型和混合型。在临床所接诊治疗的上万颈椎病患者中，脊髓型最少，不足1%；神经根型和椎动脉型最多，两者占总数的60%；混合型患者约占30%；9%为其他型。

（一）颈型

颈型颈椎病是指以颈部症状为主的颈椎病，临床极为常见。其改变为椎体错缝，小关节紊乱，小关节囊产生嵌顿，椎间盘纤维环受到不正常的压力。这些改变刺激分布在纤维环外层、后纵韧带等处的神经末梢，反射到颈脊神经根后支，从而引起颈肌痉挛，使颈椎局部或放射性地产生颈部酸、痛、胀、麻等不适感。临床大约有半数患者由此产生颈部活动受限，或被迫体位。患者主诉一般为头、颈、肩、臂部疼痛，并伴有相应的压痛点。附图 1 中（3）第 5 颈椎棘突偏右就是一位典型的颈型颈椎病患者的 X 线片，患者症状是颈部酸痛，伴随偶尔肩部和上臂麻木。

（二）椎动脉型

椎动脉型颈椎病是以椎动脉受到挤压或刺激，引起椎 – 基底动脉供血不足为主要机制的颈椎病。这种类型主要由于落枕或扭伤、外伤造成椎体错位，脊柱失衡，椎体产生骨赘增生而致。椎体后关节的上关节突增生或该关节单纯向前移位，造成椎间孔变小，也可使椎动脉受压。此外，椎体失稳，轻度滑脱移位后，椎体后缘也可直接压迫椎动脉。椎动脉周围有丰富的交感神经丛，因而颈椎失稳，钩椎关节增生，也极易刺激攀附在椎动脉表面的交感神经，引起继发性椎 – 基底动脉供血不足而产生脑部症状。椎动脉型颈椎病的代表症状是眩晕，其他临床表现有恶心、呕吐、耳鸣、耳聋、眼震、复视等。症状与体位明显相关，如头部过伸、转动时出现或加重；严重的会出现猝倒（或称小中风），有少数患者伴有枕部跳痛。形成这些症状的主要原因是椎动脉受压后引起脑供血不全。附图 1 中（2）第 3、4、5 颈椎棘突偏右就是一位典型的椎动脉型颈椎病患者的 X 线片，患者症状是头晕、头痛，伴随偶尔耳鸣。

（三）神经根型

神经根型颈椎病是以颈神经根受刺激为代表的一种类型，临床最常见。由于外伤、落枕或损伤，椎体发生错位。脊柱失衡，代偿平衡的骨赘增生，或因外伤造成纤维环破裂，髓核突出，压迫脊神经根，造成剧烈的根性疼痛。由于骨赘增生压迫神经根形成神经根炎，局部充血、水肿，而产生疼痛、肿胀甚至麻木的根性症状。或者会引起上肢冰冷、发沉、无力、握力减退、持物坠落等现象。睡眠时患侧肢体受压后容易出现酸、胀、麻、木感。附图 1 中（1）寰椎错位就是一位神经根型颈椎病患者的 X 线片，患者症状是颈部酸痛，伴随偶尔肩

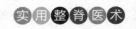

部和上臂麻木。

（四）脊髓型

脊髓型颈椎病是由于颈椎间盘破裂突出、椎体后缘或椎间关节增生、后纵韧带或黄韧带肥厚等因素压迫，以及椎间关节不稳等刺激脊髓所致。急性外伤可产生脊髓型颈椎病；也可因外伤后局部血肿压迫脊髓；也可因局部形成的纤维结缔组织粘连对脊髓的束缚和压迫发展而来。椎体错位造成脊柱失衡，椎间关节失稳松动，椎体后缘形成骨赘增生，后纵韧带、黄韧带肥厚，髓核突出等因素，均可能向椎管压迫脊髓。附图2中（4）颈椎反张伴随骨桥形成就是一位典型的脊髓型颈椎病患者的X线片，患者症状是颈部牵拉性剧痛，伴随上臂麻木无力，患者自己感觉胳膊沉重抬举十分吃力。附图3颈椎椎管狭窄也是一位脊髓型患者，其症状是双侧上肢无力。

脊髓型颈椎病患者较少见，约占颈椎病患者的1%，是颈椎病各类型中最严重和最难治愈的类型。其症状繁杂，但典型症状是瘫痪。在初期可仅有神经功能障碍，随着时间的推移可逐渐出现脊髓受压的症状，如四肢无力等；严重的可出现四肢瘫痪。所以了解脊髓型颈椎病的早期症状十分重要，其早期症状主要有：

1. 上肢一侧或双侧出现单纯运动障碍或感觉障碍，也有运动、感觉双重障碍者。最常见的症状有酸、麻、胀、烧灼、疼痛、发抖、无力等。

2. 下肢一侧或双侧功能障碍运动障碍如无力、发抖、打软、易跌倒；感觉障碍如双足感觉异常、双下肢发麻等；也有感觉、运动双重障碍者。

3. 交叉症状 一侧上肢和对侧下肢运动或感觉障碍，如左臂麻木、右腿疼痛等。

4. 偏侧症状 出现于同侧上下肢运动或感觉障碍。

5. 四肢症状 四肢感觉和运动障碍。

6. 头部症状 主要表现为头痛、头晕和头皮痛。

7. 骶神经症状表现为排尿或排便障碍，如尿频、尿急、淋沥不尽、腰酸、腿软、排便无力、顽固性便秘等。

颈髓位于第 1～7 颈椎椎管内，全长约 12.5cm。呈前后略扁的椭圆柱形。上端窄细，下段显著扩大。脊髓全长粗细不等，有两个膨大处，在颈部的部分称颈膨大。颈膨大始自颈髓第三节段至胸髓第二节段，是臂丛发出的部位，在颈髓第六节段处最粗，也是脊髓最粗大的部分，此节正对第 6 颈椎椎体。正因为如此，所以，脊髓型颈椎病多见于第 6 颈椎椎体。此处，脊髓横径为 12～14mm；前后径为 7～9mm，如果此处椎体发生错位极易造成脊髓受压迫，导致脊髓型颈椎病。早期脊髓型与神经根型的区别在于脊髓型可以没有颈部不适，或颈部症状轻微。

（五）交感神经型

这种类型的特征是有典型的自主神经功能紊乱症状。附图 2 中（1）（2）（3）颈椎反张，就是一位典型的交感神经型颈椎病患者的 X 线片，患者症状是头痛、恶心，伴随心律失常和视物模糊。其表现可分两大类：

1. 交感兴奋症状　头痛、偏头痛、头沉、头昏、枕部痛或颈后痛，症状与头部转动无关。

（1）循环系统：心律失常、心前区疼痛、血压升高、肢体发凉、发痒、红肿、颜面麻木或三叉神经痛等。

（2）呼吸系统：胸闷、气短、嗳气、哮喘等。

（3）消化系统：胃肠蠕动减慢，大便干燥等。

（4）内分泌系统：内分泌紊乱。

（5）运动系统症状。

（6）其他：眼部症状有睑裂增大、视力模糊、瞳孔散大、眼窝胀痛、眼球干涩、眼冒金星等；发汗障碍表现为多汗，可限于头部、颈部、双手、双足或半边身体。

2. 交感抑制症状　迷走神经或副交感神经兴奋。其症状与上述正好相反。

（六）食管型

此型颈椎病是由于椎体前缘鸟嘴样骨刺压迫食管所致。主要临床

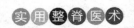

症状有吞咽困难及声音嘶哑。这种类型临床极少见。附图 1 中（1）
寰椎错位就是一位神经根型伴随食管型颈椎病患者的 X 线片，患者症
状是颈部酸痛、偶尔肩部和上臂麻木，伴随食管型颈椎病症状是吞咽
时有异物感。

（七）混合型

临床上将具有两种或两种以上类型症状和体征者，称为混合型。由
于神经根、椎动脉、颈脊髓、交感神经在颈部解剖上联系密切，发生颈椎
病时，同时受累的情况较为多见。尤其在颈椎病的急性期，由于局部的无
菌性炎症较重，可同时累及两个或多个部位，表现出混合型特征。其实多
数颈椎病患者是混合型，附图 1 中（1）寰椎错位就是一位混合了神经根
型、食管型颈椎病患者的 X 线片。附图 4 颈椎侧弯治疗前后对比，也是
一位混合型颈椎病患者的 X 线片，这位患者不但颈部酸痛，同时还伴有
头晕、头痛等症状。这位患者症状较轻，治愈 5 年后随访，未再复发。

五、颈椎病的预防

1. 避免落枕　首先要避免落枕。多数颈椎病患者的发病，都是由
于落枕没有彻底治愈，拖到后来就成了颈椎病。这是因为人几乎有三
分之一的时间是在睡眠，如果枕头不合适，过高、过硬、过死都会造
成落枕。过死指枕芯里的填充物没有流动性，因此容易造成落枕。从
临床观察来看，用荞麦皮做枕芯的填充物较为理想。荞麦皮有弹性，
透气性也较好，枕在上面，随着翻身等动作，头部动了，枕芯也可自
动改变形状适应头颈部的需要，使得头颈部受力均匀而不易受伤。

2. 防止受伤　防止外伤、跌伤、摔伤等情况的发生。这一点不必
多说，但是有些外伤是无意中的，如挑或扛重物时，特别是用头顶重
物时极易损伤颈椎。上述两点不仅在生活和工作中要注意，在治疗过
程中也要注意，因为在治疗时外敷苦参洗剂后，椎体处于不稳定状
态，容易发生错位。

3. 改掉不良的生活习惯　临床中有很多颈椎病患者有躺在沙发上
枕着扶手看电视的习惯，在这种姿势下一旦睡着，颈肩部的肌肉即放

松，一般的沙发扶手都较高且较硬，此时很容易造成颈椎的错位。因此要想远离颈椎病必须改掉这个不良习惯。随着现在科技的发展，电子产品价格下降，更多更先进的电子产品走进普通人的生活，如"掌上电脑""掌上电子书""掌上游戏机""掌上电视机"等。还有现在的智能手机，也具备了非常强大的功能，而且低廉的价格，甚至可以保证人手一部，所以不论是在地铁上、汽车上、朋友聚会时，还是工作中，都是一人捧着一部手机，不是发微信、玩游戏，就是看小说，当然也有的是联系业务，打电话等，总之，大家都在低着头"辛苦"。长期低头会造成颈部肌肉僵硬、劳损，最终导致颈椎病。因此现在的颈椎病越来越年轻化，这种不良的生活习惯，也是颈椎病的罪魁祸首。

4. 及时彻底治疗　落枕或外伤后，颈椎一旦错位，应及时彻底进行复位。很多人包括有些医生都忽略了这一点。所以本来很容易整复的颈椎错位却拖成了颈椎病。这也是目前颈椎病患者较多的一个原因，而且多数是陈旧伤，就是因为在急性扭伤期没有得到及时而恰当的治疗。

5. 恰当的功能锻炼　颈椎病患者进行适当的功能锻炼有助于减少颈椎病的复发。其基本动作可用"米"字活动来概括。即左、右转头（即沿人体的垂直轴转动）；仰、低头（即沿人体的额状轴转动）；左斜上方和右斜上方抬头；左斜下方和右斜下方低头。可以每天坚持做四个八拍。另外，还可以做两个动作，被称为"恐龙点头"和"恐龙探头"。"恐龙点头"的动作是保持上身不活动，用下颌先向前、向下，再向后、向上做环绕动作；"恐龙探头"则向相反的方向作环绕的活动，即先向前、向上，再向后、向下做环绕动作。

第二节　落　　枕

一、病因与病机

落枕是一种常见病，是由于睡眠时头颈部姿势不当或枕头不合

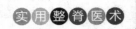

适，导致颈椎椎体错位所致。枕头不合适，过高、过低、过硬是本病发病的主要原因。另外，亦有白天过度疲劳，睡眠姿势不良，以及直接外伤造成落枕者。落枕除肌肉僵硬、酸痛外，一般都伴有颈椎椎体的错位。由于是急性损伤，若能及时进行手法整复，一般效果都很好。

落枕可以是颈椎的某一个椎体发生错位，也可以是几个椎体同时错位。落枕听起来很简单，但实际上情况比较复杂，绝不是放松一下颈部肌肉就能解决的。落枕可以看做是颈椎病的急性损伤期，如果治疗得当，不会演变为颈椎病；如果治疗不当，没有把落枕处理好，或者说没有及时把因落枕造成的颈椎椎体错位整复好，而只是通过简单治疗缓解了一下症状，结果症状虽缓解了，但颈椎椎体的错位却依然存在，最后造成颈椎力学失衡，骨赘增生，刺激周围的血管、神经，引起一系列症状，逐渐发展成颈椎病。很多人说，不记得有外伤就得了颈椎病，正是这个原因造成的。

二、临床表现

1. 落枕一般起病突然，多在晨起后突感颈后部、上背部疼痛不适，以一侧为多，或左右两侧均发病，或一侧重，一侧轻。有时疼痛不局限于颈部，还可延伸到肩、背、头部。常见的部位为斜方肌、肩胛提肌、胸锁乳突肌等处疼痛，且压痛明显。有时错位的棘突两侧也有压痛，头颈活动受限，旋转和侧屈幅度明显减小。

2. 落枕常见的症状多种多样，一般多有颈部酸痛、活动受限、强迫体位（即头颈只有在某一体位时疼痛才能稍有缓解）。如果寰椎错位，会出现转动不灵，或出现斜颈体位，或头部不能自由转动后顾，转头时常与上身同时转动，以腰部代偿颈部的旋转活动；如果颈椎上段第3、4颈椎出现错位，会出现低头困难，病情严重者颈部的屈伸活动亦受限，颈项僵直，头偏向病侧；如果第5、6颈椎发生错位，会有仰头困难。临床只要及时整复错位的颈椎，肌肉僵硬、酸痛就可迎刃而解。

三、诊断

（一）脊柱特点

落枕造成的颈椎错位，最多见于第 1 ~ 3 颈椎，也有发生于第 4 ~ 7 颈椎者，但比较少见。落枕多数是一个椎体错位，也有两个以上同时错位的。如果错位的椎体不同，且方向不一致，则不是一次形成的，必有一处是陈旧性错位。如果发现有陈旧性颈椎错位，就不能按落枕来处理，而应当视为颈椎病。

（二）检查手段

1. X 线检查　颈椎正位 X 线可显示出椎体或棘突的错位。如果考虑有第 1、2 颈椎椎体的错位应照仰头位片，以明确错位的具体部位。

2. 手法触诊　要根据疼痛部位，用双手拇指触诊，如有错位，触诊时可摸到偏歪的棘突，椎体偏歪的程度是引起症状的主要原因。

四、治疗

（一）治疗原则

落枕既然是颈椎病急性损伤期，其整复就按急性期整复，不需要外敷药物，但整复时应当尽量少用力，特别是整复第 4 颈椎到第 1 胸椎 5 个椎体时，如果推不动，则仍然需要外敷苦参洗剂，因患者已经错过了治疗的"黄金时期"。

（二）适应证

1. 适用于夜卧当风引起的落枕。

2. 适用于枕头偏高、偏硬引起的落枕。

（三）禁忌证

1. 严重外伤合并落枕者。

2. 高血压、心脏病患者合并落枕时慎用。

（四）手法治疗

1. 病人体位　病人取端坐位，双手下垂，两目平视。

2. 术者体位　术者紧靠患者立于身后。

3. 操作步骤

（1）外敷苦参洗剂 40 ~ 60 分钟，根据病人病情及患病时间确定。病情重、患病时间长则延长外敷药时间，反之则缩短时间。

（2）按第一章第四节颈椎整脊手法对患者进行手法整复。

（3）整脊完成后，对病情重的患者适当予以按摩。一般用手掌按揉局部疼痛部位 5 ~ 10 分钟，同时用拇指点揉肩井、曲池、合谷穴各 30 下。

4. 疗程　每日 1 次，一般 6 次内可以治愈。

（五）注意事项

术者在手法操作中，切忌使用暴力、蛮力，以免损伤肌肉组织，造成患者不必要的疼痛。

五、疗效

由于落枕属急性损伤，所以只要治疗及时，一般一次整复即可痊愈。1976 - 1996 年临床治疗落枕患者 1992 人，经过手法治疗后，基本在 1 周内康复，临床统计治愈率高于 90%，复发率为 20% 左右。

六、典型病例

闫某某，男，46 岁，某中医医院院长。1997 年因睡卧当风落枕后，曾由本院按摩大夫治疗，虽有缓解，但未痊愈。后来我处就诊，触诊发现第 5 颈椎明显右偏，一次整复后症状立即减轻，1 周后随访痊愈。

七、背景资料

落枕是人在睡眠时，全身肌肉放松，颈部的肌肉、肌腱、韧带也都处于松弛状态，如果此时枕头不合适，或不正确的睡眠姿势，醒来后即可落枕而感到颈部不适。因此，落枕是颈椎椎体的轻微错位引起的。如果按 8 小时睡眠计算的话，人的一生有 1/3 的时间在睡眠。枕头偏高、偏硬都会造成落枕。枕头过高，头部被垫起太高，不能随着头部姿势变化而改变，自然也容易落枕；过硬，是指枕芯里的填充物没有流动性，不能缓冲头部压力，一旦姿势不合适，就会落枕。有人问："什么枕头最好？"建议大家用荞麦皮填充的枕头，一般填充到 80% 为合适。

在临床中，总会有些人问："为什么现在颈椎病人这么多？"我们总是回答，是外伤或扭伤造成的。但是在长期观察中，多数患者并没有外伤史，也没有劳损及长期伏案工作史，因此我们认为他们的颈椎病应当是落枕造成的。

曾发生过这样一件事：一天早晨我们刚起床，患者顾某某的爱人就急匆匆地跑来了，说顾某某吐得非常凶，请去看看。到家一问，才知道患者昨天晚上躺在沙发上看电视，头枕在沙发扶手上睡着了，醒来就开始头晕、恶心，起床就开始呕吐。我们当即检查，触诊发现患者第 4 颈椎偏歪，遂即为他进行手法整复，整复后两三分钟，患者头晕、恶心即明显减轻。这是我见到的一个典型的因睡姿不当造成的落枕患者。

一些经常出差的人，并无长期伏案工作，但他们的颈椎也有病。原因很简单，他们东奔西跑，每天都要睡在不同的地方，枕头换来换去不合适，落枕的机会就多。

另一个极端就是枕头太硬。我们治过几个患者，他们的颈椎病都是因为枕着沙发的扶手看电视睡着了，醒来觉得颈部有些不适，但没有在意，时间久了，就得了颈椎病。落枕和颈椎病的关系就是如此密切。

既然颈椎病的发病与落枕有密切关系，落枕又与枕头不合适有关，那么枕头多高才算合适呢？由于每个人的身高、体形、习惯都不相同，因此就无法说出一个统一的标准。但有一点是肯定的，身高的人枕头自然要高一些，习惯侧睡的人比习惯仰卧睡的人枕头也要高一些。总之，找到一个适合自己的高度，只要睡得舒服就行了。

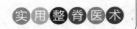

第三节 偏 头 痛

一、病因与病机

这里所要讨论的偏头痛是个广义的概念，不仅包括一侧的头痛，还包括全头痛。椎动脉型和交感型颈椎病都可以引起头痛。其原因是由于颈椎椎体错位，造成椎动脉受挤压，引起椎－基底动脉供血不全而形成缺氧，在头部产生致痛物质，造成头痛。这种头痛的特点多为一侧性，局限于颞部或后枕部，发作短暂，呈跳痛或灼痛，所以被称为偏头痛。

二、临床表现

（一）常见症状

1. 头痛可以是头部的一侧、前部或后部疼痛，也可以是整个头部疼痛，疼痛的性质可以是胀痛、酸痛、麻痛、刺痛、烧灼痛、牵拉痛、绞痛、刀割样痛、爆裂痛、电击痛等，也可以是较轻微的隐痛，但都具有反复发作的特点。

2. 伴随症状可伴有颜面部的疼痛或其他非疼痛性不适，如感觉过敏、恶心、呕吐、畏光、流泪等等。

（二）临床分型

偏头痛的分型有多种，最常见的为以下两种。

1. 传统分型

（1）头晕性头痛：这种类型的人最多，表现为头痛伴有眩晕。因为大脑供血不全造成头晕头痛症状是很自然的，这种类型症状的轻重和缺血多少有密切关系。有的会因头晕而摔倒，有的只有轻微头晕，或仅仅觉得头昏脑涨，还可以坚持工作。

（2）紧张性头痛：这种类型的患者平时没有什么症状，或稍有不适。当学习、思考、着急、生气时，头痛才会发作。因为在这些情况下，大脑需氧量增加，而供血不足，情况就更为严重。这时会出现剧烈的头晕、头痛。一旦经过休息，平静下来，症状也随之缓解或消失。

（3）女性头痛：头痛呈轻微或中等程度的疼痛。女性头痛实际上是痛经的症状之一。平时头不痛，月经来潮前头痛开始发作，程度轻重不一。月经结束，症状自然消失。其病理十分简单，月经来潮时，血量减少，加重了大脑缺血症状，造成偏头痛发作。月经结束，血量恢复，症状自然消失。

（4）自杀性头痛：头痛为剧烈而难以忍受的疼痛，可以是头的一侧或全头痛，也可因疼痛太过剧烈而不能准确定位。这种头痛一旦发作，难以忍受。有的用头撞墙、有的用拳打头、有的用针刺头……在临床中，就可见到因头痛难以忍受而自杀和大量服安眠药的患者。

2. 根据大脑缺氧程度分型

（1）供血减少造成的头痛：不论何种原因，凡是能造成脑部供血减少的都会造成偏头痛，有全身和局部的因素，全身性的因素如大量失血、严重贫血、心功能不全等，再有虽然血量不少但血液带氧减少，如空气中缺氧或一氧化碳中毒等；局部的因素如椎动脉狭窄或受压等。

（2）耗氧增加造成的头痛：当人体处于应激状态时脑的耗氧会增加，此外，人们在发热、情绪波动如焦虑、悲伤、愤怒及思考问题时也会使大脑耗氧增加，这时大脑就处于缺氧状态，缺氧造成血管或肌肉组织收缩痉挛，引起头痛。

三、诊断

（一）脊柱特点

造成椎－基底动脉供血不全的主要原因是椎动脉受压，部位主要集中在椎动脉的第 2 段，称为"椎骨部"。椎骨部是穿经颈椎横突孔的部分，如果颈椎椎体发生错位，椎动脉极易受到挤压，造成大脑供血不足。由此可见，第 2 ~ 6 颈椎错位，都有可能引发偏头痛，但以

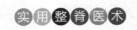

第5、6颈椎错位最常见。除了错位椎体对椎动脉的直接挤压外，脊柱力学失衡产生骨赘增生，往往会加重对椎动脉的挤压，加重偏头痛的症状。一般来说，棘突偏左者右半头痛；棘突偏右者左半头痛。多数患者初期是偏头痛，时间一久，可转为全头痛。

（二）检查手段

1. X线检查颈椎正位X线片可显示出椎体或棘突的偏歪。如果考虑有上段椎体（第1、2颈椎）的偏歪应照仰头张口位片，以明确错位的部位。

2. 手法触诊在颈部触诊可发现偏歪的颈椎棘突。

（三）诊断标准（国家诊断标准）

1. 发作性一侧搏动性头痛，偶可见全头痛，或伴有呕吐，持续数小时到数日。周期性发作。发作间歇期无任何异常。

2. 排除青光眼、癫痫性头痛、脑血管畸形或脑动脉病。

具备以上1、2项，可以确诊为偏头痛。

四、治疗

（一）治疗原则

如果确属急性损伤期，或落枕引起颈椎错位造成的偏头痛，可直接复位。病程超过1周，就必须外敷苦参洗剂后再整复；病程超过3个月，一次治愈的机会不多；病程越长，骨赘增生越严重，需要外敷药物及整复的次数也相对增多。整复好错位的颈椎椎体，偏头痛自然消失。整复的关键是要在手法整复前仔细触诊以确定错位的椎体，然后采取手法复位纠正其错位。整复时应当尽量少用力，特别是整复第4颈椎到第1胸椎5个椎体时，如果整复费力或推不动，一定要外敷苦参洗剂。

（二）适应证

1. 颈椎病引起的各型偏头痛。

2. 神经根局部受压引起的偏头痛。

（三）禁忌证

1. 如患者疼痛常在夜间加重，提示可能为恶性脑瘤，不属于整脊治疗范围。

2. 由骨折等外伤引起的头痛，不属于整脊治疗范围。

3. 感冒等内科疾病引起的偏头痛。

（四）手法治疗

1. 病人体位　病人取端坐位，双手下垂，两目平视。

2. 术者体位　术者紧靠患者立于身后。

3. 操作步骤

（1）外敷苦参洗剂40~60分钟，也可根据病人病情及患病时间确定外敷药时间长短。

（2）对患者按第一章第四节颈椎整脊手法进行手法整复。

（3）整脊治疗后，嘱患者15分钟内不要转头，也不要为患者按摩头部，以免影响疗效。

4. 疗程　每日1次，6次为1个疗程，一般1~3个疗程可以治愈。

（五）注意事项

术者在手法操作中，切忌使用暴力、蛮力，以免损伤肌肉组织，造成患者不必要的疼痛。

五、疗效

1976—1996年共收治偏头痛患者6031人，其中白种人1000人。经1~3周治疗后90%以上的患者症状消失。其中有67例属于自杀性头痛，全部治愈；4例为脑瘤患者无效，建议手术。患者中年龄最大者107岁，头痛史72年。

六、典型病例

淦某，女，107岁。辛亥革命时期曾跟随孙中山先生。1912年开始偏头痛，曾想尽办法，找遍了大夫，吃过中外各种药物，也试过各种疗法，终未能彻底治愈。患者的书架上面摆放着治疗头痛的各种止痛片。1984年患者经儿子引见前来就诊，经检查确诊为第5颈椎错

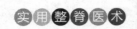

位。经过几次整复，患者的头就不痛了。直到去世，头痛再没有发作过。按我们的分类，这位患者属于紧张性头痛。

张某某，女，48 岁。北京某街道办事处干部。患女性头痛，每逢月经来潮头痛难忍，只好卧床休息，月经过后一切正常。经检查第 5 颈椎偏歪。整复好颈椎偏歪后，头痛未再复发。

吕某某，男，34 岁。1984 年就诊。患者住在某招待所，半夜里用头撞墙，把邻居惊醒，一问才知道是头痛难忍，被迫往墙上撞。显然是自杀性头痛。第二天招待所的人介绍患者前来就诊，经检查发现患者第 4～6 颈椎错位。经过几次整复后，头就不痛了。临走那天，患者迟迟不肯离去，并告诉我们，"因为这头痛，已经花了好几千元钱了，没想到在这里才十几块钱就治好了，非常感谢。"

王某某，女，19 岁。1987 年治愈。两年前，即 1985 年因不能坚持学习，被迫主动退学。原因是只要看书、学习头痛就发作，休息则缓解。属紧张性头痛。检查第 6 颈椎错位。经过几次整复后，症状消失，申请复学，1989 年从北京化工学院毕业。

七、背景资料

1975 年我们接待了一位 78 岁的老大妈张某某。患者是以颈椎病来就诊的，经过几次治疗，老大妈对我说："杨大夫，我的脖子没全好，可我的头不痛了。"经过进一步了解，张大妈才说，她头痛已经 30 多年，去医院看医生就是给点止痛片，于是也就不去了。心想家里有清凉油，试一试，果然抹在两鬓也能轻松一阵子，现在家里的清凉油盒已经装满一纸篓儿了。看看张大妈的两鬓已经形成的厚厚老茧和几乎脱光的眉毛，坚定了我们找到治疗头痛办法的决心。

早在明代，名医张景岳在《景岳全书》中就写道："凡诊头痛者，当先审久暂，次辨表里……"美国的弗里泽在《头痛的秘密》一书中，详细记载和描述了头痛的各种情况。他在书的结尾写道："总之，未来是有希望的。"经过努力，我们用整脊为张大妈治好了头痛。据报道，美国至少有 3000 万人患偏头痛。欧洲至少有 1 亿人经常受到

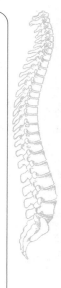

偏头痛的困扰。我们曾应邀在 1992—1993 年到波兰行医。在我接待的 1700 多例患者中，就有 997 人患偏头痛。在国内虽然没有见到类似的统计资料，但是仅在我们的一个小诊所里，就接待偏头痛患者近 2000 人。在这 10 年中，我们接待的偏头痛患者，有男有女，有老有少，老的已逾百岁，小的只有几岁；有脑力劳动者，也有工人、农民等体力劳动者；有领导干部，也有医务工作者；有的被迫离职，有的被迫退学。这些人当中，轻的只是整天头昏脑涨，重的则头痛难忍，对生活失去了信心。

　　1985 年我们成立了北京第一家联合诊所——北京东城区地东联合诊所，推出了治疗偏头痛的项目。1990 年又总结了对偏头痛治疗的经验，写出了《偏头痛的治疗》这篇论文。并且给偏头痛下了个定义："找不到原因的反复发作的头部、颈部或颜面任何部位的疼痛或非疼痛性不适，都可称为偏头痛"。据说我们的定义和美国头痛和中风学会给偏头痛下的定义，一模一样。为什么叫偏头痛，我们认为有两个理由：其一是区别于一般疾病诱发的头痛；其二是这种反复发作的头痛，总是从半边头痛开始。时间久了，发展成为全头痛。根据临床观察，偏头痛开始发作时，疼痛的半边往往是与颈椎椎体偏歪的方向相反，即颈椎椎体棘突偏右，左半头痛；棘突偏左，则右半头痛。

第四节　高　血　压

一、病因与病机

　　目前的医学尚没有找到高血压产生的确切原因。我们从临床观察发现，血压与颈椎错位有密切关系。美国的杰克逊（杰克森）指出刺激脊神经可产生与刺激交感神经相同的症状。所以外伤或落枕引起颈椎椎体错位，脊柱失衡，产生骨赘增生，刺激神经根及分布在关节囊和项韧带上的交感神经末梢，以及椎管内脑膜降支，会引起心律失常、心绞痛和血压升高。因此，血压升高与颈椎椎体错位有密切关

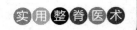

系。临床实践证明，高血压实际上是交感型颈椎病的一种症状。

是否所有的高血压患者，血压升高都是颈椎错位引起的，不能太绝对，但至少有些高血压患者，血压的升高与颈椎有关。

目前高血压的发病机制尚无定论。主要学说有神经学说、肾源学说、内分泌学说三种。现在我们又提出颈椎错位学说。从结果上看，颈椎错位学说还是属于神经学说范畴的。

（一）神经学说

已知长期反复的过度紧张与精神刺激，可以引起高血压。刺激在大脑内形成兴奋灶，使皮层对下丘脑和延髓等处的血管运动中枢的调节失常，血管收缩的神经冲动占优势，引起小动脉紧张度增强，血压升高。此神经反应最初为暂时性，频繁发生后强化而持久。此外，微血管还发生适应性结构改变，管壁增厚。结果周围血管阻力增高，血压持续升高。正常人血压常通过压力感受器反射进行调节。如反射弧中任何环节——压力感受器、传出和传入神经、神经元、血管平滑肌等出现异常，则调节功能障碍，血压逐渐增高。

从临床观察看，错位的颈椎椎体、增生的骨赘，刺激交感神经，使其兴奋而血压升高。临床曾遇到血压反复上升的患者，整复好错位的颈椎椎体后，血压即恢复正常。

（二）肾源学说

试验证明肾小球旁细胞分泌肾素，在血液内肾素将肝脏产生的血管紧张素原水解为血管紧张素，再经肺循环中转化酶的作用，转化为血管紧张素Ⅱ。血管紧张素Ⅱ作用于中枢，增加交感神经冲动发放，或直接收缩血管，还刺激肾上腺分泌醛固酮，引起钠潴留。肾素 - 血管紧张素 - 醛固酮系统成为体内调剂血管阻力与细胞外液的重要机制。而后两者又是决定血压的主要因素，肾缺血时肾小球旁细胞血液灌注压低，早期肾素分泌增多。高血压病中多数病人血浆肾素活性水平正常，少数病人减低或增高。恶性高血压时肾素增多。故可部分解释肾性高血压的发生，但在高血压病重的意义则尚未明确。

（三）内分泌学说

肾上腺素增加心排出量，去甲肾上腺素缩小动脉，皮质醇、去氧

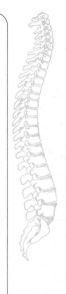

皮质酮、18－羟去氧皮质酮等盐激素使水钠潴留，都可使血压增高。嗜铬细胞瘤、皮质醇增多症等均可出现高血压。但高血压病患者肾上腺素和去甲肾上腺素的分泌并未增多，或轻度增多而不足以解释血压的增高。高血压病时，交感神经冲动增加，肾上腺髓质活动增加，可能与高血压的维持有关。肾上腺皮质在肾素－血管紧张素－醛固酮系统中的作用已如前所述。部分高血浆肾素及高血醛固酮的高血压病人可以此作为一种解释。低血浆肾素及高血容量者推测由 16－β－羟脱氢异雄酮起作用。

目前认为，高血压病的发病机制，可能是各种因素的综合。我们认为高血压的病因可以是各种因素的综合，但在这诸多因素中必有一个是主要的，这个主要因素决定和影响着其他因素，这就是因颈椎椎体错位所引起的刺激交感神经的作用。高血压早期周身细小动脉痉挛，日久管壁缺氧，呈透明样变性。小动脉压力持续增高时，内膜纤维组织和弹性纤维增生，管腔变窄，加重缺血。随着细、小动脉硬化和血压升高，各脏器发生继发性改变。其中以心、脑、肾为最重要。

1. 心　血压升高后左心室负荷加重，心肌肥厚与扩大。病情进展可以出现心功能不全。持久的高血压有利于脂质在大、中动脉内膜的沉积，而发生动脉粥样硬化，如合并冠状动脉粥样硬化，则心肌缺血，加重上述心脏的变化。

2. 脑　脑小动脉硬化常见。如伴有血管痉挛或血栓形成，造成脑软化。痉挛的血管壁可发生营养性坏死，而形成微小动脉瘤，如破裂可引起脑出血。普遍而急剧的脑小动脉痉挛与硬化使毛细血管壁缺血、通透性高，致急性脑水肿。

3. 肾　肾细、小动脉硬化。肾小球细动脉玻璃样变性和纤维化，引起肾单位萎缩、消失。严重者致肾衰竭。

这里叙述高血压后期的病理改变，只是希望不要出现这种情况，应当在早期把血压降下来。目前用化学药物降压不但达不到理想目的，长期服药还有不良反应。相比之下，整脊整复错位颈椎，把血压调整到正常，是有利健康的好办法。

二、临床表现

(一) 常见症状

1. **头部表现** 常见头痛、头晕，甚至引起脑血管痉挛，血压急剧上升，导致脑出血，多在体力或脑力紧张活动时发生。起病急，有面瘫、失语、头痛、呕吐、嗜睡、昏迷等。在脑血管硬化的基础上，也可发生脑血栓，但起病慢，多在休息时发生，可逐渐出现肢体麻木，失语或偏瘫，但意识清醒。

2. **心脏表现** 长期高血压引起心脏形态和功能的改变，称为高血压性心脏病。早期症状不明显，以后可发生左心衰竭，体检发现心尖冲动呈抬举性，心浊音向左扩大。心尖区可听到收缩期吹风样杂音，反映主动脉扩张和相对性主动脉瓣狭窄。出现心力衰竭时，可听到舒张期奔马律，肺动脉瓣区第二心音增强，肺底部啰音。心电图示左心室肥厚及劳损，晚期有心律失常。X 线检查见左心室肥大，主动脉弓延长弯曲。

3. **肾脏表现** 长期高血压致肾小动脉硬化；肾功能减退时，可引起夜尿、多尿，尿中有蛋白、管型和红细胞；晚期出现氮质血症及尿毒症。

4. **眼底改变** 早期视网膜动脉痉挛，动脉变细（Ⅰ级）；后发展为视网膜动脉狭窄，动静脉交叉压迫（Ⅱ级）；再发展会有眼底出血或絮状渗出物（Ⅲ级）；晚期会出现视神经盘水肿（Ⅳ级）。

(二) 临床分型

1. **按发病原因** 分为原发性与继发性高血压。在某些疾病中，高血压只是其临床症状之一，此种高血压称为症状性高血压。高血压作为主要临床表现，而病因不明者，称为原发性高血压或高血压。临床所见高血压，多属于原发性高血压。

2. **按起病缓急和病程进展** 高血压病可分为缓进型和急进型。

（1）缓进型高血压病：早期多无症状，偶于体检时发现血压升高。在精神紧张、情绪激动或劳累后，有头晕、头痛、眼花、耳鸣、失眠、乏力、注意力不集中等症状，症状与血压升高未必一致。从整脊学角度看来，这是急性损伤期的现象，这时候是整脊治疗的黄金时期，此时的血压只是暂时性升高，还没有出现器质性病变。

（2）急进型高血压：也称恶性高血压，占高血压病人的1%左右。可由缓进型突然转变而来，也可起病就是急进型。多见于中青年。血压显著升高，舒张压多在130mmHg以上。有乏力、口渴、多尿等症状。视力多迅速减退，眼底见视网膜出血及渗出。常有双侧视神经盘水肿。迅速出现蛋白尿、血尿及肾功能减退。有氮质血症。也可出现心力衰竭或高血压脑病。病程发展迅速，死亡原因多为尿毒症。

临床上所谓的高血压危象，是指血压急剧升高引起的严重临床表现，主要为恶性高血压和高血压脑病。不管急进型高血压多么急，多么危险，并非从开始就有这种临床表现，在此以前总有一段时间，没有明显症状，或者只有一些轻微症状。问题的关键是，如何抓住前面的这个时期把疾病治愈，不要等到后期再去抢救。所以，早期发现、早期治疗很重要。

三、诊断

（一）脊柱特点

高血压患者，从整脊角度分析，应属交感型颈椎病范畴。正如前面分析颈脊神经受压或受刺激，会产生与交感神经受压的相同症状一样。高血压应以颈椎下段，即第4、5、6、7颈椎椎体受压发病多见。

（二）诊断标准及高血压病的临床分期

高血压是指临床收缩压或舒张压增高。正常人的血压有一定的波动。1979年我国采用1978年世界卫生组织建议的血压判别标准：正常人的收缩压≤140mmHg，舒张压≤90mmHg，成人高血压收缩压≥160mmHg，舒张压≥95mmHg，临界高血压指血压值在上述两者之间。

1. 第一期　血压达确诊高血压水平，临床无心、脑、肾表现。这是治疗高血压病的最佳时期。如果通过整脊把血压降下来，就不会出

现后面的危险情况。

2. 第二期　血压达确诊高血压水平，并有下列一项者：体检，X线、心电图或超声心动图示左心室肥大；眼底检查，眼底动脉普遍或局部狭窄；蛋白尿或血浆肌酐浓度轻度增高。此期患者，通过整脊治疗，尚有一定效果，属最后有效期。

3. 第三期　血压达确诊高血压水平，并有下列一项者：脑出血或高血压脑病、心力衰竭、肾衰竭、眼底出血或渗出，伴或不伴有视神经盘水肿。

四、治疗

（一）治疗原则

高血压的治疗主要是整复颈椎相关椎体的错位。颈椎整复必须先外敷苦参洗剂，外敷时间在 50～70 分钟之间，不能过短，经外敷苦参洗剂后再进行手法整复。复位是要摸准错位的椎体及错位方向，手法要轻，不要追求一次完全复位，如复位不成功可在下一次适当延长敷药时间后再复位。

（二）适应证

1. 颈椎病引起的高血压。

2. 非药源性高血压。

（三）禁忌证

1. 药物引起的高血压。

2. 心脏病患者合并高血压时慎用。

（四）手法治疗

1. 病人体位　病人取端坐位，双手下垂，两目平视。

2. 术者体位　术者紧靠患者立于身后。

3. 操作步骤

（1）外敷苦参洗剂 40～60 分钟，病情重、患病时间长则延长敷药时间，反之则缩短时间。

（2）按第一章第四节颈椎整脊法对患者进行手法整复。

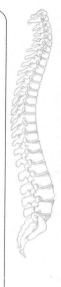

4. 疗程　每日 1 次，10 次为 1 疗程，一般 3 ~ 6 个疗程可以治愈。疗程与疗程间休息 3 ~ 5 天，再进行下一疗程。

（五）注意事项

1. 术者在手法操作中，切忌暴力猛扳，以免损伤神经等组织，造成患者的不良反应。

2. 对于病情严重的患者，为了防止停止口服药物造成的不良反应，应随着整脊治疗逐步减少药量和服药次数，直至停止服药。停止服药后，需要再治疗 1 ~ 2 个疗程，以巩固疗效。

五、疗效

对一期患者，据临床接诊统计 97 例，有效率超过 90%；随着病情加重而治愈率降低。第三期患者和急进型患者，临床未接诊过。

六、典型病例

王某某，女，51 岁。就诊时头晕、头胀、血压偏高。心电图显示左心室肥大，检查第 4 ~ 7 颈椎椎体偏歪。手法治疗 2 周，血压恢复正常，X 线及手法检查颈椎恢复正常。停止治疗，观察 1 年，未见反复。

姚某某，男，46 岁，大庆采油工人。头昏、头胀，患高血压多年，心电图显示左心室肥大，当地医院确诊为二期高血压。检查第 4 ~ 7 颈椎椎体偏歪。经整复两周，血压恢复正常。X 线及手法检查颈椎恢复正常。观察 1 年，未见血压异常。

七、背景资料

据 1979 年我国普查资料，高血压的患病率为 3% ~ 9%，多数北方地区比南方地区高，东方地区比西北地区高；与 20 年前相比，我国高血压患病率渐有增高，但与欧美多数国家患病率在 10% ~ 20% 相比，则相对较低。高血压是常见病，如此高的发病率，已成为威胁人民身体健康甚至危及生命的重要因素，应当进一步研究。

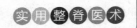

第五节　咽　喉　炎

一、病因与病机

急性咽喉炎是咽黏膜、黏膜下组织和淋巴组织的急性炎症，其起病急、症状重，一般病程较长，症状较顽固，治疗疗程相对较长。此病是因为颈椎椎体错位，刺激颈上神经，造成咽喉部感觉异常，出现咽喉发痒等症状。该病单靠药物消炎杀菌难以解决问题，若不及时治疗，就可转变为"慢性咽喉炎"。其实急性咽喉炎有些可能是颈椎椎体错位引起，整复了颈椎错位的锥体，再对症治疗就会事半功倍。

目前，习惯上将咽炎和喉炎分开，从解剖学来看，咽和喉确实也是两部分，但是从咽炎和喉炎的病因、病机、临床表现及诊断看，两者有相同之处，没有必要细分，所以一并论述。

二、临床表现

（一）常见症状

咽部不适感觉，如异物感、发痒、灼热、干燥、微痛等。分泌物或多或少，但黏稠，常常附于咽部或咽喉壁。由于分泌物的刺激，可引起咳嗽。清晨用力咳出分泌物时，可出现恶心。全身症状多不明显。

有些人长期咳嗽，主要是咽喉炎对咽喉部的刺激所致。

（二）临床分型

目前常把慢性咽炎分为三类，也可以说分成三期，第一期为单纯性咽炎；第二期为肥厚性咽炎；第三期为萎缩性咽炎。对整脊来说，这种分法似乎没有什么实际意义，但是如果第一期没有得到积极治疗，就可拖到第二期，甚至第三期。

1. 单纯性咽炎　黏膜增厚，弥漫性充血，小血管扩张，色暗红，黏膜下结缔组织及淋巴组织增生，黏液腺肥大，附有少量黏稠分泌物。

2. 肥厚性咽炎 黏膜持续充血，黏膜下组织增生，黏膜增厚、弥漫性充血，色暗红，咽后部淋巴滤泡增生充血肿胀，呈点状分布或融合成块。随着时间推迟，该处呈隆起的充血性条索时，被称为肥厚性咽炎，或称为咽炎的第二期。

3. 萎缩性咽炎 如果在第二期没有得到治疗，病情进一步发展。咽部发生缺血，导致组织萎缩，而形成萎缩性咽炎。黏膜干燥，变薄；萎缩严重者可见色亮如蜡纸，并有脓痂附着。咽部感觉及反射减退。病情发展到第三期，治愈的机会已经很少。

三、诊断

急慢性咽喉炎与颈椎上段的椎体错位有密切关系。凡有咽喉炎患者在其颈椎上段可能有错位的椎体。在拍 X 线片时，第 1 颈椎一定要拍正位，且要在张口位拍；拍上段，即第 2、3，甚至第 4 颈椎时，都要取仰头位。否则根本拍不着，无法看出颈椎椎体是否有错位。

咽喉炎之所以成为常见病，前面已经分析过，主要原因是落枕。所以治疗咽喉炎，首先要嘱咐患者，睡觉时选择适合自己的枕头。

四、治疗

（一）治疗原则

首先检查患者颈椎上段（C1、C2），观察哪个椎体，或哪几个椎体错位，如错位一般均为陈旧性损伤。因为颈椎错位，只是发病的原因。是否发病还要有发病的条件。所以有时候咽喉炎是急性发作，但颈椎椎体的错位却已经有段时间。如果确属急性，可以直接整复，如果是陈旧性的，那就要用药物配合治疗。

（二）适应证

颈椎病引起的咽喉炎。

（三）禁忌证

1. 药物引起的咽喉炎。

2. 感冒或其他相关内科疾病引起的咽喉炎。

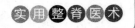

（四）手法治疗

1. 病人体位　病人取端坐位，双手下垂，两目平视。

2. 术者体位　术者紧靠患者立于身后。

3. 操作步骤

（1）外敷苦参洗剂 40～60 分钟，病情重、患病时间长则延长敷药时间，反之则缩短时间。

（2）按第一章第四节颈椎整脊法对患者进行手法整复。

4. 疗程　每日 1 次，10 次为 1 疗程，一般 3～6 个疗程可以治愈。疗程与疗程间休息 3～5 天。

（五）注意事项

1. 由于引起咽喉炎的原因多发生在第 1、2 颈椎错位，靠近脑干组织，所以在手法操作中，切忌使用暴力，以免损伤神经、肌肉组织，造成患者的不良反应。

2. 对于病情严重的患者，可配合口服药物以缓解症状。

五、疗效

整复颈椎错位对急、慢性咽喉炎都有一定效果。根据临床 100 例患者的统计，用整复颈椎的方法治疗咽喉炎，治愈率达 70%；而有效率为 96%。

六、典型病例

王某某，男，59 岁。患慢性咽喉炎 20 年。咽部表面有一层疱疹，虽长期治疗，但总是时好时坏，反复发作，迁延不愈，讲话困难。经检查发现患者寰椎错位。于是对患者寰椎进行整复。经过 1 周治疗，患者症状基本消失，并在公司全体员工大会上讲话 3 个小时，声音洪亮。X 线及手法检查颈椎均恢复正常。停止治疗后，观察 3 年，未见复发。

波兰歌手，突然失音。经过检查，是落枕后导致颈椎错位引起的急性咽喉炎。其实咽喉炎的诊断，并不确切。根据分析判断，患者为椎动脉型颈椎病所致，因为大脑缺血，引起脑干症状，造成声音嘶哑。确定诊断后，当即对患者颈椎进行了整复。第二天，患者即能唱歌了，且声音清脆悦耳。

七、背景资料

1984 年我们在牡丹江军马场巡回医疗。有位干部患慢性咽喉炎多年，经我们治疗，症状有所缓解。随后发现第 3 颈椎错位与咽喉炎有密切关系。整复好第 3 颈椎的错位，咽喉炎就能缓解。

1991 年在波兰，有位歌手患急性咽喉炎，经整复错位的颈椎后，患者症状消失，很快又能唱歌了。

第六节 神经衰弱

一、病因与病机

神经衰弱是神经官能症中最常见的一种类型，属神经障碍型疾病。本病发病机制尚不清楚。根据临床观察，与颈椎错位造成大脑供血不足，引起脑神经功能障碍有关。如病人情绪紧张、思虑过度，引起用血与供血之间差距太大，出现供血严重不足，可导致神经系统功能紊乱。特别是引起大脑功能失调，产生一系列临床症状。

引起神经衰弱和引发偏头痛的原因有很多相似之处。但是为什么有的患者引发偏头痛，而有的人却引起神经衰弱，有待进一步研究。

二、临床表现

本病主要特点是神经容易兴奋和迅速疲劳，导致出现各种各样的不适症状。其中常见的如失眠、头痛、头昏、脑涨、记忆力减退、注意力不集中、头皮发麻、烦躁、易怒、情绪不稳、焦虑或忧郁。其中以失眠（睡眠不佳）为最多见，可表现为嗜睡而不能入睡、睡而易醒、睡中多梦、甚至整夜失眠等。

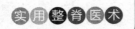

睡眠不佳，大脑细胞得不到适当休息，而加重了大脑功能紊乱。如此恶性循环，还会导致其他全身性症状，如胃肠道症状，恶心、嗳气、腹胀、便秘、食饮不振、大便次数增多等；妇女可产生月经不调；男子可出现遗精、早泄、阳痿等。

三、诊断

造成大脑供血不全的主要原因是椎－基底动脉供血不全，即椎动脉型颈椎病。这种颈椎病的主要原因是颈椎椎体错位，引起神经衰弱的主要是第1颈椎，即寰椎错位，其他颈椎也可有一定影响。临床常见的是第1颈椎伴有第3、4或第5颈椎的错位。如果是单纯寰椎错位，整复后失眠症状可以立即改善。如果同时伴有其他椎体错位，特别是出现颈椎反张，则治疗效果较差，疗程也较长。整复好脊柱椎体的错位，症状即可以明显改善或消失。

四、治疗

（一）治疗原则

神经衰弱患者的颈椎错位大多是陈旧性错位，因此整复椎体前，必须先外敷苦参洗剂。神经衰弱一般很少为独立疾病存在，往往是以某些疾病的伴随症状出现。这些疾病，引起全身不适，进而造成神经衰弱。为了增强疗效，应首先治疗主要疾病，只有在治疗主要疾病的同时治疗神经衰弱，才能收到满意的效果。

（二）适应证

1. 颈椎病引起的神经衰弱。
2. 非药源性疾病引起的神经衰弱。

（三）禁忌证

药物引起的神经衰弱。

（四）手法治疗

1. 病人体位　病人取端坐位，双手下垂，全身放松。
2. 术者体位　术者紧靠患者立于身后。

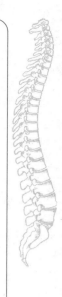

3. 操作步骤

（1）外敷苦参洗剂 40~60 分钟，具体时间可根据病人病情及患病时间确定。病情重、患病时间长则延长敷药时间，反之则缩短时间。

（2）按第一章第四节颈椎整脊法对患者进行手法整复。

4. 疗程　每日 1 次，6 次为 1 疗程，一般 3~6 个疗程可以治愈。疗程与疗程间休息 3~5 天。

（五）注意事项

1. 术者在手法操作中，切忌生扳硬拉，以免损伤神经、肌肉组织，造成患者不必要的痛苦。

2. 因为神经衰弱一般为伴随症状，所以应以治疗主要疾病为主，如治疗神经衰弱与治疗其他疾病发生冲突时，应最后考虑治疗神经衰弱。

3. 此外，治疗同时还可配合中药，如阴虚型配合养血安神丸，阳虚型可配合右归饮加减等等。

五、疗效

神经衰弱的发病率并不很高，但是这种病给患者带来的痛苦却很大。整脊治疗神经衰弱，治疗效果差别很大，有的效果很好；有的效果不明显；有的治愈后很长时间不复发；有的见效后，反复发作。对这种情况，应进一步研究。有些伴有其他症状的，也应仔细检查，观察其他椎体是否有问题。总之，对神经衰弱患者，要尽力做到全面考虑，如果有可能应同时整复颈椎、胸椎和腰椎。

六、典型病例

贾某某，女，50 岁，干部。因失眠前来就诊，经检查为第 5 颈椎左偏和第 6 颈椎右偏。经 6 次整复治疗后，不再失眠。

李某某，男，76 岁。失眠多年，经常半夜用电话招呼儿子陪伴。经治疗后，夜里能睡 6 小时，自己认为已经很满意了。

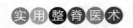

七、背景资料

1975 年山东省高青县青城镇的一位领导患颈椎病。本来是为头痛治疗颈部不适的，经过几次治疗，患者睡眠改善了。于是我们认为整复颈椎错位，可以改善睡眠，治疗神经衰弱。

第七节　眼球震颤

一、病因与病机

颈椎椎体错位，造成脊柱失衡，产生骨赘增生，刺激颈交感神经或颈交感神经节，引起交感神经痉挛，从而导致眼球震颤。眼球震颤又称眼震，是指眼球横向振动，临床表现一种是频率比正常的慢一些，另一种是频率快一些。

二、临床表现

（一）常见症状

1. 眼球震颤　眼球震颤是一种持续的、不随意的、节律性的眼球运动。有慢相和快相两种。慢相为前庭刺激引起的转向一侧的较慢眼球运动。快相为继慢相之后发生的中枢矫正性眼球运动，即指眼球迅速返回其原始位置的眼球运动。眼震常为水平转旋性。

因快相便于观察，故临床上以快相的方向作为眼震的方向。周围性前庭性眼震病人向快相侧凝视时，眼震较强；而向慢相侧凝视时则眼震较弱。

患者一般不能向正前方凝视，而是被迫斜视目的物。并利用短暂的潜伏期注意目的物；眼震发作时，则用力闭眼休息片刻，然后再利用潜伏期，看目的物。

2. 其他症状　除上面已经提到的眼球震颤以外，患者还可能有眩晕、恶心、呕吐、苍白、出汗等症状。多数患者都有弱视、偏头痛。

（二）临床分型

1. 自发性眼震　自发性眼震可分为三度：一度只出现于向快相侧凝视时；二度则在向前方凝视时，发生眼震；三度是在向慢相凝视时，出现眼震。

2. 中枢性眼震　可分为垂直性、斜向性或其他形式的眼震，眼震可不规则。

3. 眼性眼震　眼性眼震在向前方注视时出现，为振荡性颤动。无快相、慢相之分。但在向一侧凝视时，则可能出现向凝视侧的快、慢相的眼震。

三、诊断

（一）脊柱特点

可见一个颈椎或两个以上椎体错位，多数眼震患者都有斜颈外观。是眼震引起的习惯性斜颈，还是斜颈引起的眼震，目前还没有足够的证据能证实。

（二）检查手段

1. X 线检查　X 线可显示出颈椎向左或右错位。

2. 手法触诊　用双手拇指触诊，可摸到颈椎椎体偏歪。

（三）诊断标准

眼震诊断并不复杂，医生用肉眼直接观察就可确定。患者自觉症状是看外界一切景物都在晃动。外人观察患者的眼睛可发现有明显的眼球左右晃动。

四、治疗

（一）治疗原则

眼震一般是陈旧性、多节颈椎椎体错位，故整复前必须先外敷苦参洗剂，按陈旧伤处理，在单纯整复某一节颈椎错位椎体不能治愈眼震时，必须由下至上逐节整复颈椎。

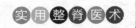

（二）适应证

1. 颈椎病引起的眼震。

2. 非药源性眼震。

（三）禁忌证

外伤损坏眼部组织造成的眼震。

（四）手法治疗

1. 病人体位　病人取端坐位，双手下垂，全身放松。

2. 术者体位　术者紧靠患者立于身后。

3. 操作步骤

（1）外敷苦参洗剂 50 分钟。

（2）按第一章第四节颈椎整脊法对患者进行手法整复。

（3）治疗后 20 分钟，用双手食指点揉眼眶周围 5～10 分钟，以增强疗效。

4. 疗程　每日 1 次，6 次为 1 疗程，一般 1～3 个疗程可以治愈。

（五）注意事项

1. 术者在操作中，手法应柔和渗透，不可用力过猛，以免损伤神经、肌肉组织，造成患者的不良反应。

2. 眼震一般为椎体陈旧伤所致，很难一次治愈，应坚持治疗。

五、疗效

从病例情况分析，眼震与颈椎椎体错位有密切关系。整复颈椎椎体错位后，眼震可逐渐改善，直到停止。在总体病例中，平均治疗次数为 36 次，治疗 9 例，治愈率为 50%。

六、典型病例

贾某某，男，9 岁，平谷县某小校学生。就诊时除眼震外，还有弱视。视力左（0.1）[4.0]、右（0.3）[4.5]；经过寒假 20 次治疗后，视力恢复至左（0.3）[4.5]、右（0.6）[4.8]。一学期后，暑假又治疗 16 次，眼震停止，视力恢复至（1.0）[5.0]，结束治疗。

第八节　耳　　聋

一、病因与病机

突发性耳聋与落枕造成颈椎椎体错位，压迫椎动脉和交感神经丛，引起椎动脉痉挛或管腔狭窄，血流量减小，脑供血不全有关，属椎体急性损伤期。经过整复，颈椎椎体恢复正常，症状即可缓解或减轻。

老年性耳聋，是指听力随着人体变老而逐渐下降。其病机与上面分析的一样，只是错过了治疗的最佳时期，治起来效果较慢。其实对耳聋患者来说，治疗一个月，也不算很慢。

神经性耳聋，应当是听神经受到了伤害，属器质性耳聋。但是很多神经性耳聋患者，经过药物治疗也能改善，或者痊愈。

总之，有些耳聋只不过是椎动脉型颈椎病的一种症状，与落枕、颈椎椎体错位关系密切。

二、临床表现

（一）常见症状

1. 听力下降　听力下降是耳聋的重要体征。突发性耳聋是指一夜之间听力下降30分贝以上。老年性耳聋听力是逐渐下降的。

2. 其他症状　耳聋患者常常伴有眩晕、恶心等症状。

（二）临床分型

1. 药物性耳聋　注射链霉素造成的耳聋。这种耳聋因伤害了听神经，很难治疗。

2. 功能性耳聋　听力系统没有受到伤害，仅仅是听力下降。可以通过治疗，逐渐恢复听力。

3. 器质性耳聋　听力系统的器官、组织受到了伤害，听力无法恢复。

69

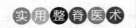

三、诊断

（一）脊柱特点

脊椎椎体，主要是第 4、5 颈椎，有时也可以是第 6 颈椎错位。单个或几个椎体错位均有可能。

（二）检查

1. 听力检查　能听到 10 分贝以内的声音为听力正常；能听到 10 ~ 30 分贝的声音为听力轻度减退；能听到 30 ~ 60 分贝的声音为听力中度减退；能听到 60 ~ 90 分贝的声音为听力重度减退；超过 90 分贝的声音听不到为全聋。

2. X 线检查　X 线可显示颈椎椎体或棘突向左或向右错位。

3. 手法触诊　用双手拇指触诊，可摸到偏歪的椎体或棘突。

四、治疗

耳聋只要没有器质性病变，都属于功能性的，都有治愈的可能。在临床治疗的病例中，就有一些被人们称为"死聋子"的患者，耳鼻喉科称他们为"全聋"，经过治疗，也恢复了听力。实践证明，真正的器质性耳聋并不多，绝大多数耳聋患者不管听力还有多少，都有一定的治愈希望。临床曾有超过 90 分贝还听不到的全聋患者被治愈的记载。

（一）治疗原则

突发性耳聋与颈椎椎体急性错位有关，若及时整复，效果十分理想。一般耳聋与陈旧性的颈椎椎体错位有关，需要外敷苦参洗剂，并需要多次整复。

（二）适应证

功能性耳聋。

（三）禁忌证

1. 外伤等原因造成耳部组织损伤引起的耳聋。

2. 药物等原因造成的耳聋。

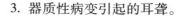

3. 器质性病变引起的耳聋。

（四） 手法治疗

1. 病人体位　病人取端坐位，双手下垂，两目平视。

2. 术者体位　术者紧靠患者立于身后。

3. 操作步骤

（1） 外敷苦参洗剂 50 分钟。

（2） 按第一章第四节颈椎整脊法对患者进行手法整复。

（3） 治疗后 20 分钟后，如果配合点穴效果更好。

（4） 点穴疗法：取双耳门、双合谷、双落枕、双足三里、双行间。每个穴位点揉 100 次。具体操作方法见第一章第四节辅助手法。

4. 疗程　每日 1 次，6 次为 1 疗程，一般 3~6 个疗程可以治愈。疗程与疗程间休息 3~5 天。

（五） 注意事项

1. 术者在手法操作中，切忌使用暴力，以免造成不必要的损伤。

2. 耳聋一般为颈椎的陈旧伤，很难一次治愈，一定要坚持治疗，同时配合手法点穴。点穴时如造成局部肿胀，说明手法过重，应停止点穴 2~3 天后，再继续治疗。

五、疗效

统计治疗 300 例耳聋患者，痊愈率为 70%；有效率为 90%。

六、典型病例

王某某，女，46 岁，北京商学院教师。就诊时，因听力下降，已经不能授课。经过治疗，听力恢复正常，又重返课堂讲课。

袁某某，男，41 岁，通县梨园农民。清早起床，突然耳聋，北京某医院确诊为全聋。来我处就诊，经过 6 次整脊治疗，听力恢复正常。

李某某，女，71 岁，某医院确诊为神经性耳聋。患者自己认为年老体衰，治不好了，放弃了治疗。后经家人动员就诊。经整脊治疗后，听力基本恢复正常。

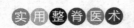

白某某，男，36 岁，天津电子机械工业学校老师。听力逐渐下降，以至于课堂上完全听不清学生的回答，难以继续授课。意识到耳聋带来的后果，遂利用暑假来北京我处就诊，经整脊治疗后耳聋治愈了，可继续讲课了。

七、背景资料

耳聋是一种常见病。有人认为耳聋不是病，是因为老了，其实这种说法是错误的。在我们的门诊有 90 多岁来治疗腰痛的；有 100 多岁来治疗偏头痛的；也有 80 多岁、70 多岁来治疗这病、治疗那病，但却很少有年龄大的患者来治疗耳聋的。相反来找我们治耳聋的，有 50 多岁的、有 40 多岁的，还有一位只有 30 多岁的，所以"聋"和"老"没有必然的联系。当然，也有的老人耳聋了，但是他们的聋，不全是因为上了年纪，而可能是因为颈椎出了问题。

人们习惯把一觉醒来听不见的称为"突发性耳聋"，而把听力逐渐下降的称为"老年性耳聋"。无论是老年性耳聋，还是突发性耳聋，在我们看来他们的病因、病理及治疗，十分相似。

第九节　耳　　鸣

一、病因与病机

目前医学界对耳鸣尚无定论，只是认为与神经有关，所以也称为"神经性耳鸣"。产生耳鸣的机制目前尚不清楚，但根据临床观察，有些患者的耳鸣与颈椎错位有关。通过整复错位颈椎，改善大脑供血，能够治愈耳鸣。这是从反证说明耳鸣的原因。

二、临床表现

常见症状

耳鸣只是一种症状，是听力下降时的一种主观感觉。患者听力下降时，多感到耳内或颅内有鸣声，有的似蚊虫声，有的似蝉鸣，但在周围环境中，并没有相应的声源。

临床上多数早期耳鸣患者，如果错位的颈椎棘突右偏，左耳耳鸣严重；错位的颈椎棘突左偏，则右耳耳鸣严重。而病程较长的患者，两耳耳鸣声差别不大，也就无法知道哪侧耳的鸣声更严重。

三、诊断

（一）脊柱特点

患者第4、5颈椎错位，偶有第6颈椎错位者，但单纯第6颈椎错位的也偶可见到。

（二）检查手段

1. X线检查　X线可显示出颈椎椎体或棘突向左或向右错位。

2. 手法触诊　用双手拇指触诊，可摸到偏歪的椎体或棘突。触诊时，如果椎体间隙较大，椎体边缘清楚，则椎体偏歪时间不长，扭伤或落枕时间不久远，属急性损伤期，整复比较容易。相反，如果触诊发现椎体间隙较小，椎体边缘模糊，偏歪的棘突有隆起则属于陈旧性错位，治疗要按陈旧性错位处理。

四、治疗

（一）治疗原则

属陈旧性错位引起者，按陈旧性错位处理。耳鸣和耳聋在诊断、治疗上有类似之处。有的人耳鸣一段时间会发展为耳聋，也有些人即使耳鸣时间很久，也没有发展为耳聋。从临床病例中分析，两者没有必然的关系，因此在治疗上，应分别对待。

（二）适应证

1. 颈椎病引起的耳鸣。

2. 非药物引起的耳鸣。

（三）禁忌证

1. 由于外伤等原因造成耳部组织损伤引起的耳鸣。

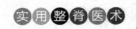

2. 由于药物等原因造成耳部组织损伤引起的耳鸣。

（四）手法治疗

1. 病人体位　病人取端坐位，双手下垂，全身放松。

2. 术者体位　术者紧靠患者立于身后。

3. 操作步骤

（1）外敷苦参洗剂 50 分钟。

（2）按第一章第四节颈椎整脊法对患者进行手法整复。

（3）治疗后 20 分钟后，配合点穴。从临床病例观察，增加点穴可使疗效提高 20% 左右。

4. 疗程　每日 1 次，6 次为 1 疗程，一般 3～6 个疗程可以治愈。疗程与疗程间休息 3～5 天。

（五）注意事项

耳鸣一般多与颈椎陈旧性损伤有关，很难一次治愈，术者不要为了提高疗效，而在手法操作中强拉硬扳。

五、疗效

临床接诊耳鸣患者近 96 人，有效率 90%，痊愈率 30%；无效者，大多为未能坚持治疗者。

六、典型病例

王某某，女，46 岁。就诊时已耳鸣多年，声如蝉鸣，连续不断。经治疗后，出现时断时续的耳鸣。又坚持治疗一段时间，耳鸣消失。1 年后随访，耳鸣一直未发。

七、背景资料

1976 年一位百货商店的售货员因耳鸣前来治疗颈椎病。经过一段时间的整复，患者说耳鸣停止了。这是我们治疗的第一例耳鸣患者，她的情况提示颈椎错位与耳鸣有关。而用整脊手法整复好错位的颈椎后，耳鸣即可停止。

第十节　斜　　视

一、病因与病机

斜视俗称"斜眼儿"，大多是在婴幼儿时期，枕头不合适，造成颈椎错位所致；少数是摔伤或碰伤引起颈椎错位造成。

控制眼球活动的肌肉共有 6 条：外直肌、内直肌、上斜肌、下斜肌，其中内外直肌各一对；上斜肌两对，下斜肌两对。如果眼的内收、外展力量正好平衡，则眼球处于正位，即正视位。上斜肌和下斜肌可以协同眼球完成外展、内收功能。如果一侧外直肌紧张，而内直肌松弛；或一侧外直肌、下斜肌紧张，而内直肌、上斜肌松弛，则会出现斜视。其中内直肌、下斜肌受动眼神经支配；而外直肌受展神经支配；上斜肌受滑车神经支配。3 条神经由大脑协调。在正常情况下，动眼神经、展神经和滑车神经协同动作，使眼球正视、上视、下视、斜视、旋转而自由转动。

当颈椎错位、挤压或刺激影响了 3 条神经的协同作用时，即可产生不同程度的斜视。如双侧展神经兴奋不足，则外直肌松弛，产生双眼内斜视，俗称对眼；如果只有一侧外直肌紧张，而另一侧松弛，则会出现单眼外斜视。其他情况可以类推。但目前还没发现错位的椎体和斜视之间是否有规律可循，有待进一步研究总结。

二、临床表现

眼睛向一侧斜，虽然大多不影响视力，但会给患者带来很多不便和痛苦。临床有单眼斜视，也有双眼斜视。

三、诊断

（一）脊柱特点

斜视与颈椎第 1、2、3 椎体的错位有密切关系。其中第 2 颈椎即

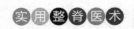

枢椎的错位最为多见。有些是一个椎体错位，也有的是两个或三个椎体同时错位，触诊检查可发现偏歪的棘突。

（二）检查

1. X 线检查　X 线可显示颈椎椎体或棘突向左或向右错位。

2. 手法触诊　用双手拇指触诊，可摸到偏歪的椎体或棘突。

四、治疗

（一）治疗原则

临床所见斜视患者颈椎椎体的错位均属陈旧性，需要按陈旧性椎体错位处理。

（二）适应证

1. 适用于颈椎错位引起的斜视。

2. 适用于落枕引起的斜视。

（三）禁忌证

1. 由于肿瘤引起的斜视。

2. 由于结核或其他原因造成颈椎骨性改变引起的斜视。

（四）手法治疗

1. 病人体位　病人取端坐位，平肩垂手，全身放松。

2. 术者体位　术者紧靠患者立于身后。

3. 操作步骤

（1）外敷苦参洗剂 50 分钟。

（2）按第一章第四节颈椎整脊法对患者进行手法整复。如果有第 1 颈椎错位，则用第一章第四节颈椎整脊法中的寰椎复位手法整复。如果第 3 颈椎也有错位，则用第一章第四节颈椎整脊法中一般颈椎整复手法整复。

（3）治疗后 20 分钟，用双手食指点揉眼眶周围 5～10 分钟，以增强疗效。

4. 疗程　每日 1 次，6 次为 1 疗程，一般 1～3 个疗程可以见效。疗程与疗程间休息 3～5 天，再进行下一疗程。

（五）注意事项

斜视一般为颈椎陈旧伤所致，需外敷苦参参洗剂。术者在手法操作中，切忌暴力手法，以免引起疼痛和不适。

五、疗效

整脊治疗斜视，病人痛苦少，临床效果好。

六、典型病例

闫某某，女，45岁，自幼右单眼斜视。触诊发现患者第2、3颈椎错位偏歪。经过3周整复，错位颈椎恢复正常，斜视消失，眼球转动自如。

周某某，男，6岁，从小左单眼斜视。触诊发现患者第3颈椎棘突右偏。经2周整脊治疗，症状消失。

胡某某，男，13岁，双眼斜视。触诊发现患者第2、3颈椎棘突右偏。经3周整复，颈椎恢复正常，斜视消失。

第十一节 鼻 炎

一、病因与病机

鼻炎是指鼻黏膜和黏膜下层的炎症，鼻炎的发病与颈椎不同椎体的错位有密切关系。此外，还与下列因素有关。

1. 局部因素 急性鼻炎反复发作或治疗不彻底，邻近病灶如化脓性鼻窦炎、扁桃体炎及腺样体肥大等长期刺激和影响，鼻中隔偏曲妨碍通气引流，均能诱发鼻炎。另外，鼻腔用药不当或为时过久，例如长期滴用血管收缩剂，特别是萘甲唑啉（滴鼻净），也可引发药物性鼻炎。

2. 职业及环境因素 长期吸入污染的空气，如水泥、烟草、煤炭、面粉和接触某些化学气体，鼻黏膜受到物理、化学等刺激和损

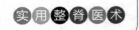

害，可引发鼻炎。生活和生产中环境的温度和湿度的急剧变化，如炼钢、冷冻等车间的工作也容易引起鼻炎。

3. 全身因素　许多全身性疾病，如贫血、糖尿病、风湿病、结核，心、肝、肾脏疾病和自主神经功能紊乱，以及便秘等均可引起鼻腔血管长期淤血，或反射性充血而致病。一些急性传染病，如麻疹、猩红热等也易诱发鼻炎。

4. 营养不良　如维生素A、维生素C缺乏，可导致身体免疫力下降和鼻黏膜肥厚。烟、酒嗜好者亦较易发病。

5. 内分泌失调　如甲状腺功能减退，可出现鼻黏膜水肿。妊娠期和青春期，鼻黏膜常呈生理性充血状态。

总之，鼻炎的主要病因，是我们前面提到的颈椎椎体的错位，这种错位挤压和刺激交感神经，一方面引起鼻腔免疫力下降；另一方面使交感神经抑制，副交感神经相对兴奋，导致鼻腔血管扩张，腺体分泌增加，形成黏膜充血、肿胀所致。所以，急、慢性鼻炎一般均属交感型颈椎病范畴。

鼻炎可分为单纯性鼻炎和肥厚性鼻炎，虽其病理改变不同，但发病机制是相同的，只是程度不同而已。临床发现整复第2、3颈椎的错位，对鼻炎的康复有重要的作用。因此，在整脊治疗时，不分单纯性鼻炎和肥厚性鼻炎。

二、临床表现

（一）常见症状

1. 鼻塞　其特点为间歇性，运动时鼻塞减轻；夜间、静坐或寒冷时加重。有交替性，侧卧时下侧鼻腔堵塞；间或有嗅觉减退、头痛、头晕，说话有闭塞性鼻音。

2. 多涕　常为黏液性。咽部不适、多痰。

3. 鼻腔检查　鼻黏膜肿胀，以下鼻甲突出。鼻腔内有黏稠的黏液性分泌物，多聚在鼻腔底部、下鼻道或总鼻道。总鼻道中可有黏液丝牵挂。

（二）临床分型

1. 单纯性慢性鼻炎 主要表现为鼻塞和多涕。鼻塞为间歇性，严重的也可出现连续性鼻塞。白天劳动或活动时，鼻塞可能减轻，夜间静坐或寒冷时加重。侧卧时，下侧鼻腔阻塞，上侧仍可通气；严重时，只能用嘴呼吸。由于鼻塞，也可出现嗅觉减退，严重者香臭不分。有头痛、头昏，说话时有闭塞性鼻音，鼻涕常为黏液性。如有继发感染，则出现脓性分泌物。鼻涕流向后鼻腔，流入咽喉，则可出现咽喉不适、多痰等。

2. 慢性肥厚性鼻炎 表现鼻塞较重，鼻涕不多。但由于肥厚的下鼻甲后端压迫咽鼓管咽口，可出现耳鸣、听力减退。由于经常用嘴呼吸，以及分泌物长期刺激，易引发慢性咽喉炎、头痛、头晕、失眠及精神萎靡等。

三、诊断

（一）颈椎特点

根据临床观察，如果颈椎棘突偏右，左鼻孔鼻塞较重；棘突偏左，则右鼻孔鼻塞较重。病情较重者两鼻孔鼻塞都重，颈椎错位较复杂。

（二）检查

1. 手法触诊 用双手拇指触诊，可摸到偏歪的椎体或棘突。多数患者早期有落枕史。

2. X 线检查 第 2、3、4 颈椎错位。拍 X 线片时，要取仰头位，以清楚显示颈椎上段。

3. 常规检查 可确诊鼻炎类型。

四、治疗

（一）治疗原则

无论是急性还是慢性鼻炎，整复错位的椎体是治疗鼻炎的根本方法。若椎体间隙清楚则多为新错位，可以直接进行手法整复。但多数

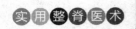

鼻炎患者都属慢性，颈椎椎体也是陈旧性错位，需药物外敷配合，按陈旧性椎体错位处理。手法纠正颈椎的错位后，鼻炎可随之而愈。

（二）适应证

适用于颈椎病引起的鼻炎。

（三）禁忌证

药物引起的鼻炎不适合做整脊治疗。

（四）手法治疗

1. 病人体位　病人取端坐位，双手下垂，两目平视，全身放松。

2. 术者体位　术者紧靠患者立于身后。

3. 操作步骤

（1）外敷苦参洗剂 50 分钟。

（2）按第一章第四节颈椎整脊法对患者进行手法整复。

4. 辅助手法　取双迎香穴，食指点揉 100 次，然后沿鼻翼两侧上下擦揉至发热为止。操作前可涂些滑石粉，以免擦伤皮肤。此手法也可自我操作。

5. 疗程　每日 1 次，6 次为 1 疗程，一般 3 ~ 6 个疗程可以治愈。疗程与疗程间休息 3 ~ 5 天。

（五）注意事项

1. 为了增强疗效，治疗结束 20 分钟后，方可进行辅助手法治疗，否则可能影响整脊治疗，而使疗效下降甚至加重病情。

2. 辅助手法动作要轻，如造成点揉局部肿胀，应停止治疗 2 ~ 3 天，待患者恢复后方可继续治疗。

五、典型病例

白某某，58 岁，男，干部。患慢性鼻炎 30 年，嗅觉减退。用患者自己的话说，"已经很多年不知道香臭了。"由于鼻塞，只能用嘴呼吸。白天清醒时还好，夜里睡着后，常常被憋醒。经检查其第 3 颈椎右偏错位。手法整复 1 周，症状明显好转，鼻塞基本消除，呼吸通畅，但仍嗅不出味道。继续整复 1 周，颈椎位置恢复正常，能闻到香油的香味了。

徐某某，65 岁，女，教师。患慢性鼻炎 50 多年。上中学时由于鼻炎造成头痛而被迫休学。经手术治疗头痛虽稍有缓解，但鼻子经常不通气，嗅觉严重减退，头痛经常发作。触诊检查第 4~6 颈椎偏歪。手法整复治疗 1 周后头痛消失，2 周后鼻子开始通气。

第十二节 面神经麻痹

一、病因与病机

面神经麻痹又称为面瘫，可因外伤、扭伤、落枕或颈部不协调活动导致第 3 颈椎错位引起。发病前期只是面部有麻木感或不适感，这时错位刚刚形成，是第一期，也是治疗的最佳时期。过一段时间错位的椎体因失衡而产生骨赘增生，增生到一定程度，遇有再次落枕、受凉等诱因，就会立即发病，此为第二期，虽治疗效果不如第一期，疗程也会延长，但还是有希望治愈。若面神经麻痹得不到恰当的治疗，迁延不愈，长达十几年，甚至几十年，面部一侧肌肉萎缩，出现闭嘴、闭眼不自如，就是第三期，或称面瘫期，治疗就非常困难，不仅见效慢、疗效差，而且疗程也很长。

是否全部面神经麻痹都与颈椎椎体错位有关，目前还不能证实，但临床接诊的数十位患者，均与颈椎椎体错位有关。其机制可能是颈椎椎体错位后，压迫椎动脉，造成面部神经供血障碍及面神经传导阻滞所致。

二、临床表现

（一）常见症状

面神经麻痹的发病率并不高，但患者体征十分典型，一般外观就能确定。单侧周围性面神经麻痹表现为面部左右两侧表情不对称，患侧不能做蹙额、吹口哨、闭眼、示齿、鼓腮及噘嘴等 6 种基本自主运

81

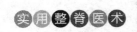

动、口角向外侧偏歪，吃饭时液体自患侧口角流出，并常常在吃饭时咬破自己的舌头。患侧皱纹变浅或消失；鼻唇沟变浅或消失，笑时口角歪向健侧。角膜反射消失，听觉过敏，舌前 2/3 味觉消失，泌泪障碍，角膜干燥，有时还引起泌涎障碍。

在上述临床表现中，每位患者可能只有部分症状。但 6 种基本自主运动异常都会出现。

（二）临床分型

面神经麻痹可分为两类：即单侧周围性面瘫和单侧中枢性面瘫，后者为非完全性面瘫。根据临床统计，周围性面瘫远远多于中枢性面瘫。面瘫按损伤程度可分为三个阶段：

1. 神经失用症　面神经传导功能丧失。出现暂时性传导阻滞，没有轴突的变化，没有髓鞘和神经纤维的中断，故能恢复。

2. 轴突断裂　轴突断裂后，轴突与髓鞘发生脂肪变性，但神经鞘膜没有损伤，变性后神经纤维可以从近端髓鞘膜再生，得到一定恢复。

3. 神经断裂　全部神经干已被切断，断端形成神经瘤，这种纤维组织妨碍神经纤维再生，必须手术治疗。

三、诊断

1. X 线检查　患者第 3 颈椎错位。少数患者第 2 或第 4 颈椎同时错位。

2. 触诊检查　触诊第 3 颈椎棘突或第 2、3、4 颈椎左偏或右偏。第 3 颈椎棘突右偏，左侧面瘫；第 3 颈椎棘突左偏，则右侧面瘫。

四、治疗

（一）治疗原则

急性期患者不需敷药即可治疗；脊椎失衡期患者需要敷药，治疗时间短、效果好；增生形成期患者不但需要延长敷药时间，而且见效慢；器质病变期患者无效，治愈的可能性不大。

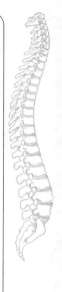

（二）适应证

1. 适用于颈椎病引起的面神经麻痹。

2. 适用于非药源引起的面神经麻痹。

（三）禁忌证

1. 脑肿瘤引起的面神经麻痹。

2. 外伤等造成神经损伤引起的面神经麻痹。

（四）手法治疗

1. 病人体位　病人取端坐位，全身放松，双手下垂，两目平视。

2. 术者体位　术者紧靠患者立于身后。

3. 操作步骤

（1）外敷苦参洗剂 50 分钟。

（2）按第一章第四节颈椎整脊法对患者进行手法整复。

（3）对于已出现面部肌肉萎缩的患者，治疗结束 20 分钟后，用双手手掌按揉面部，可帮助面部萎缩肌肉的恢复，以增强疗效。

4. 疗程　每日 1 次，6 次为 1 疗程，3~6 个疗程可以见效。一般疗程与疗程间休息 3~5 天。

（五）注意事项

面神经麻痹一般为陈旧伤，很难一次治愈，患者应坚持治疗。同时，在帮助患者按摩时，切忌用力过大，一旦造成患者面部红肿，应停止按摩 2~3 天，恢复后再继续治疗。

五、疗效

一般颈椎陈旧错位引起的面瘫患者，治疗 2~3 个疗程即可痊愈。但有的面神经麻痹患者，已经出现面部肌肉萎缩，治疗起来比较困难，不仅疗程长，恢复期间还需配合面部按摩。患者中，也有急性损伤期的，治疗这种患者，时间短，效果好。

临床对近 103 例患者进行统计，平均治疗次数为 36 次，有效率为 94%；治愈率为 80%；有 6 人未坚持治疗，疗效不详。患者中有两位波兰人，一位德国人，经 2 周治疗痊愈。

83

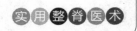

六、典型病例

周某某，男，58 岁，1990 年亚运会专家义诊团副团长。面神经麻痹多年，而且吃饭时总咬自己的舌头。触诊患者第 3 颈椎棘突偏歪，经过 3 周的治疗，症状消失，能顺利地吃东西，也不再咬自己的舌头了。

王某某，女，54 岁，北京化工厂职工家属。她是就诊的唯一一个急性损伤期的面瘫者。患者出现面瘫 5 天，触诊检查第 3 颈椎棘突偏歪，仅用整脊手法治疗 4 次，面部就出现痛觉感。洗脸时面部疼痛，不敢用力洗、擦。又治疗 2 次，痊愈。

汪某某，女，5 岁。2 岁时从床上摔下，颈椎碰在炉子角上，曾在当地医院治疗。一年多后，家长发现患儿左右面部不对称。经医院检查，左侧脸部出现肌肉萎缩。就诊时，右边脸很漂亮，左边脸就像核桃皮一样。触诊检查，发现患儿第 3 颈椎错位，棘突右偏，遂予整脊手法治疗。经过 3 个月的治疗，半年后复查，面部萎缩肌肉已恢复如常。

陈某某，女，45 岁，四方山军马厂工人家属。患面神经麻痹 20 多年，已经出现面部肌肉萎缩。触诊检查患者第 3 颈椎棘突偏歪，经过 20 次整脊治疗后，蹙额等 6 种基本自主运动基本恢复正常，但面部肌肉仍不对称。一年后随访，患者面部肌肉已恢复正常。这是临床接诊的病程最长的患者。显然，和其他疾病一样，病程愈长，治疗愈困难，治愈的可能性愈小。

七、背景资料

提起面神经麻痹，有这样一段故事：

亚运会专家义诊团副团长周某某前来邀请我们参加义诊团工作，见面时发现他有明显的面神经麻痹表现，即口歪眼斜。由于素不相识就问了一句："您看病？"

他顺口答道："您看我有什么病？"

我说:"面神经麻痹。"

"好啊,那你帮我看看吧!"他对我说。

触诊检查患者第 3 颈椎棘突偏歪,于是开始治疗。这时候同来的几位才介绍,这位是亚运会义诊团的副团长。经过 3 次整脊手法治疗后,患者的面神经麻痹明显好转。

面神经麻痹是以一侧面部表情肌瘫痪为特点的常见病,目前的一些治疗方法,大部分只能缓解症状,不能根治,究其原因是由于没有找到真正的发病因素。

第十三节　复发性口腔炎

一、病因与病机

口腔炎又称口疮,是一种常见的以反复发作为特点的口腔黏膜的溃疡性疾病。颈椎错位刺激神经,导致人体免疫力下降,引起内分泌失调、胃肠功能紊乱、病毒感染、变态反应,以及局部刺激等因素,均可导致口腔炎症。

祖国医学认为主要是心脾有热所致。常常有人说,口腔溃疡是上火了。这就是中医"心脾有热"的通俗说法。这"热"和"火"应当理解为功能亢进,它和虚弱一样,也是人体功能失调造成的。

总之,某些复发性口腔炎与颈椎错位有关,尤其是第 3 颈椎的错位。

二、临床表现

1. 病程有自限性,一般 7～10 天可以自愈,然后又发作。这种过程有的反复发作达数月,甚至数年。

2. 可发生于任何年龄,但以青壮年多见。

3. 好发于唇、颊、舌头、舌边、前庭沟等处黏膜,牙龈少见。初

期口腔黏膜充血、水肿，出现粟粒大小的红点，很快破溃成圆形或椭圆形溃疡，直径约 2～4mm，中央稍凹，表面覆以灰白色假膜，周围有狭窄红晕。

4. 有自发的剧烈的烧灼痛，遇刺激则疼痛加重，影响进食、说话。一般均无全身症状。有个别病例，其溃疡可逐渐扩大，直径达 1～2cm，并向深层发展，累及黏液腺，形成中央凹陷，边缘不整而隆起的"弹坑状"病变。病程可长达数月之久，愈后可留瘢痕。有人把溃疡叫做"复发性坏死性黏液腺周围炎"。俗称"周口疮"，也叫"巨口疮"。如果与口疮先后或同时出现眼、外生殖器以及皮肤病变，则称为"白塞综合征"。

三、诊断

（一）颈椎特点

第 2、3 颈椎错位。

（二）检查

1. X 线检查　X 线可显示出第 3 颈椎错位，或同时有第 1、2、4 颈椎的错位。

2. 手法触诊　用双手拇指触诊，可摸到颈椎椎体或棘突向左或向右偏歪。

四、治疗

（一）治疗原则

纠正椎体的错位是治疗复发性口腔炎的关键，这种颈椎椎体错位，多属于陈旧性的，应按陈旧性错位处理，并配合药物治疗。如患者为幼儿，则患病时间不会太长，可直接复位不用苦参洗剂外敷，但仍然不能追求一次复位成功，必要时可改日再次复位，直到完全复位，症状消失为止。

（二）适应证

适用于颈椎病引起的复发性口腔炎。

（三） 禁忌证

1. 内科炎症感染引起的口腔炎。

2. 乱用药物引起的口腔炎。

（四） 手法治疗

1. 病人体位　病人取端坐位，双手下垂，两目平视。

2. 术者体位　术者紧靠患者立于身后。

3. 操作步骤

（1） 陈旧性错位所致的复发性口腔炎，外敷苦参洗剂 50 分钟。

（2） 按第一章第四节颈椎整脊法对患者进行手法整复。

（3） 整复后用右手食指及拇指点揉患者颈部 50 次，力度要小、要轻，防止引起疼痛或局部肿胀。

4. 疗程　每日 1 次，6 次为 1 疗程，1~3 个疗程可以见效。一般疗程与疗程间休息 3~5 天。

（五） 注意事项

1. 对婴幼儿患者，由于他们的肌肉力量小，因此复位手法更要轻柔，避免因手法造成损伤。

2. 整复后要叮嘱患儿的陪护人，尽量不要让患儿活动，同时也不要让患儿的头部左右转动，治疗结束 30 分钟后再活动。

第十四节　眩　　晕

一、病因与病机

眩晕只是一种症状，所以有时也称为眩晕症，很多疾病都可出现眩晕的症状。本节所说的眩晕症，是指颈椎椎体发生错位和由此而产生的骨赘增生，刺激或压迫椎动脉，造成椎动脉供血不足所致。过去这种眩晕被人们称为“原因不明的眩晕”。

绝大多数眩晕患者与颈椎病关系密切，且多为椎动脉型颈椎病，

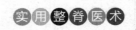

因此眩晕是椎动脉型颈椎病的代表性症状，也有很多患者被误诊为梅尼埃病。正常生理状态下，两侧椎动脉供给大脑的血流量约占总量的10%～15%；供给脊髓、脊神经根等组织的血流量，约占椎动脉供血的90%。颈椎向一侧旋转和侧屈时，该侧椎动脉张力增加，以致供给大脑的血流量减少。正常情况下，往往可由另一侧椎动脉代偿，以保证大脑、脊髓、脊神经根等的正常血供。椎动脉型颈椎病患者，由于椎体错位，刺激或压迫椎动脉，即可造成大脑供血严重不足。

二、临床表现

（一）常见症状

眩晕的临床表现多种多样，有的眩晕病人症状较重，天旋地转，只能卧床，即使躺在床上也觉得整个世界都在旋转；有的伴有恶心、呕吐、眼震、复视等；也有的出现耳鸣、耳聋症状；严重的会突然失去支持力而猝倒；也有些病人出现失音，声嘶，眼肌麻痹，视物不清及比较少见的症状（瞳孔缩小，眼睑下垂，眼球下陷）。有的眩晕病人，则症状较轻，只有头昏不清，但仍能坚持工作。有的则有记忆力下降，走路不稳等现象。

（二）临床分型

1. 椎动脉型颈椎病眩晕　本书叙述的眩晕，属椎动脉型颈椎病范畴。只是由于颈椎病的知识和治疗手段不够普及，才出现了患者越聚越多的现象。

2. 脊髓型颈椎病眩晕　如果除眩晕外，患者同时还有抬腿无力，脚踏棉絮的感觉，则属椎体错位压迫或刺激了脊髓所致，属脊髓型颈椎病。治疗这种患者，疗程长、见效慢，且有一定的危险，所以整复脊髓型颈椎病患者的颈椎椎体，应在确保患者安全的情况下进行，注意事项见有关章节。

三、诊断

（一）脊柱特点

椎动脉从颈后动脉的后上方上升，进入第6颈椎的横突孔，称为第一段；从第 6 颈椎至第 2 颈椎在横突孔内纵向走行的部分，称为第二段；由第 2 颈椎上行，经环椎横突孔上方穿出，并在其侧部拐弯走向后方，沿环椎后弓上缘走行一段，于枕骨大孔的外缘进入颅腔的称为第三段；穿透硬脑膜后，走行很短一段即与对称的椎动脉汇合的称为第四段。汇合以后的血管称为基底动脉。基底动脉发出分支至小脑、丘脑、脑桥、延髓、脊髓、大脑枕叶及颞叶的底部、内耳听觉及平衡器官。椎动脉在颈部发出许多分支与其他血管如甲状颈干、颈外动脉、枕动脉、对侧的椎动脉进行吻合。

　　眩晕是大脑供血不足造成的。脊椎椎体的错位会影响椎动脉的走向甚至直接压迫而使管腔狭窄，造成大脑供血不足。多数眩晕患者的第 5、6 颈椎有错位，也有其他椎体错位造成眩晕的，但比较少见。而且多数是两个或两个以上椎体同时错位引起的。颈椎椎体错位后椎体为了维持平衡，就会产生骨赘增生，压迫椎动脉，使管腔进一步狭窄而导致症状更加严重。

（二）检查

1. X 线检查　正位 X 线片上可以明显看出椎体或棘突的错位。

2. 手法触诊　用双手拇指触诊，可摸到偏歪的椎体或棘突。

（三）鉴别诊断

　　眩晕患者绝大多数是椎动脉型颈椎病，只有极少数是脊髓型颈椎病，其区别是椎动脉型眩晕往往伴有恶心、呕吐，而且多为阵发性，发作时较为严重，可有缓解期；脊髓型眩晕较轻，但一般为持续眩晕，还往往伴有束腰感和走路时踩棉花感。

四、治疗

（一）治疗原则

　　急性发作者，可直接触诊并进行手法整复；陈旧性错位引起的眩晕症在整复前须先用苦参洗剂外敷，然后再进行手法整复。

（二）适应证

适用于颈椎病引起的眩晕。

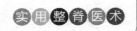

（三）禁忌证

1. 外伤造成的眩晕。

2. 感冒等内科疾病引起的眩晕。

3. 肿瘤等引起的眩晕。

（四）手法治疗

1. 病人体位　病人取端坐位，双手下垂，两目平视，全身放松。

2. 术者体位　术者紧靠患者立于身后。

3. 操作步骤

（1）陈旧性错位引起的眩晕，外敷苦参洗剂50分钟。

（2）按第一章第四节颈椎整脊法对患者进行手法整复。

（3）治疗后20分钟，用双手食指点揉太阳穴5分钟，以增强疗效。

4. 疗程　每日1次，6次为1疗程，1~3个疗程可以见效。一般疗程与疗程间休息3~5天。

（五）注意事项

1. 眩晕大多是较轻的颈椎病，因此在手法操作中，切忌生扳硬拉，以免损伤神经、肌肉组织，造成患者不应有的损伤。

2. 有一部分眩晕是由于脊髓神经受压引起的，这部分患者一般会伴有其他较为严重的疾病，在总体病例中，不超过10%，治疗起来须格外小心，同时治疗的疗程也较长，一般需要至少3个月才有可能见效。

五、疗效

1976—1996年临床接诊眩晕患者1998人，总治愈率91.4%，其中34.5%治疗6次痊愈，45.6%治疗1~3周痊愈，其他患者治疗时间超过3周。

六、典型病例

张某某，女，70岁，中国地质大学退休干部。来就诊时，患者不能独立生活，在房间里走路也要扶墙慢行，曾多方治疗无效。触诊患者第 5、6 颈椎偏歪。经过 5 周整脊治疗，颈椎偏歪明显纠正，自感眩晕好转，不但能自己前来就诊，而且能骑自行车上街。又继续进行调整性整复，颈椎完全恢复正常，不再眩晕，停止治疗。1 年后与患者在香山相遇，自称每天爬山锻炼身体，眩晕未再复发。

米哈依尔，男，78 岁，波兰格坦斯克市人。头晕 55 年，反复发作，时轻时重。西医诊断为椎动脉型颈椎病。触诊患者第 5、6 颈椎偏歪。经过 3 周整脊治疗，头晕消失。

七、背景资料

梅尼埃病是内耳膜迷路水肿造成的，引起内耳膜迷路水肿的原因，以及是否与脊柱椎体的错位有关系，还有待进一步研究证实。

我们接待过一位患者，顾某某，男，59 岁，干部。眩晕清晨发作，患者自述头晕、恶心，并强烈呕吐。经触诊检查发现第 6 颈椎偏歪，遂予整脊手法整复，症状立即缓解。几天后，又发生同样的情况。触诊检查，结果同上次一样，追问原因，是半躺半卧在沙发上看电视，头枕在沙发扶手上睡着了，醒后即感觉颈部不适，并出现头晕，活动后症状加重。随即又进行了一次整复，症状很快消失，并且嘱患者不要再枕沙发扶手看电视睡觉。患者从此改掉这个不良习惯，至今 20 余年没有复发。从该患者的经历可以发现，"高枕无忧"是不正确的，至少高枕可能造成颈椎错位引起颈椎病。

第十五节　晕　　车

一、病因与病机

晕车是指在乘车时，发生眩晕等症状。从临床看，落枕、扭伤或外伤导致颈椎错位，尤其是第 5 颈椎错位，造成椎动脉弯曲、受压，大脑供血不足，是发生晕车的主要原因。因为当患者乘车时，车辆的

91

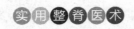

加速、转弯、颠簸等，使患者头部出现不规则运动，一旦挤压另一侧椎动脉，代偿受到破坏，大脑一时缺血，就出现眩晕等症状。

有四种情况，旧理论是无法解释甚至是矛盾的。但按我们的理论，则很容易解释清楚：

1. 有些患者能自愈。我们说晕车是很轻的椎动脉型颈椎病，意思是椎体错位并不严重，脑部缺血也不太严重。有些患者长期多次坐车后，能逐渐适应汽车的加减速及颠簸，头部的不自主运动减少，再加上自己能主动的放松，减少了大脑的耗氧量，这样晕车就可缓解甚至痊愈。

2. 有些患者不是乘什么车都晕车，而是越乘坐豪华的车越容易晕车，但乘坐公共车或敞篷车就不晕车。这是因为越豪华的车更灵活，加速、刹车、转弯、速度都比非豪华车更胜一筹，而且密封性好，容易造成氧分压低（即缺氧），所以容易产生晕车症状。

3. 有些晕车患者，自己驾车时，并不晕车，只有乘别人驾驶的车时才晕车。这是由于自己驾驶时，车的加速、减速、拐弯等可自己掌握，是主动的，做到了车人一体，头部没有不规则运动，所以不会发生晕车。

4. 有的晕车比较严重的患者，只要一提到乘车外出，就会出现轻微的晕车症状。这是因为他一听到乘车，精神就有些紧张，精神紧张就会出现大脑需血量增大，于是出现相对供血不足而见轻微晕车的症状。

二、临床表现

常见症状

一般是在乘车后几分钟或更长一段时间内出现症状。先是有疲乏感，后可出现精神抑郁、流涎、眩晕、恶心，遂即出现呕吐，部分患者还可出现视物模糊、头痛、面色苍白、出冷汗甚至血压下降等等；若呕吐严重且反复不止还可造成脱水和电解质紊乱。本病只要停止乘车就可以不治自愈，但再乘车又会再次发作。有些患者在多次发作后症状可以减轻或不发作。

在乘车前服用药物可缓解症状，但须在每次乘车前都要用药而且仅对症状较轻的患者有作用，对一些重型病人往往只是用药后不吐但眩晕依旧。

三、诊断

（一）颈椎特点
脊椎特点与眩晕症相似，只是错位较小。在临床随机取出 6 位患者的 X 线片中，有一位是第 4、5 颈椎两个椎体错位；有一个是第 3～5 颈椎三个椎体错位；其余 4 位都是第 5 颈椎错位。所以晕车与第 5 颈椎椎体错位有密切关系。

（二）检查
1. X 线检查　X 线可显示出颈椎椎体或棘突错位。

2. 手法触诊　用双手拇指触诊，可摸到椎体或棘突向左或向右偏歪。

四、治疗

（一）治疗原则
单纯晕车的患者颈椎错位均不太严重，只要触诊准确，多数可1～2次治愈。但有其他并发症的患者，须多次治疗，具体治疗次数要依并发症的轻重而定。

（二）适应证
适用于由颈椎病引起的晕车。

（三）禁忌证
1. 外伤造成的晕车。

2. 感冒等内科疾病引起的晕车。

3. 肿瘤等引起的晕车。

（四）手法治疗
1. 病人体位　病人取端坐位，全身放松，双手下垂，两目平视。

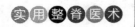

2. 术者体位　术者紧靠患者立于身后。

3. 操作步骤

（1）外敷苦参洗剂 50 分钟。

（2）按第一章第四节颈椎整脊法对患者进行手法整复。

（3）治疗后 20 分钟，用双手食指点揉太阳穴 5 分钟，以增强疗效。

4. 疗程　每日 1 次，多数几次即可痊愈。

（五）注意事项

1. 晕车是较轻的颈椎病，因此临床在手法操作中，切忌使用暴力猛扳，以免造成患者不必要的损伤。

2. 为了防止患者复发，应嘱咐患者枕头不可过高过硬，以免落枕而再患此病。

五、典型病例

舒某某，女，66 岁，江西省某干休所干部。从小开始晕车，一提起乘车就有症状。触诊第 5 颈椎偏歪，经 4 次整脊治疗痊愈。

王某某，女，40 岁，某中医医院护士长。晕车严重，触诊第 5 颈椎偏歪，经 1 次整脊治疗痊愈，后多次乘车外出未见晕车。

徐某某，女，60 岁，江西省某干休所。晕车多年，触诊第 5 颈椎偏歪，经 2 次整脊治疗痊愈。

杨某某，女，67 岁，大庆市农民。自述生来就晕车，汽车、三轮车、自行车甚至坐牛车都晕，什么车也不敢坐，是我们见到的最严重的晕车患者。触诊第 5 颈椎偏歪，经过 1 次整脊治疗，回程坐车未晕。又治疗 1 次痊愈，乘车再也未晕过。

六、背景资料

为什么晕车患者会这么多，这么普遍？究其原因是因为医生和患者均认为晕车是"不治之症"，只能缓解，不能治愈。

茶苯海明（乘晕宁）是治疗晕车的代表药物，但它只是平滑肌的解痉剂，抑制了胃肠蠕动，可以不吐，但是眩晕依旧，痛苦依旧。因此大家又都认为真的是不治之症，所以晕车患者只好忍受旅途的折磨。

这里我们还想补充一点，即治疗晕车的论文已经发表好几年，现在专门治疗颈椎病的医生也很多，但提出晕车可以治疗的还很少。我们认为晕车只是最轻微的椎动脉型颈椎病引起，因为治疗晕车的方法同治疗其他颈椎病的方法基本一样，只是疗程要短得多。晕车其实并不是一种疾病，而是一种症状，病人自己就可确定是否晕车，而且很容易确定治疗是否有效和痊愈。我们认为可以把晕车的治疗当成颈椎病治疗方法的试金石，如果一种方法能最快把颈椎病所致的晕车治好，那么这种方法就是最好的方法。

第十六节　期前收缩

一、病因与病机

期前收缩又称早搏。早搏是人们习惯上的称呼，是异位起搏点发出的过早冲动引起的心脏搏动。有房性期前收缩的人，可以没有器质性病变，其发病可能与颈椎椎体错位有密切关系。器质性心脏病患者房性期前收缩的发生率较高，心房有病变或心房增大时房性期前收缩也较常见，但均不属于此节讨论范围。

二、临床表现

（一）常见症状

个别的或偶发的早搏一般不引起症状。部分患者有漏搏的感觉，或感到间歇期后较有力的搏动，即俗话所说的感觉"心跳"。当期前收缩频繁或连续出现时，会使心脏的排出量和重要器官的灌注量减少，引起心悸、乏力、心绞痛和呼吸困难。

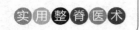

（二）临床分型

根据起搏点的部位不同，可以把期前收缩分为房性期前收缩、室性期前收缩及交界区性期前收缩。

1. 房性期前收缩较为常见，有因多个起搏点引起期前收缩的。

2. 室性期前收缩最常见的病因有冠心病、风湿性心脏病、高血压性心脏病、心肌病和二尖瓣脱垂等。频发室性期前收缩是洋地黄过量所致的最常见的心律失常，常常为多源性和二联律。

3. 交界区性期前收缩多见于正常人和器质性心脏病患者。

三、诊断

（一）脊柱特点

期前收缩患者颈胸段脊椎多有明显错位，而且多数不止一个椎体错位。影响心律的椎体较多，上自寰椎，下到第 2 胸椎，其中如果有椎体错位，都可能导致心律不齐，这一点恰好与心律不齐的多样性相适应。但到目前为止，由于积累的病历不够多，无法总结出心律不齐的分类与椎体错位之间的规律，有待于进一步观察与总结。

期前收缩患者的椎体错位，有急性的，也有陈旧性的。临床所见，只有到农村才能见到急性的，城里一般都去大医院就诊，多为陈旧性的，已错过了急性期的治疗。

（二）检查手段

1. 听诊　可发现正常搏动后的期前收缩和随后的间歇。期前收缩可造成心室充盈量和心搏量减少，导致第一心音增强，而第二心音减弱，甚至消失。桡动脉触诊可发现期前收缩后长的间歇，但常不能触及期前收缩本身的小脉搏。确诊要靠心电图检查。

2. X 线检查　颈椎或第 1、2 胸椎错位。

3. 触诊检查　颈椎或第 1、2 胸椎向左或向右偏歪。

四、治疗

（一）治疗原则

期前收缩治疗的关键在于触诊检查脊椎的准确性。要把有错位的椎体查清，详细记录，然后逐个进行整复。只要漏掉一个，治疗效果就会大受影响。

治疗时间长短、治疗次数多少，不但与错位椎体多少、方向是否一致有关，而且与错位的程度以及错位到整复之间的时间长短密切相关。显然，错位越严重，拖得时间越久，整复也就越困难。

（二）适应证

适用于颈椎病引起的期前收缩。

（三）禁忌证

1. 整复颈椎错位对室性期前收缩无效。

2. 内科疾病、器质性病变引起的期前收缩。

3. 药物等引起的期前收缩。

（四）手法治疗

1. 病人体位　病人取端坐位，全身放松，两目平视。

2. 术者体位　术者紧靠患者立于身后。

3. 操作步骤

（1）外敷苦参洗剂50分钟。

（2）按第一章第四节颈椎整脊法或胸椎整脊法对患者进行手法整复。

4. 疗程　每日1次，6次为1疗程，3~6个疗程可以见效。一般疗程与疗程间休息3~5天。

（五）注意事项

1. 期前收缩一般为交感神经受压所致，治疗起来疗程长、效果差。每天治疗1次，一般治疗1~3周才见效，应叮嘱患者坚持治疗，否则中途停止治疗对病情不利。

2. 有些患者期前收缩频繁，已危及生命，这类患者需配合药物治疗，待病情平稳后逐步递减药量，直到治愈后方可停药。

五、疗效

接诊期前收缩患者近37人，治疗效果都很明显。一般治疗2周左右，心电图就有明显改善，甚至恢复正常。治愈率还有待进一步观察研究，但可以肯定的是整复好颈椎错位，对期前收缩特别是房性期前收缩有明显的改善作用。

六、典型病例

韩某某，男，52岁，北京冶金研究院研究员。经北京某大医院确诊为频发房性期前收缩，已预约手术。患者在等待住院期间，慕名前来就诊。触诊第5、6颈椎偏歪，经过2周对脊柱椎体的整复，如约住院，入院检查发现症状消失，心电图正常，于是未做手术，观察2天出院。随访10年，虽然患者工作很紧张，完成了多项科研课题，但从未出现过期前收缩和由期前收缩带来的其他症状。

七、背景资料

早在1975年，在山东省高青县举办的赤脚医生培训班，有位患者有期前收缩，又有颈椎病。经过一段时间的治疗，患者的颈椎病基本痊愈，但令人高兴的是患者的心电图也恢复正常，期前收缩消失。由此认为，期前收缩可能与颈椎椎体错位有关系，特别是与第5、6颈椎的错位关系密切。

第十七节　网　球　肘

一、病因与病机

网球肘又称"肱骨外上髁炎"，是一种常见的劳损性疾病。网球肘是由伸腕肌群起点受牵拉引起损伤或部分纤维撕裂，肱骨外上髁发生的外伤性炎症，其关节和滑囊同时受累。初看起来，网球肘只是肘部的积累性损伤或外伤所致。其实不然，第4颈椎椎体发生错位与网球肘的发生有很大关系。

网球肘发病的主要原因是第4~6颈椎发生错位，压迫了脊神经根，出现代谢异常、疼痛，如果得不到及时的整复，就会造成网球肘。在颈椎错位的情况下，从事运动会产生运动外伤，从事劳动就产生劳损。人们往往把诱因，或者把产生骨伤的条件当成了病因，所以很多像网球肘、肩周炎等病症，久治不愈。

在临床实践中发现，大部分网球肘患者都有颈椎错位，而且整复颈椎的错位后，网球肘很快自愈。因此，颈椎错位导致肘部肌群代谢紊乱、运动失调可能是网球肘发病的根本原因。

二、临床表现

网球肘的症状比较简单。主要是肘外侧疼痛，尤其是在屈肘负重时最为明显，严重时可累及整个前臂。劳累后加重，休息后好转。握力下降，严重时可导致手中物体不自主脱落。肱骨外上髁压痛明显，有的患者肱桡关节间隙、环状韧带、甚至沿伸肌方向均有压痛点。

三、诊断

（一）脊柱特点
第 4~6 颈椎的错位，往往是椎体棘突偏右，左肘发生病变；椎体棘突偏左，右肘发生病变。网球肘患者可以是第 4~7 颈椎中一个或两个以上椎体错位，且多为陈旧性。

（二）检查
1. X 线检查　X 线可显示颈椎椎体或棘突错位。
2. 手法触诊　用双手拇指触诊，可摸到椎体或棘突向左或向右偏歪。

四、治疗

（一）治疗原则
网球肘的治疗，只有一种情况，就是滑囊嵌挤在肱骨与桡骨小头之间时，需要用手法把它解脱出来。除此之外，治疗网球肘的关键是把颈椎的错位整复好。引起网球肘的颈椎椎体的错位，绝大多数是陈旧性的，应按陈旧性错位进行处理。

（二）适应证

适用于由颈椎病引起的网球肘。

（三）禁忌证

外伤或其他原因造成肘关节周围组织损伤所致的网球肘，需反复治疗，且效果不明显。

（四）手法治疗

1. 病人体位　病人取端坐位，双手下垂，两目平视。

2. 术者体位　术者紧靠患者立于身后。

3. 操作步骤

（1）外敷苦参洗剂50分钟。

（2）按第一章第四节颈椎整脊法对患者进行手法整复。

（3）整复后20分钟，对患者肘部进行按摩，具体手法见第一章第四节辅助手法。

4. 疗程　每日1次，6次为1疗程，1~3个疗程可以见效。一般疗程与疗程间休息3~5天。

（五）注意事项

网球肘虽然主要是由于颈椎错位引起的，但在整复颈椎椎体后，肘部肌腱、韧带不能马上恢复，为了保证病情不复发，3个月内仍不能参加剧烈的活动，如打网球。

五、疗效

网球肘发病率并不高，1976—1996年，我接诊的网球肘患者约113人，治疗效果十分满意，没有无效者。

六、典型病例

冯某某，女，38岁。患网球肘两年多，曾多方治疗，包括按摩、针灸、贴膏药等，均未见效，特来就诊。自述某医院确诊为网球肘。触诊检查，患者第5颈椎偏歪，遂予整脊手法整复。整复6次后，症状消失。1年后随访，未见复发。

李某某，女，46岁，教师。患网球肘多年，提书包感到吃力。疼痛除肘部外，还放射到前臂，双手握力相差悬殊。触诊检查，患者第5、6颈椎均有错位，且有肘部滑膜嵌顿。治疗首先进行颈椎复位，然后解脱滑囊。经过12次治疗后痊愈。半年后随访，未见复发。

七、背景资料

一位工人患网球肘数年。由于在医院体检没有查出具体病变，厂里很多人说他"装病"，也有人说他"泡病号"。触诊检查，患者第4颈椎错位。经过一段时间的整脊治疗，错位的颈椎恢复正常，胳膊疼痛随之消失。1年后回访，未见复发，X线及手法检查颈椎恢复正常。

受这位病人的启发，我们对骨伤科的疾病又有了进一步的认识。脊柱相关疾病的理论，不仅在内、外、妇、儿等科适用，而且在骨伤科本身也是适用的。

接诊肩周炎和网球肘患者首先应检查颈椎，看颈椎椎体有无错位。髌骨软化和习惯性踝关节扭伤的患者则要检查腰椎有无错位。人体各关节和组织大多都与脊神经有关，这里只提到较常见的几种。有人问："为什么不同的疾病从治疗上看没什么特殊的地方，疗效却十分惊人呢？"其实并非医术多么高明，仅仅是找到了疾病发生的内因，针对内因而治疗。很多疾病的表现差别很大，但造成这些疾病的内因都是椎体错位，从而使人体功能发生异常，纠正这种错位，人体的功能恢复正常，疾病就能痊愈。现在的常规疗法一般都没有解决这个内因问题，因此疗效都没有用整脊治疗效果好且持久。

由于网球运动员常作前臂旋转、伸腕用力的动作，当前臂作旋前运动时，如果腕关节同时作掌屈、尺侧偏的联合动作，即带上旋的抽杀动作时，肱骨外上髁的伸肌群，尤其是桡侧伸腕长、短肌的附着处就受到牵拉。这种情况在乒乓球运动员、木工身上也常发生。如果颈椎没有错位，即使发生这种情况，也不会出现网球肘。所以损伤只是条件，第5～7颈椎的错位才是发病的内在因素。网球肘的颈椎错位，

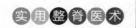

是急性损伤还是慢性劳损造成，要因具体情况而定。一般劳动损伤，多数是劳损性的，而运动员的运动外伤，则多数是急性损伤。肘部的急性损伤和颈椎的陈旧性错位，这是很多骨伤疾病的典型特点。人们往往只注意到网球肘、肩周炎等是新伤，是急性损伤，却没想到，在此之前还有颈椎错位，这就是治疗这些损伤效果不佳的原因，现在应引起注意。

第十八节　肩　周　炎

一、病因与病机

　　肩周炎是肩关节周围炎的简称，又称为"凝肩""冻结肩""五十肩"等。对肩周炎的病因，也有很多说法。从整脊观点分析，肩周炎与颈椎椎体错位有密切关系。肩周炎是否发病、病情轻重和康复速度如何，主要取决于第 5 ~ 7 颈椎椎体的错位程度，这是肩周炎发病的内在因素，其他如劳损、风寒侵袭都是肩周炎发病的条件。

二、临床表现

（一）急性损伤期

　　在急性损伤期脊柱因外伤、落枕造成第 5 ~ 7 颈椎椎体的错位。这时候可能肩部没有症状或仅有轻微疼痛，但错位的颈椎应当有落枕样不适。

（二）脊柱失衡期

　　如果在急性损伤期，错位的颈椎椎体没有得到恰当的整复，就会随着时间的推移进入脊柱失衡期。这时肩关节有不适感如酸痛、无力，偶尔用力，会感到疼痛加剧，但休息和避免肩部活动时肩部疼痛就能缓解。

（三）增生形成期

　　如果在脊柱失衡期颈椎错位仍没有得到恰当的整复，则肩部会出现持续性疼痛。夜间气温降低，疼痛加重，严重的不能入睡，手臂为了减轻肩部疼痛，被迫呈抬举位，此时颈椎椎体增生已经形成，肩周炎的症状也稳定下来，这个时期就诊的患者最多，这时患者才感到自己有病了。由于肩部不能活动，所以不能洗脸、梳头、穿衣，疼痛会从肩部向头部、背部、前臂和手部放射。严重时，稍一触动就疼痛难忍。

（四）器质病变期

如果增生形成期还得不到恰当的整复，就会出现患侧的肩胛肌、背阔肌、大圆肌等萎缩痉挛，就进入了器质病变期。X 线片可见到肩部骨质疏松。临床越到后期，恢复期越长。

三、诊断

（一）颈椎特点

肩关节实际上是指盂肱关节，但功能上却包括肩锁、胸锁和肩胛骨与胸廓之间的肩胸关节。这些关节的联合动作，才使肩关节成为人体活动度最大的关节。肩周炎发病受牵连的组织有肌肉和肌腱，包括三角肌、冈上肌、冈下肌、肩胛下肌、小圆肌、旋转肌袖、肱二头肌长头、肱二头肌短头及滑囊和关节囊。和这些组织相联系的是臂丛神经，即脊椎的第 5 颈椎到第 1 胸椎的 4 对脊神经，其对应的脊柱椎体是第 5 ~ 7 颈椎。

（二）检查手段

1. X 线检查　X 线可显示颈椎椎体或棘突向左或向右错位。第四期患者 X 线片可见到肩部骨质疏松。

2. 手法触诊　用双手拇指触诊，可摸到错位椎体或偏歪棘突。第四期患者体检可见患侧肩胛肌、背阔肌、大圆肌有痉挛，重者可出现肌肉萎缩。

（三）诊断标准

肩周炎的诊断方法有很多，从功能障碍上来看，凡上举、背伸、侧举受限或勉强完成且有疼痛的都可诊断为肩周炎。按照整脊学的理论观点，肩周炎属于颈椎错位的"失衡期"或"增生形成期"，"器

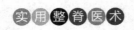

质性病变期"的患者比较罕见。用整脊疗法治疗肩周炎，只是整复错位的颈椎，不仅效果好而且疗效快，这也是中医整体观念的具体体现。

肩周炎的发病与第 5 ~ 7 颈椎错位有关，可能是其中一节椎体错位，也可能是两个以上的椎体错位。单侧肩周炎患者，其颈椎椎体的错位、棘突偏歪方向，与患肩方向相反。即错位椎体的棘突偏左，则右肩患病；而错位椎体的棘突偏右，则左肩患病。双肩患病者，一定是不同部位的椎体有偏左的，也有偏右的，因此双肩患肩周炎者至少有两个椎体发生了错位。

四、治疗

（一）治疗原则

目前肩周炎的治疗方法多种多样，多是针对症状。如果整复颈椎椎体，把错位的颈椎椎体整复好，消除肩周炎的内因，肩周炎就有可能得到恢复，甚至可以自愈。

（二）适应证

适用于由颈椎病引起的肩周炎。

（三）禁忌证

1. 感冒等内科疾病引起的肩周炎。

2. 结核、肿瘤等引起的肩周炎。

（四）手法治疗

1. 病人体位　病人取端坐位，双手下垂，两目平视。

2. 术者体位　术者紧靠患者立于身后。

3. 操作步骤

（1）外敷苦参洗剂 50 分钟。

（2）按第一章第四节颈椎整脊法对患者进行手法整复。

（3）治疗后 20 分钟，用食指点揉患者患肢肩井穴、曲池穴、合谷穴各 5 分钟，以缓解肩部疼痛，增强疗效。

4. 疗程　每日 1 次，6 次为 1 疗程，3 ~ 6 个疗程可以见效。一般疗程与疗程间休息 3 ~ 5 天。

（五）注意事项

1. 肩周炎一般肩部疼痛明显，因此在手法操作中，要适当掌握力度，以免损伤神经、肌肉、组织，造成患者的痛苦。

2. 肩周炎虽不会危及生命，但也给患者生活、工作带来极大的不便，应及时治疗，防止拖到器质病变期疗效不佳，甚至无效。

3. 严重心脏病患者整复颈椎错位后，进行肩部穴位按摩时手法要轻，防止由于疼痛引发心脏病。

五、疗效

（一）急性损伤期

此期只有肩痛，或活动时疼痛。这时治疗，只要整复好错位的颈椎椎体，肩周炎即可以痊愈。

（二）脊柱失衡期

若在急性损伤期，错位的颈椎椎体没有得到恰当的整复，就会随着时间的推移进入脊柱失衡期。这时治疗疗效有所下降，治愈率也明显降低。

（三）增生形成期

前两期没有及时治疗，拖到骨赘增生期，疗效相对较慢。但是只要把相关的颈椎椎体整复好，同样可以治愈。

（四）器质病变期

如果拖到了第4期，即器质病变期，治疗难度就很大，往往只能缓解症状，改善功能，痊愈的可能性不大。

临床收治的肩周炎518人，前三期患者疗效都非常好，既没有后遗症，也未见复发，总体治愈率在80%以上。

六、典型病例

刘某某，男，66岁，河北省农民。双侧肩周炎。就诊时双肩肌肉严重萎缩，双臂完全失去自主运动功能，双上肢就像挂在肩上一样，随身体转动而摆动，完全丧失劳动和生活能力。检查患者第5颈椎偏左而

第 6 颈椎偏右，且错位严重。遂采用颈椎错位整复手法，治疗 2 个月，双臂能抬举，能用筷子吃饭；治疗 3 个月，双臂抬举、背屈、前伸等功能基本正常，但肌肉萎缩仍很严重，双臂、双手无力。半年后随访，已经恢复工作。X 线及手法检查颈椎恢复正常。1 年后随访，未见复发。

管某某，女，53 岁，干部。就诊时双肩肩周炎，但右肩较重。夜里睡觉时，必须把右臂下垂，不然就会痛醒，属第 3 期骨赘增生期。经检查发现患者第 5、6 颈椎偏左，而第 7 颈椎偏右。遂予整脊手法治疗，经过两周整复，症状明显缓解，但功能没有完全恢复，上举、后伸仍不到位。后继续治疗两周，痊愈，X 线及手法检查颈椎恢复正常。1 年后随访，未见复发。

七、背景资料

临床病例中接诊过一位河北患者刘某某，就诊时 66 岁，已经远远超过了"五十肩"的发病年龄，他的病主要是由颈椎错位引起的。

肩周炎是肩关节周围炎的简称，也称为粘连性关节囊炎。中医又称作"五十肩""冻结肩"，是一种常见病。按"五十肩"的说法，人到了 50 岁前后，就要患肩周炎，但是有些人根本不发病，所以这种说服也未必科学。肩周炎严重者会出现肩关节周围肌肉、肌腱、滑囊和关节囊等软组织的无菌性慢性炎症，形成关节内外粘连，阻碍肩关节的活动。稍有活动，就出现严重的疼痛，更严重的后果是后期的肌肉萎缩。急慢性无菌性炎症、粘连性关节囊炎，并不是真正的、最直接的病因，而是肩周炎的症状，我们认为颈椎错位挤压神经根，才是肩周炎的真正病因，有待同道进一步研究。

第十九节　颈　强　直

一、病因与病机

（一）病因

1. 落枕由落枕造成的寰枢关节半脱位较为多见。

2. 外伤如乘车时，因急刹突然向前屈颈造成损伤。

3. 其他原因。

（二）病机

颈椎轻微错位易自动复位，但往往复位不完全而留下少许错位，导致颈椎失衡，进而产生骨赘增生，发展为颈椎病或颈强直。颈强直多有椎体的半脱位，甚至脱位，而且陈旧伤多，骨赘增生严重。

影响颈强直的诸多因素中，关键是椎间关节。椎弓是由椎间关节和韧带连结的。相邻椎骨的上下关节面构成椎间关节，由薄而松弛的关节囊韧带连结起来，其内有滑膜，故为滑膜关节。滑膜在关节面的周缘部，有薄层皱襞深入关节面之间，关节运动过度时可被嵌压（滑膜嵌顿）而引起剧烈疼痛。为了避免疼痛，患者会尽力避免滑膜关节的活动，久之则形成颈强直。

颈强直也只是一种症状。落枕严重时，也会出现颈强直。因为它属于急性损伤，所以如果整复恰当，可以一次治愈。还有一些患者，因为治疗不当，只是在缓解疼痛，结果症状缓解了，却留下了颈椎椎体的错位，遇到受凉、再落枕、颈部轻微受伤等，则症状来势凶猛，强直更加严重，最后成了真正的"颈强直"。

二、临床表现

颈部发硬，活动受限，无法转动、低头、抬头等，往往以转身代替转头。有些颈强直患者伴随颈部疼痛，少数患者能形成斜颈外观。患者多有外伤史或落枕史。

三、诊断

（一）颈椎特点

颈部脊柱适应人们抬头、直立的姿势，形成前面的弧度。它上承头颅的重量，下接结构稳固、活动较小的胸部脊椎；其骨性连结的不稳定因素较多，而且头部可做沿人体垂直轴、额状轴、矢状轴三个轴的转动，活动度大而稳定性差；周围韧带的起止与椎弓的肌群经常处

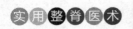

于紧张状态以协调其稳定。

颈部脊柱活动范围较大，尤其是第 5、6 颈椎最为明显。其屈伸及侧屈活动均可达 45°，旋转可达 80°，其中一半范围由寰枢关节完成。颈椎因上承头颅的重量，不但活动与头部密切关联，而且在维持头部某一姿势时，也需要颈部肌肉的静力性收缩。

颈强直的起因，一般是多个颈椎椎体的错位，多为半脱位，严重的可有脱位。但一般不会有单个椎体错位。

（二）检查手段

1. X 线检查　X 线可显示出颈椎椎体或棘突向左或向右错位。

2. 手法触诊　用双手拇指触诊，可摸到偏歪的椎体或棘突。

四、治疗

（一）治疗原则

颈强直是由于颈椎陈旧性错位引起，要用陈旧性错位方法处理。在强直的情况下，绝不可以用力蛮干，更要注意整复手法的准确、轻巧。必要时可适当延长外敷苦参洗剂的时间。根据临床经验，可延长到 60～70 分钟，再进行整复。

（二）适应证

适用于由颈椎病引起的颈强直。

（三）禁忌证

结核、肿瘤等引起的颈强直。

（四）手法治疗

1. 病人体位　病人取端坐位，双手下垂，两目平视。

2. 术者体位　术者紧靠患者立于身后。

3. 操作步骤

（1）外敷苦参洗剂 50～70 分钟。

（2）按第一章第四节颈椎整脊法对患者进行手法整复。

（3）治疗结束 20 分钟后，用右手拇指、食指点揉强直局部 5 分钟，可增强疗效。

4. 疗程　每日 1 次, 6 次为 1 疗程, 3～6 个疗程可以见效。一般疗程与疗程间休息 3～5 天。

（五）注意事项

1. 颈强直在治疗中决不可使用大力、蛮力, 否则不但会造成患者紧张、疼痛, 还会影响效果, 甚至造成不必要的损伤。

2. 治疗后点揉强直局部时也不可用力过大, 否则可造成患者头晕、恶心、局部肿胀, 如有上述情况发生, 应立即停止点揉。

五、疗效

颈强直的患者也有不同类型, 其中寰椎脱位的类型最简单, 多数可以一次复位痊愈。这种类型在 89 名患者中有 11 位, 占 12%; 最常见的是颈椎反张有增生的患者, 有 67 位, 占 75%; 还有一类是斜颈患者, 伴有颈强直, 11 位占 12%。

按整脊学的理论, 寰椎脱位的属于急性损伤期, 是治疗的黄金时期, 可一次治愈。有反张和增生的已经拖到了第 3 期, 即"增生形成期", 就要先外敷苦参洗剂再逐渐复位, 脊柱平衡恢复了, 增生才能慢慢吸收, 疗程要长一些。出现斜颈者就已经形成畸形, 到了"器质性病变期", 治疗更困难。但是通过整脊和自主功能锻炼, 消除症状、改善功能是可以实现的。

六、典型病例

王某某, 男, 59 岁, 热力公司工人。颈强直, 不能动, 抬头、低头、转头全不能自主完成。稍微转动, 疼痛难忍。经检查属于第 2、3 颈椎急性半脱位, 经手法整复, 解除了强直, 症状随之消失, X 线及手法检查颈椎恢复正常。1 年后随访, 未见复发。

白某某, 男, 59 岁。干部。就诊时颈强直两周, 不能转动, 呈被迫低头位, 头倒向一侧。不动时, 疼痛尚能忍受, 稍微活动头部就疼痛难忍。经检查寰枢椎半脱位, 第 3、4 颈椎错位, 且增生严重, 属陈旧性错位。遂予整脊治疗。经过 3 周治疗, 症状缓解, X 线检查

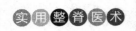

（附图 8 颈椎反张治疗前后对比）及手法检查颈椎恢复正常。1 年后随访，未见复发。

李某某，男，69 岁，村干部。就诊时颈强直一个月，不能转动，呈被迫低头位。白天疼痛还能忍受，夜晚睡觉头部一放到枕头上颈部就疼痛难忍。经检查颈椎反张，且增生严重，属陈旧性错位。遂予整脊治疗。经过 3 周治疗，症状缓解，X 线检查（附图 10 颈椎反张治疗前后对比）颈椎反张有所改善，症状减轻。

七、背景资料

如前所述，颈强直已经是骨赘增生形成后期，若拖得过久，就会产生器质性改变，主要是颈部和上肢肌肉萎缩。所以颈强直实际上是治疗的最后时机。进入器质病变期，恢复就比较困难。要注意，颈强直虽有斜颈外观，但并不是斜颈。斜颈患者没有症状，在第五章整形中，我们将专门讨论。

第二十节　手　　肿

一、病因与病机

本节所说的手肿，是指手部没有任何原因，即没有直接外伤、虫蛇咬伤，也没有接触有毒的或腐蚀性的物质，而是颈椎错位出现的手部肿大，属神经根型颈椎病的范畴。手肿多见于一手，偶有双手肿大的。神经根型颈椎病会出现上肢的肿胀、疼痛、麻木，后期还会出现肌肉萎缩。这些症状以肿胀出现最早，麻木和萎缩出现最晚。

二、临床表现

（一）主要症状

1. 一般性手肿　手逐渐肿大，可见手指和手掌同时肿大，但多见于手指肿大。

2. 突发性手肿　手在一夜之间肿大，有单手肿大，也有双手同时肿大的。

（二）伴随症状

1. 可伴有手部疼痛、麻木等症状。

2. 有时小臂可同时肿大。

三、诊断

（一）颈椎特点

引起手肿的颈椎椎体为第5、6、7颈椎。手指与颈椎的对应关系为，第5颈椎对应拇指、示指、中指；第6颈椎对应示指、中指环指；第7颈椎则对应中指、环指和小指。

（二）检查手段

1. X线检查　X线可显示出颈椎椎体或棘突向左或向右偏歪。

2. 手法触诊　用双手拇指触诊，可摸到错位的椎体或棘突。

四、治疗

（一）治疗原则

手肿一般属于急性损伤期，所以颈椎错位是急性期，可以直接整复。如果已经出现麻木，则证明颈椎错位时间较久，整复前就必须外敷苦参洗剂。

（二）适应证

适用于由颈椎病引起的手肿。

（三）禁忌证

1. 外伤造成的手肿。

2. 内科疾病引起的手肿。

3. 中毒引起的手肿。

4. 肿瘤等引起的手肿。

（四）手法治疗

1. 病人体位　病人取端坐位，双手下垂，两目平视。

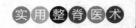

2. 术者体位　术者紧靠患者立于身后。

3. 操作步骤

（1）外敷苦参洗剂 50 分钟。

（2）按第一章第四节颈椎整脊法对患者进行手法整复。

（3）治疗结束 20 分钟后，可配合使用消肿、止痛药物增强疗效。

4. 疗程　急性患者 1 次即可治愈，慢性患者每日 1 次，6 次为 1 疗程，1～3 个疗程可以见效。一般疗程与疗程间休息 3～5 天。

（五）注意事项

1. 治疗时力度一定要轻，防止因用力过猛，造成不必要的损伤，使患者病情加重。

2. 治疗时不要试图通过按摩肿胀的手部，来达到缓解病情的目的，而要针对病因施治，整复错位的颈椎椎体，从根本解决手肿。

五、疗效

临床接诊 94 例，治愈率为 90%，在治愈的患者中，1～3 次整复到位的占 80%；复发率为 20%，复发患者治愈率较高，为 95%。

六、典型病例

张某某，男，21 岁。北京印染厂工人。发病 4 天就诊，左手肿大（比右手大得多），稍有胀痛、乏力。追问病史，未受过外伤，也未被虫叮咬。触诊检查，发现第 5 颈椎棘突偏右。遂予整脊手法整复，一次整复到位，半天后，左手肿消（双手同样大），X 线及手法检查颈椎恢复正常。1 年后随访，未见复发。

七、背景资料

手肿患者不一定是颈椎病患者，但只有神经根型颈椎病才有可能出现手肿的现象。在颈椎病患者中，神经根型约占 20%，这种患者治疗起来难度并不大，按整脊学的观点手肿属于"脊柱失衡期"。

第二十一节 颈性瘫痪

一、病因与病机

因颈椎外伤导致的瘫痪称为"颈性瘫痪"。颈性瘫痪患者属于脊髓型颈椎病范畴，从瘫痪性质来说属于高位截瘫。多数颈性瘫痪往往是因颈椎错位后，脊柱力学失衡，产生骨赘增生，压迫脊髓而造成的。

临床病例中的近百名脊髓型颈椎病患者都有外伤史，也就是说这些患者的颈椎错位都与直接外伤有关。颈椎脱位、骨折都可能压迫、刺激脊髓产生脊髓型颈椎病。颈椎椎体的脱位或骨折，也是外伤造成的。

二、临床表现

（一）早期症状

在患病的早期患者只是出现单侧或双侧上肢或下肢发麻、发沉，抬腿无力及行走困难等。

（二）中期症状

症状逐渐加重，出现颈僵硬，颈后伸时可引起四肢麻木。下肢感觉异常，走路如踩在棉花上，重心不稳。颈后伸、侧弯受限，棘突或椎旁有压痛。

（三）中晚期症状

双侧、单侧、双侧交叉或单侧上下肢出现不同程度的瘫痪。双侧或单侧下肢肌张力增高，膝反射、跟腱反射亢进。也有些患者上肢肱二头肌、肱三头肌肌腱反射亢进。

（四）晚期症状

瘫痪，身体完全失去控制，无法行动，只能卧床。

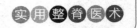

三、诊断

（一）脊柱特点

在第一章已经提到，脊髓位于椎管内，为前后略扁的圆柱形。脊髓上端平对枕骨大孔，连接脑部的延髓。成人脊髓下端平对第 1 腰椎下缘水平。

脊髓全长粗细不等，有两个膨大部。上方的膨大，自第 4 颈椎到第 1 胸椎，为颈膨大部。这个膨大部对应的颈椎椎体就是第 4~7 颈椎，这就是前面提到的危险区。颈性瘫痪就是这一段颈椎发生错位，压迫或刺激脊髓而产生的。

（二）检查手段

1. X 线检查　X 线斜位片可见椎间孔缩小。正常人为 16~17mm，如小于 13mm，称为狭窄；如小于 10mm，就会出现脊髓功能障碍。

2. CT 及磁共振检查　可帮助确定脊髓受压的部位及程度。

3. 手法触诊　引起脊髓型颈椎病的脊椎椎体错位一般比较严重，手法触诊难以明确诊断。

四、治疗

（一）治疗原则

颈性瘫痪属于脊髓型颈椎病，属于陈旧性错位，治疗应按陈旧性错位处理。由于脊髓型属脊髓受压，所以不外敷苦参洗剂，是万万不可整复的。既然挤压脊髓，压迫的角度、程度从外面触诊是无法搞清楚的，只有通过 X 线片或 CT 明确诊断后才能进行治疗。

（二）适应证

适用于由颈椎病引起的前三期颈性瘫痪。

（三）禁忌证

1. 外伤造成的颈性瘫痪。

2. 结核、肿瘤等引起的颈性瘫痪。

3. 第四期患者治愈的可能性不大。

（四）手法治疗

1. 病人体位　病人取端坐位，全身放松。

2. 术者体位　术者紧靠患者立于身后。

3. 操作步骤

（1）外敷苦参洗剂 50 分钟。

（2）按第一章第四节颈椎整脊法对患者进行手法整复。

4. 疗程　早、中期患者疗效好，每日 1 次，10 次为 1 疗程，10 个疗程可以见效；中晚期患者疗效差，治疗时间也相对较长；晚期患者无效。

（五）注意事项

1. 治疗脊髓型颈椎病，中途会出现反复。病人的落枕或过早做一些有损颈椎的工作和活动，都可能造成反复，但不可因为有反复就失去信心。

2. 外敷药物的时间应适当延长，以 70～90 分钟为宜。

3. 整复时手法要准确、轻柔，切忌用力过猛、过大，给脊髓造成不可恢复的损伤。

4. 疗程应适当延长，必要时可隔日进行治疗，使病人有足够恢复和适应的时间。

5. 第 4～7 颈椎的整复，就是在颈膨大部进行的。既然已经挤压了脊髓，整复首先解除颈椎椎体的压迫。因此前几次的手法整复，尤其是第一次整复是十分重要的。整复时，不可避免地要碰到脊髓，引起从颈椎向下肢放射的触电感，这种现象一般在第二次整复时不会出现，表示椎体已经离开了受压的脊髓。

115

五、疗效

（一）治疗效果

根据临床记录，脊髓型颈椎病患者如发生瘫痪，治疗一般至少在半年左右。轻度或仅一侧瘫痪的也要一至两个月才能恢复。经统计颈性瘫痪 28 例，治愈率为 60%，有效率为 80%，复发率为 20%，复发

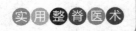

治愈率为 70%。

（二）影响疗效的因素

1. 颈椎病确实能致瘫，由于整复不当致瘫，也是可能的。

2. 由颈椎错位引起的高位截瘫，是有可能康复的。

3. 整复颈椎错位，使高位截瘫康复，需要比较长期的整复和恢复，并非一朝一夕能达到目的，医生和患者都应清楚。

4. 整复工作进行得越早，效果就越好。

六、典型病例

翟某某，女，44 岁，化工厂油漆工人。施工中，大油漆筒从高处掉落，砸在患者的头上。遂即送某医院，诊断为第 4 颈椎脱位，压迫脊髓，形成高位截瘫。住院 1 年，经整脊手法治疗，症状有所缓解。又坚持治疗 1 年，身体基本恢复正常，可以独立行走 1 小时，X 线及手法检查颈椎正常。5 年后随访，一切正常，未见复发。

七、背景资料

李某某，男，56 岁，北京果品公司工人。就诊时两下肢抬腿无力，三层不高的台阶，可自己上去，但需要 10 分钟。有外伤史，曾在冷库里搬水果筐时，被水果筐砸了脖子。检测患者双侧下肢肌张力增高，用力抬腿时，出现痉挛，第 6、7 颈椎严重偏左。遂予整脊治疗。经两个月治疗，走路恢复正常，回单位上班。1 个月后病情复发，再治疗 1 个月，症状消失，X 线及手法检查一切正常。5 年后随访，未见复发。

廖某某，女，32 岁，就诊时颈部疼痛，因在他处治疗不当复位造成颈椎严重错位，压迫脊髓。头晕，双上肢无力，手握拳费力，双下肢无力，迈步困难。经检查颈椎反张，第 3、4 颈椎错位，无增生，应是新鲜损伤，遂予整脊治疗。经过 4 周治疗，症状缓解，X 线（附图 9 颈椎反张治疗前后对比）及手法检查颈椎恢复正常。1 年后随访，症状轻微，只有头晕，治疗 1 周，症状消失。5 年后随访，未见复发。

我们分析这位患者效果好的原因为：一是发病时间较短，治疗及时；二是患者比较年轻，自身恢复较快；三是治疗前损伤较轻，未破坏脊髓；四是患者积极配合治疗，治疗后注意保养。

通过以上病例，提醒我们，整复脊椎是有很大风险的，如果复位不当，就会把简单的神经根型颈椎病，变成严重的脊髓型颈椎病。所以治疗前一定要仔细检查患者的颈椎错位情况，最好有影像资料参考（如 X 线片、CT、磁共振等资料）。从治疗角度分析，像"颈性瘫痪"这种脊髓型的颈椎病，只要治疗及时，同时病情不是特别严重（例如脊髓损伤），都是有可能治愈的，至少能缓解症状。这种观点，当我们在唐山开展整脊的时候，对我的影响是巨大的。唐山是个特殊的城市，因当年的地震，造成了许许多多砸伤、摔伤等严重损伤的伤员。这些人虽然侥幸活了下来，但是他们的脊柱损伤十分严重，而且都是陈旧性损伤。这对于我们的手法是一次严峻的考验。通过给这些脊髓型颈椎病患者的治疗，我们也获得了大量的第一手资料。让我们对于治疗脊髓型颈椎病更有把握，对于治愈脊髓型颈椎病更有信心。

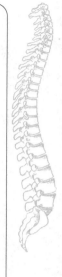

第二十二节　骨关节炎

一、病因与病机

骨关节炎是名不符实的非炎症性疾病，是以关节软骨损伤及骨赘增生为特点的骨关节疾病。全身各大小关节均有可能发病，其中负重关节受损最严重。

脊柱的错位可能是骨关节炎发病的内因，关节本身的劳损、创伤可能是骨关节炎发病的外部条件。

脊柱错位对相关部位的影响主要是减慢对损伤的修复，造成相关部位的生理功能失调。后果是早期关节软骨脱水变黄，失去光泽，表面出现不规则的压痕、麻点或线状沟，或呈天鹅绒样改变。软骨逐渐变薄、碎裂。软骨小碎块可自表面脱落于滑膜液中，被吞噬或引起继

117

发性急性或慢性滑膜炎。软骨糜烂，变薄，甚至部分剥脱，软骨下骨组织暴露。关节运动时，摩擦与刺激使骨小梁增厚、髓腔变窄，形成软骨性骨赘，并可骨化形成骨赘。骨赘可破裂进入关节腔，形成关节内游离体。

二、临床表现

骨关节炎的临床症状主要是疼痛、肿胀、活动受限和骨赘增生。受累关节不同所表现的症状也不同，有时还容易被误诊为其他的疾病，最常见的是髌骨软化症。

脊柱受累则出现椎间孔骨赘增生和脊髓、神经根、椎动脉及交感神经等受刺激或压迫症状，即出现各种脊柱相关疾病，具体表现如下。

1. 肘关节受累时，常被误诊为网球肘。其发病与第4颈椎椎体错位有关。

2. 肩关节疼痛，活动受限，常被诊断为肩周炎，又称"五十肩""漏肩风"等。

3. 手受累时，腕痛，远端指间关节肿大，有时突发红肿。

4. 髋关节受累，患者不能下蹲或交叉盘腿而坐。

5. 膝关节受累最常见，表现为上下楼梯膝痛，有的还有膝关节积液，活动时有弹响或有摩擦音，患者最怕半蹲位。膝部受累还会出现髌骨软化症。

6. 足部和踝关节受累时，常见趾外翻、习惯性踝关节扭伤等。

三、诊断

（一）颈椎特点

1. 肩关节受累，与第3~6颈椎椎体错位相关。

2. 肘关节受累，与第4颈椎椎体错位有关。

3. 手腕关节受累，与第5~7颈椎椎体错位相关。

4. 髋关节受累，与第1、2腰椎椎体的错位相关。

5. 膝关节受累，与第3腰椎或第2、4腰椎椎体错位相关。

6. 足和踝关节受累，与第5腰椎椎体的错位相关。

（二）检查手段

1. X线检查　X线可显示出颈椎椎体或棘突向左或向右偏歪。

2. 手法触诊　用双手拇指触诊，可摸到错位椎体或棘突。

四、治疗

（一）治疗原则

首先应检查、整复相关部位的椎体错位；骨关节炎的椎体错位多属于陈旧性错位，所以在整复前需要配合药物。整复相关椎体错位后，可以加快相应关节功能的自行恢复，也可以同时进行一些理疗或按摩。

（二）适应证

适用于由脊椎椎体错位引起的骨关节炎。

（三）禁忌证

1. 外伤、药物等引起的骨关节炎。

2. 感冒等内科疾病引起的骨关节炎。

3. 应注意排除受累关节的其他病变如脱位、籽骨炎、囊肿等。

（四）手法治疗

1. 病人体位　病人取端坐位，双手下垂，两目平视。

2. 术者体位　术者紧靠患者立于身后。

3. 操作步骤

（1）外敷苦参洗剂50分钟。

（2）按第一章第四节整脊法对患者进行手法整复。

（3）治疗结束20分钟后，对患处进行按摩5～10分钟，或理疗（如红外线仪）15分钟，可增强疗效。

4. 疗程　每日1次，10次为1疗程，3～6个疗程可以见效。一般疗程与疗程间休息3～5天。

（五）注意事项

1. 按摩时不仅要揉搓表皮，还要点揉深层肌肉组织，直至患部发红或发热。

2. 理疗时间不宜过长，防止局部烫伤或其他损伤。

3. 按摩或理疗时要注意患者的保暖，防止患者受凉，病情加重。

五、疗效

临床统计接诊骨关节炎病例 18 人中，治愈 14 人，有效 1 人。治疗效果虽然很好，但 1 年后，有 3 人复发，又治疗 2 周，痊愈。在治愈的患者中，12 人治疗时间超过 3 周，1 人治疗 2 周，1 人治疗 1 周。在治愈的 14 人（包括复发的 3 例）中，X 线及手法检查脊柱均恢复正常，5 年后随访，未见复发。

六、典型病例

陈某某，女，48 岁。以肘关节炎，伴随陈旧性肘关节脱位就诊。X 线及手法检查，第 4 颈椎错位。经过 1 个月的治疗（整复颈椎错位同时整复肘关节脱位），症状消失，X 线及手法检查颈椎恢复正常、肘关节复位。1 年后回访，未见复发。

七、背景资料

临床病例中，很少有单纯性骨关节炎，多有并发症及外伤史，也有的伴有关节脱位，应在整复颈椎的同时整复关节脱位、治疗并发症，一般均可收到良好效果。

第二十三节　扁桃体炎

一、病因与病机

医学界一直认为扁桃体炎是细菌感染所引起的。根据临床观察，扁桃体炎发病与咽炎有联系，与第 3 颈椎椎体的错位也有密切关系。第 3 颈椎由于落枕或外伤，产生错位，造成咽喉部的组织和器官功能

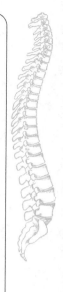

异常，免疫力下降，在咽喉部"虚"的情况下，感染细菌而发病。

现已查明以乙型溶血性链球菌感染引起的扁桃体炎最为多见，细菌与病毒混合感染的也很常见，此外，葡萄球菌、肺炎链球菌和腺病毒也可引起扁桃体炎。外界诱因，如受凉、受潮、过度劳累、烟酒过度、有害气体刺激及上呼吸道慢性、感染性病灶等对本病的发病也会产生一定影响。

二、临床表现

（一）常见症状

扁桃体炎虽有急性慢性之分，但其病因、病理及临床表现，都没有太大的差异，只是病情和程度不同而已。其病理改变是扁桃体的非特异性炎症，往往伴有程度不同的咽炎。

（二）临床分型

1. 急性卡他性扁桃体炎 病变轻，炎症仅限于表面黏膜，隐窝内和扁桃体实质无明显炎症。其症状与一般急性咽炎相似，有咽痛、低热和轻度的全身症状。检查时，可见扁桃体及腭舌弓表面黏膜充血、肿胀，扁桃体实质无显著肿大，表面也无渗出物。

2. 急性化脓性扁桃体炎 炎症起于隐窝，继而进入扁桃体实质。扁桃体明显肿胀，重者可发现多发性小脓肿。隐窝内充塞由脱落上皮、纤维蛋白、脓细胞、细菌等组成的渗出物，并自隐窝口排出。该病起病急，局部和全身症状都较重。咽痛剧烈，吞咽困难，疼痛常放射至耳部。下颌角淋巴结肿大，有时感到转头不便。全身有恶寒高热，进而可因高热而惊厥、呕吐或昏睡。检查时，可见扁桃体肿大，周围充血，隐窝处有黄白色脓点。有时邻近脓点可连成假膜，但不超出扁桃体的范围，易于拭去，且不留出血创面。扁桃体实质内有化脓病变，可在表面看到黄白色突起。

3. 慢性扁桃体炎 局部多无明显自觉症状。只是感到咽部发痒、发干、异物感、灼热或微痛，也可引起咳嗽。常有急性病史。扁桃体过度肥大，鼻塞、打鼾、有口臭，可导致消化不良、头痛、乏力、低

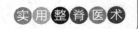

热等。

三、诊断

（一）颈椎特点

扁桃体炎的脊椎错位与咽炎的脊椎特点相同。影响扁桃体的主要是第 3 颈椎，第 5~7 颈椎发生错位时也易患扁桃体炎。触诊检查第 3 颈椎或颈椎第 5~7 中应有一节或多节偏歪。

（二）检查手段

1. X 线检查　X 线可显示出第 3 颈椎及第 5~7 颈椎椎体一节或多节棘突向左或向右偏歪。

2. 手法触诊　用双手拇指触诊，可摸到颈部错位的椎体或棘突。

四、治疗

（一）治疗原则

治疗急、慢性扁桃体炎，需要整复错位的颈椎椎体。急性扁桃体炎，多为颈椎病的急性损伤期，可按急性错位处理。慢性扁桃体炎则多为颈椎椎体的陈旧性错位，需要按陈旧性错位处理。纠正第 3 颈椎椎体的错位，是根治本病的关键。

（二）适应证

适用于由颈椎错位引起的扁桃体炎。

（三）禁忌证

1. 感冒等内科疾病引起的扁桃体炎。

2. 烟酒辛辣刺激等引起的扁桃体炎。

（四）手法治疗

1. 病人体位　病人取端坐位，双手下垂，两目平视。

2. 术者体位　术者紧靠患者立于身后。

3. 操作步骤

（1）外敷苦参洗剂 50 分钟，对于急性扁桃体炎，可不敷药直接进行治疗。

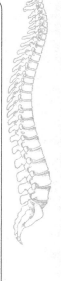

（2）按第一章第四节颈椎整脊法对患者进行手法整复。

4. 疗程　急性患者 1 次即可治愈，慢性患者每日 1 次，6 次为 1 疗程，1~3 个疗程可以治愈。一般疗程与疗程间休息 3~5 天。

（五）注意事项

1. 扁桃体炎如果是由第 1、2 颈椎引起的，整复手法与其他颈椎错位不同，具体区别详见第一章第四节。

2. 有慢性扁桃体炎急性发作的，也应按慢性疾病治疗，治疗时应先敷药。

3. 有些患者只感到咽部不适，并没有发病，如果能纠正错位的椎体，则有预防扁桃体炎的作用。

五、疗效

临床接诊 98 例，有效率为 80%，治愈率为 75%，复发率为 20%，复发后治愈率为 85%。

六、典型病例

张某某，男，34 岁，教师。患病 3 年，扁桃体及舌腭弓表面黏膜充血、肿胀，扁桃体实质无明显肿大，表面也无渗出物，伴头痛。X线及手法检查第 2、3 颈椎错位，整脊治疗 3 周痊愈，X 线及手法检查颈椎恢复正常。1 年后回访，未见复发。

第二十四节　病态窦房结综合征

一、病因与病机

病态窦房结综合征简称病窦，是大脑传给窦房结的信号在经过脊神经传送过程中发生了障碍，信号到达心脏窦房结时不完全所致。我们认为本病与多节颈椎椎体错位有关。目前医学界列举了如下 13 种病因。

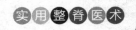

1. 特发性。

2. 冠心病。

3. 原发性心肌病。

4. 高血压性心脏病。

5. 风湿性心脏病。

6. 急性心肌炎。

7. 继发性心肌病。

8. 梅毒性主动脉瓣关闭不全。

9. 二尖瓣脱垂。

10. 先天性心脏病。

11. 家族性窦房结疾病。

12. 手术损伤窦房结。

13. 应用洋地黄等药物及高钾血症。

二、临床表现

常见症状

头痛、头晕，由于缺氧还会出现虚汗，口唇发绀，四肢无力，严重者不能走动。

三、诊断

（一）脊柱特点

影响心律的椎体较多，从第 1~7 颈椎甚至第 1 胸椎都会有影响。不过最常见的是第 5~7 颈椎，尤其是第 6 颈椎的错位，对心律有较大影响。

（二）诊断标准

1. 心率测量　心动过缓指的是心率低于 72 次/分钟，高于 50 次/分钟的情况。这种情况没有明显的症状，仅仅是有时感到乏力。如果心率低于 50 次/分钟，就会出现全身症状，如头痛、头晕、口唇发绀、四肢无力，严重者不能走动，出虚汗，或有心绞痛，其症状轻重

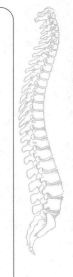

与心率快慢有密切关系。

2. 心电图诊断

（1）严重的心动过缓。有症状的患者心率都低于每分钟 50 次；症状严重者低于每分钟 40 次。

（2）有窦性停搏。

（3）窦房阻滞。

（4）心动过缓与过速交替出现。过速为室上性、阵发性，呈阵发性心房颤动或抖动。

（5）窦性心房颤动。

（6）持久的缓慢的房室交界性异位性心律。

四、治疗

（一）治疗原则

病态窦房结综合征与颈椎陈旧错位有关，治疗时应按陈旧性错位处理。

（二）适应证

适用于由颈椎椎体错位引起的病态窦房结综合征。

（三）禁忌证

1. 外伤等造成的病态窦房结综合征。

2. 感冒等内科疾病引起的病态窦房结综合征。

3. 药物等引起的病态窦房结综合征。

4. 安装上起搏器，心脏就不是随着窦房结的信号跳动，而是随着起搏器跳动，整脊治疗无效。

（四）手法治疗

1. 病人体位　病人取端坐位，全身放松，双手下垂，两目平视。

2. 术者体位　术者紧靠患者立于身后。

3. 操作步骤

（1）外敷苦参洗剂 50 分钟。

（2）按第一章第四节颈椎整脊法对患者进行手法整复。

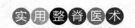

4. 疗程　每日 1 次，10 次为 1 疗程，3～6 个疗程可以见效。一般疗程与疗程间休息 3～5 天。

（五）注意事项

1. 由于患者所患疾病是心脏病，所以治疗时用力一定要轻，防止用力过猛而使患者病情加重。

2. 此病疗程一般较长，治疗期间可能出现反复，一定要坚持治疗，直至痊愈。

3. 病情严重的患者，如整脊治疗前还在使用药物，治疗时不要马上停药，应根据病情发展逐渐递减药量，待完全治愈后方可停药。

五、疗效

临床接诊 67 例病态窦房结综合征患者，其疗程及疗效见表 2－1 及图 2－1、图 2－2、图 2－3。说明：痊愈者最短治疗 18 次；无效、见效者最长治疗 6 次；无效中含结果不详者。

表 2－1　病态窦房结综合征疗程疗效表

疗效	疗程（次）	人数（例）	％
痊愈	18	3	4.48
见效	6	15	22.39
无效	3	49	73.13
合计	—	67	100.0

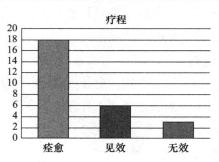

图 2－1　病态窦房结综合征疗程疗效图（一）

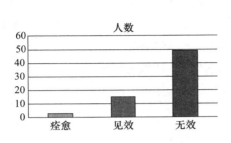

图 2 - 2　病态窦房结综合征
疗程疗效图（二）

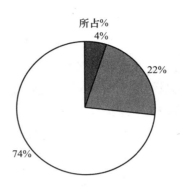

图 2 - 3　病态窦房结综合征
疗程疗效图（三）

六、典型病例

张某某，女，52 岁，家住北京东城区，裁缝，因病提前退休。北京某大医院诊断为高血压、冠心病、心动过缓。患者自述：由于心跳经常停搏，所以每个月都要到医院抢救，有时 1 个月要抢救两次。就诊时心率 40 ~ 50 次/分钟，窦性停搏明显，口唇发绀，虚汗、乏力，不能正常生活和工作。X 线及手法检查第 3、4 颈椎错位，经 3 周整脊治疗，身体大有好转，切诊几乎没有间歇脉，口唇发绀消失。继续治疗 1 周，自觉身体良好，每天可工作 8 小时以上，无乏力感。X 线及手法检查颈椎恢复正常，停止治疗。每年随访 1 次，未见复发。

七、背景资料

叶某某，女，42 岁，大庆市某公司职员，是接诊的第一例病态窦房结综合征患者。就诊时表情痛苦，脉搏每分钟 33 次，稍活动就气喘吁吁，满脸大汗，嘴唇发紫，伴严重的头痛。多家医院确诊为病态窦房结综合征。触诊检查患者多节颈椎椎体偏歪，遂用整脊治疗 1 周，症状有所缓解，脉搏从每分钟 33 次增加到每分钟 50 次。继续治疗 2 周，脉搏每分钟 72 次，临床症状消失，X 线及手法检查颈椎恢复正常。1 年后回访，未再复发。

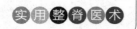

这位患者是按治疗偏头痛的办法治疗的。此后，开始收治病态窦房结综合征患者，治疗病态窦房结综合征实际上和治疗偏头痛有相似之处，也要整复颈椎椎体的错位。病态窦房结综合征的主要症状是心动过缓，它的后果是大脑供血不足，所以也会出现头痛。人们都认为病态窦房结综合征除了手术安装起搏器，就没有别的办法，现在又找到用整脊治疗病态窦房结综合征的方法，是患者的一大福音。

第二十五节　慢性中耳炎

一、病因与病机

慢性中耳炎是耳鼻喉科的一种常见病，发病与第 3、4 颈椎因落枕或外伤造成的错位，及外邪侵袭有一定关系，如果能及时整复好错位的颈椎椎体，就可以加快中耳炎的康复。以前这种病的认识不足，只是对症治疗，所以只能缓解，不能根治。

二、临床表现

（一）常见症状

慢性中耳炎的特点是耳内长期或间歇性流脓，甚至骨膜穿孔及耳聋。有时也可危及生命，不容忽视。

（二）临床分型

中耳炎可以分为三型。

1. 单纯型　最常见，组织破坏较轻。病变主要在鼓室黏膜。其特点是分泌物呈黏液性或黏脓性，一般无臭味，流脓多为持续性。脓量多少不一，多在上呼吸道感染时增多。鼓膜穿孔在紧张部，大小不定。如果穿孔周围存在残余鼓膜，称为中室性穿孔。经穿孔可见鼓室内黏膜肿胀、增厚、色微红或苍白。耳聋一般不重，属于传音性耳聋。

2. 骨疡型　组织破坏较广泛。可累及听骨。其特点是分泌物呈脓样，量一般较少，经常带臭味，鼓膜的穿孔边缘有一部分已达骨沟，称为边缘性穿孔。有时穿孔在松弛部，并有听骨链坏死。经穿孔可见鼓室内有肉芽或息肉。有较重的传音性耳聋。有时有头痛、眩晕等症状。如引流不畅，易引起并发症。

3. 胆脂瘤型　胆脂瘤是一种囊性结构，其内壁为鳞状上皮；上皮外则为厚薄不一的纤维组织，与邻近的骨质或所在部位的组织密切相连；囊内充满脱落坏死的上皮及角化物质，因其中含有胆固醇晶，故称胆脂瘤，实际上并非真正的肿瘤。其临床特点为分泌物较少，有特异恶臭。鼓膜穿孔为边缘性，即在松弛部，极易引起颅内外并发症而危及生命。

三、诊断

脊柱特点

第 2、3 颈椎错位与中耳炎的发病和痊愈有密切关系。如果第 2 颈椎（即枢椎）或第 3 颈椎因落枕或外伤发生了错位，那么耳部的功能就会受到影响，导致人体代谢功能异常，免疫力下降，如果有外因作用，像邻近器官炎症、游泳耳道进水等情况，就会发生中耳炎。

129

四、治疗

（一）治疗原则

在整复好第 2、3 颈椎错位的基础上，只要配合适当的治疗，中耳炎即可治愈。

（二）适应证

适用于由脊椎错位引起的反复发作的中耳炎。

（三）禁忌证

1. 外伤等造成的中耳炎。

2. 感冒等内科疾病引起的中耳炎。

3. 药物等引起的中耳炎。

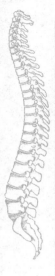

（四）手法治疗

1. 病人体位　病人取端坐位，全身放松，双手下垂，两目平视。

2. 术者体位　术者紧靠患者立于身后。

3. 操作步骤

（1）外敷苦参洗剂 50 分钟。

（2）按第一章第四节颈椎整脊法对患者进行手法整复。

4. 疗程　每日 1 次，6 次为 1 疗程，3~6 个疗程可以治愈。一般疗程与疗程间休息 3~5 天。

（五）注意事项

1. 对于病情较轻的患者，一般将错位的颈椎整复后，病情即可减轻或痊愈。

2. 病情较重的患者，只要配合适当的药物或其他治疗，也会很快痊愈。

3. 通过整脊治疗的中耳炎患者，一般复发率较低。

五、疗效

经统计，接诊慢性中耳炎患者 20 人，治愈 16 人，有效 18 人，治疗效果虽然很好，但 1 年后有 3 人复发，这 3 人复发后又治疗 2 周痊愈。在治愈的患者中，14 人治疗时间超过 3 周，1 人治疗 2 周，1 人治疗 1 周。在治愈的 16 人（包括复发的 3 例）中，X 线及手法检查颈椎均恢复正常，5 年后回访，未再复发。

六、典型病例

李某某，男，35 岁。患中耳炎 2 个月，诊断属单纯型中耳炎。就诊时左耳耳内有发痒感，用棉球或挖耳勺掏则有脓液，但量不多，没有耳聋现象。检查患者颈椎，发现第 2、3 颈椎错位，棘突右偏。遂整复错位颈椎，治疗 4 周，未使用耳科药物，中耳炎症状消失。X 线及手法检查颈椎恢复正常，5 年后回访，未再复发。

第二十六节 窦性心律不齐

一、病因与病机

心律失常的病因十分复杂，大致可以分成四类。

（一）疾病影响

1. 冠心病。

2. 原发性心肌病。

3. 高血压性心脏病。

4. 风湿性心脏病。

5. 急性心肌炎。

6. 继发性心肌病。

7. 梅毒性主动脉瓣关闭不全。

8. 二尖瓣脱垂。

9. 家族性窦房结疾病。

10. 先天性心脏病。

（二）药物中毒

1. 洋地黄。

2. 奎尼丁。

3. 利多卡因。

4. 利血平。

（三）窦房结损伤

为后天手术不慎，损伤窦房结所致。

（四）颈椎错位

用整脊学的观点看，可能与颈椎偏歪，压迫、刺激交感神经有关，属交感型颈椎病范畴。

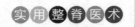

二、临床表现

临床分型

1. 窦性心动过速　窦性心动过速是指成人窦房结冲动形成的速率超过每分钟 101 次，速率常在每分钟 101～160 次之间。窦性心动过速开始速率逐渐增快，终止时其速率逐渐减慢。健康人运动和情绪紧张，可引起窦性心动过速。酒、茶、咖啡和某些药物，如异丙肾上腺素、阿托品常引起窦性心动过速。某些疾病如发热、低血压、缺氧、心功能不全、贫血、甲亢和心肌炎都可引起心动过速。

2. 窦性心动过缓　窦性心率慢于每分钟 60 次，称为窦性心动过缓。常见于健康的成年人，尤其是运动员，老年人和睡眠时，窦性心率不低于每分钟 50 次，一般不引起症状，不需治疗。若心率低于每分钟 40 次，常引起心绞痛、心功能不全或中枢神经系统障碍。

3. 窦性心律不齐　窦性心律不齐分为呼吸性窦性心律不齐和非呼吸性窦性心律不齐。前者较常见，心律不齐与呼吸周期有关，无临床重要性。

4. 窦性停搏　窦性停搏是指窦房结在一个或多个周期中，不产生冲动，以致不能激动心房或整个心脏。窦性停搏有的属于窦房结功能低下，也见于洋地黄、奎尼丁的毒性作用及各种病因引起的病窦综合征，偶尔也见于迷走神经张力增高的病人。长间歇后可出现房室交界性或室性自主性逸搏。如窦性停搏后，房室交界区或心室未能及时发生冲动，病人有头晕，甚至可发生昏厥或抽搐，并出现亚－斯二氏综合征。目前如果出现停搏频繁且症状明显者，就要手术安装起搏器。

5. 窦房阻滞　窦房阻滞是指窦房结产生的冲动部分或全部不能达到心房，引起心房和心室停搏。短暂的窦房阻滞见于急性心肌梗死、急性心肌炎、高钾血症、洋地黄或奎尼丁类药物作用及迷走神经张力过高。慢性窦房阻滞的病因尚不明确，常见于老年人。其他病因为冠心病和心肌病。窦房阻滞的病人常伴有其他心律失常。

三、诊断

（一）脊柱特点

临床所见，第 4~7 颈椎偏歪都会影响心率，可以是一节或多节错位引起。

（二）检查手段

1. 心电图检查　可确诊病人所患疾病。

2. X 线检查　X 线可显示出颈椎椎体或棘突向左或向右偏歪。

3. 手法触诊　用双手拇指触诊，可摸到错位的椎体或棘突。

（三）诊断标准

心脏冲动起源于窦房结，所以人们把心律称为窦性心律。成人正常窦性心律的速率为每分钟 60~100 次。超过 100 次以上的，称为心动过速；低于 60 次的，称为心动过缓。心动过速和过缓并非都属于病态。正常人劳动、体育锻炼之后，心动都要过速，这是正常心率。休息、睡眠后心动都要过缓，也属于正常。心脏跳动过缓是心脏功能较强的一种标志，是健康的一种表现，这与病态情况下的过速、过缓完全是不同意义。

133

四、治疗

（一）治疗原则

窦性心律不齐的原因有很多，颈椎错位，交感神经受压是心律不齐的一个重要病因，因此整复错位的颈椎椎体是治疗心律不齐的非常有效的手段，而且疗法简单，没有不良反应。

既然已经形成心律不齐，可能已经出现器质性病变，至少已进入增生形成期，因此在治疗前要先外敷苦参洗剂，然后再行手法复位。

（二）适应证

适用于由脊椎错位引起的窦性心律不齐。

（三）禁忌证

1. 外伤或手术等造成的窦性心律不齐。

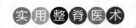

2. 感冒等内科疾病引起的窦性心律不齐。

3. 药物等引起的窦性心律不齐。

（四）手法治疗

1. 病人体位　病人取端坐位，全身放松，双手下垂，两目平视。

2. 术者体位　术者紧靠患者立于身后。

3. 操作步骤

（1）外敷苦参洗剂 50 分钟，病情重、病程长的患者敷药时间可延长至 70 分钟。

（2）按第一章第四节颈椎整脊法对患者进行手法整复。

4. 疗程　每日 1 次，10 次为 1 疗程，3 ~ 6 个疗程可以见效。一般疗程与疗程间休息 3 ~ 5 天。

（五）注意事项

1. 由于患者所患疾病是心脏病，所以治疗时力度一定要轻，防止因为用力过猛，使患者病情加重。

2. 窦性心律不齐是颈椎慢性损伤造成的，不能追求 1 次复位成功，神经长时间受压还可能造成神经的血液供应减少，导致神经功能受损，即使错位纠正后交感神经也需要一段时间才能恢复功能，因此治疗千万不能急于求成，可适当延长疗程，或间断性治疗，直至颈椎完全复位，再随诊观察疗效。

3. 病情严重的患者，不要急于停止服用药物，要逐渐减少药量，待痊愈后再停药。

4. 在治疗期间，患者不可头枕过高、过硬的枕头，以免落枕而再患此病。

5. 在治疗期间，应嘱咐患者防止颈部受伤，以免复发。

五、疗效

根据临床统计，窦性心律不齐治疗疗程长、见效慢，病例统计中只有 3% 的患者是在 3 周内治愈的，痊愈的患者中，有 90% 治疗时间在 1 ~ 2 个月。患者以心动过缓和心动过速为主，约占 80%。总体病例 106，治愈率为 90%。

六、典型病例

龚某某，女，40 岁，江西大学会计。患心动过速（每分钟 90 次左右）多年，虽不影响工作和生活，但有时感到心慌不适。检查发现第 6 颈椎椎体错位。经 7 周整复后，心率恢复到每分钟 70 次左右。X 线及手法检查颈椎恢复正常。1 年后回访，未再复发。

七、背景资料

心律失常情况比较复杂，情况也比较多，所以不能千篇一律地看待。但是心律失常与交感神经有密切关系，很多心律失常与交感神经的兴奋、抑制有关，所以应该与颈椎的刺激有直接关系。有些原因不明的心律不齐，包括病态窦房结综合征、心动过速、心动过缓等也都与颈椎椎体的错位有密切关系，应引起重视。

第二十七节　眼　皮　跳

一、病因与病机

眼皮跳俗称"跳眼皮"，中医称胞轮振跳，是一种较轻的面神经痉挛，绝大多数患者表现为单眼皮跳。病因主要与落枕或外伤造成第 3 颈椎微小错位有关，也可因眼肌疲劳、眼睑痉挛等原因所致。

二、临床表现

（一）主要症状

患者眼皮不自主跳动，频率大约每秒钟 2 次。用手指按压眼皮，即可以暂时停止跳动，松开手后，又恢复跳动。

（二）伴随症状

多数患者没有全身症状。个别患者伴有头痛、头晕、恶心，甚至

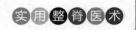

呕吐。多数患者过一段时间后会自愈，并不需要治疗。有些症状严重者则需要进行颈椎整复。

三、诊断

（一）颈椎特点

临床发现：左眼皮跳动与第3颈椎棘突偏右有关；而右眼皮跳动与第3颈椎棘突偏左有关；双眼皮跳动与第3颈椎椎体滑脱有关。由于这种椎体错位是很微小的，所以它带来的症状也是较轻微的。

（二）检查手段

1. X 线检查　X 线可显示出颈椎椎体或棘突向左或向右偏歪。

2. 手法触诊　用双手拇指触诊，可摸到错位的椎体或棘突。

四、治疗

（一）治疗原则

跳眼皮一般属于颈椎病的急性期错位，病例统计中陈旧性者不超过 10%。手法整复错位的第3颈椎椎体，跳眼皮症状可以立即停止。病例中只有极少数颈椎出现反张，或有第3颈椎滑脱的患者，这种情况直接复位有一定难度，需要先外敷苦参洗剂。

（二）适应证

适用于由颈椎错位引起的跳眼皮。

（三）禁忌证

外伤等造成的跳眼皮。

（四）手法治疗

1. 病人体位　病人取端坐位，全身放松，双手下垂，两目平视。

2. 术者体位　术者紧靠患者立于身后。

3. 操作步骤

（1）外敷苦参洗剂 50 分钟。

（2）按第一章第四节颈椎整脊法对患者进行手法整复。

（3）治疗结束 20 分钟后，可用食指沿眼眶轻轻点揉，以放松肌肉，缓解症状。

4. 疗程　一般 1 次即可治愈。

（五）注意事项

1. 点揉眼眶手法不可过重，以免局部肿胀。

2. 患者的枕头不可过高、过硬，以免落枕而再患此病。

五、疗效

临床统计 19 例中，总的治愈率为 95%；在治愈的患者中，1 次整复到位者占 90%；复发率为 20%，复发患者治愈率较高，为 95%。

六、典型病例

胡某某，男，14 岁，学生。以眼皮跳动影响听课、做作业而就诊。经检查患者第 3、4 节颈椎椎体错位，左眼小于右眼，左眼睁开略微困难。经过整脊治疗，1 周后眼皮停止跳动，左眼也可睁开，X 线及手法检查颈椎错位椎体恢复正常。1 年后回访，未再复发。

七、背景资料

跳眼皮虽算不上严重的疾病，也称不上是严重的症状，但发作时使人十分烦恼，心神不定。因此，有这种症状的人，可以找整脊医师，整复好错位的颈椎，症状可随之消失。

第二十八节　小儿流涎

一、病因与病机

小儿由于落枕、外伤，特别是摔倒时，颈椎发生错位，导致轻度的面神经麻痹，症状之一就是流涎，俗称"流口水"。由于颈椎错位一般不能自动复位，会长期引起症状，有的甚至可持续数年。轻微的小儿流口水是正常现象，而且多数婴幼儿在两岁以后就不流了，但这

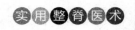

里所说的小儿是指 3 岁以上的儿童，如果超过 3 岁，仍口水长流不止，就属于病态了。

二、临床表现

（一）主要症状

患儿不自主地流口水，连续不断，自己不仅无法知道，而且也无法控制。严重的患儿口水不断地流出口外，胸前整天都是湿淋淋的。

（二）伴随症状

一般无其他症状，仅有说话不清楚。由于小儿都有语言不清的特点，所以往往被忽略，只有与同龄儿童比较时，才可能被发现。

三、诊断

（一）颈椎特点

患儿第 3 颈椎错位，错位和流口水有密切关系，如果患者第 3 颈椎棘突偏右，则口水从左口角外流；相反，如果患者第 3 颈椎棘突偏左，则口水从右口角外流。

（二）检查手段

1. X 线检查　X 线可显示出第 3 颈椎椎体或棘突向左或向右偏歪。

2. 手法触诊　用双手拇指触诊，可摸到错位的第 3 颈椎椎体或棘突。

四、治疗

（一）治疗原则

一般流口水的患儿，都不是急性颈椎错位，而属于陈旧性错位，要先敷苦参洗剂，再进行整复。

（二）适应证

适用于由脊椎错位引起的 3 岁以上的小儿流口水。

（三）禁忌证

1. 脑瘫等引起的小儿流口水。

2. 3 岁以下的小儿流口水。

3. 其他疾病或药物等引起的小儿流口水。

（四） 手法治疗

1. 病人体位　病人取端坐位，全身放松，双手下垂，两目平视。

2. 术者体位　术者紧靠患者立于身后。

3. 操作步骤

（1） 外敷苦参洗剂 50 分钟。

（2） 按第一章第四节颈椎整脊法对患者进行手法整复。

4. 疗程　每日 1 次，6 次为 1 疗程，1~3 个疗程可以治愈。一般疗程与疗程间休息 3~5 天。

（五） 注意事项

1. 由于患者是儿童，所以治疗时手法一定要轻柔，防止因为用力过猛，而使患儿疼痛或不配合治疗。

2. 对小儿整复，特别是学龄前儿童的整复，临床并不困难，但整复后要求患儿 15 分钟不转头却是十分困难的，因此必须要家长协助配合。

五、疗效

临床病例统计 65 人，治愈率为 80%，在治愈的患者中，一次整复到位的不到 10%。复发率为 20%，复发患者治愈率较高，为 95%。

六、典型病例

马某，男，6 岁。回答问题，如姓名、家长、家庭住址等十分正常，仅仅是口齿不太清楚。就诊时，口水不断地从口角向外流出，浸湿胸前的一片衣服。触诊检查，患者第 3 颈椎椎体右偏，左半侧脸轻微发板，遂予手法整复。经过 2 周整复，口水不再大量外流，说话也较前清楚，X 线及手法检查颈椎恢复正常。1 年后回访，未再复发。

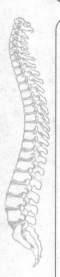

第二十九节　出汗障碍

一、病因与病机

出汗障碍是交感型颈椎病的一种症状，不是先天的，也不是遗传病，是外伤或落枕造成的颈椎椎体错位所致。

二、临床表现

（一）主要表现

1. 上肢多汗或不出汗。

2. 下肢多汗或不出汗。

3. 双手多汗或不出汗。

4. 双足多汗或不出汗。

5. 四肢远端多汗或不出汗。

6. 半个肢体多汗或不出汗。

7. 头部或颈部多汗或不出汗。

8. 左侧面部大汗淋漓，右侧面部没有汗。

9. 汗脚也是交感型颈椎病的一个特例，主要表现为出汗异常。

（二）伴随症状

1. 头痛。

2. 头晕。

3. 肩痛。

4. 颈部不适。

5. 眼部症状有视物模糊、瞳孔散大、眼窝胀痛、眼目干涩或冒金星等。

6. 心脏症状有心跳加快、心律不齐、心前区疼痛、血压升高等。

三、诊断

（一）颈椎特点

出汗障碍主要是颈椎错位刺激了交感神经，是由第 4～7 颈椎的错位造成的，其中以第 6 颈椎错位最为多见，或由两个或两个以上椎体错位引起。

（二）检查手段

1. X 线检查　X 线可显示出颈椎椎体或棘突向左或向右偏歪。

2. 手法触诊　用双手拇指触诊，可摸到错位的椎体或棘突。

四、治疗

（一）治疗原则

出汗障碍主要是由颈椎错位造成的，这种错位一般是陈旧性的，治疗前应外敷苦参洗剂。需要特别提出的是诊断时须问清楚有关症状，才能判断是否是交感型颈椎病。

（二）适应证

适用于由颈椎错位引起的出汗障碍。

（三）禁忌证

1. 外伤等造成的汗腺阻断引起的出汗障碍。

2. 内科疾病引起的出汗障碍。

3. 药物等引起的出汗障碍。

（四）手法治疗

1. 病人体位　病人取端坐位，全身放松，双手下垂，两目平视。

2. 术者体位　术者紧靠患者立于身后。

3. 操作步骤

（1）外敷苦参洗剂 50 分钟。

（2）按第一章第四节颈椎整脊法对患者进行手法整复。

4. 疗程　每日 1 次，10 次 1 疗程，3～6 个疗程可以治愈。一般疗程与疗程间休息 3～5 天。

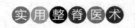

（五）注意事项

1. 由于患者所患疾病主要是因挤压交感神经所致，所以治疗疗程一般较长，病例中痊愈患者80%治疗3周以上。

2. 应嘱咐患者睡觉的枕头不可过高、过硬，以免落枕而再患此病。

五、疗效

在临床病例中，单纯交感型患者并不多，只有45例，而混合型颈椎病伴有交感神经症状的大约有1000人，约占颈椎病人的10%。经统计，有效率在90%以上，治愈率为80%。在治愈的患者中，有80%以上的患者治疗在3～6周之间，3周内治愈的患者不到3%。

六、典型病例

黄某某，女，50岁，教师。曾被摩托车撞伤，治愈后出现右半脸干燥无汗，而左半脸大汗淋漓。就诊时除出汗异常外没有其他症状。经触诊检查，患者第6颈椎错位，第6颈椎棘突左偏。整复第6颈椎椎体4周后，患者脸部出汗正常。X线及手法检查颈椎恢复正常。1年后回访，未再复发。

张某某，男，40岁，工人。夜里睡觉，全身大量盗汗，浸湿被褥，伴严重头晕。经检查患者颈5、6向右偏歪。整脊治疗1个月，症状消失，X线及手法检查颈椎恢复正常。1年后回访，未见复发。

七、背景资料

出汗障碍本身并不是独立的疾病，而是交感型颈椎病的一种症状，有多汗或无汗之分，表现形式多种多样，这些情况多数与先天无关，更不属于遗传病。颈椎椎体错位，刺激交感神经导致出汗障碍的病例并不少见，但是多数患者不认为这是病，更不会想到是颈椎错位造成的，因此不去治疗。我们在此提出，以引起大家的重视。

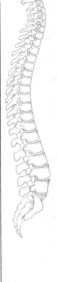

第三十节　小儿抽动症、多动症

一、病因与病机

小儿抽动症、多动症，又称小儿抽动秽语综合征，一般是混合型颈椎病。不是先天的，也不属于遗传病，主要是由外伤或落枕造成的颈椎椎体错位所致。有时由于在接生过程中造成颈部损伤，导致颈椎错位从而出现抽动症状，可能被误认为是先天疾病。

二、临床表现

抽动秽语综合征的起病年龄为 1 ~ 21 岁，平均起病年龄为 6 ~ 7 岁。男性明显多于女性，至少要多 3 倍。大多数多发性抽动症起病于 2 ~ 15 岁，学龄前期和学龄期儿童为发病高峰人群。90% 在 10 岁以前起病，以 5 ~ 9 岁最为多见。

多发性抽动症在伴随行为方面的表现也随性别而不同，在男性病人中更多的是伴有注意缺陷多动障碍，而在女性病人中更多的是伴有强迫障碍。Kurlan（1992）推测多发性抽动症的这种性别差异，可能是缘于中枢神经系统在早期发育过程中受性激素的影响所致。

多发性抽动症的首发症状表现为运动性抽动或发声性抽动，可先后出现或同时出现。通常以眼部、面部或头部的抽动作为首发症状，如眨眼、歪嘴或摇头等，尔后逐步向颈、肩、肢体或躯干发展。以眼部抽动作为首发症状者占 38% ~59%。眨眼被认为是多发性抽动症最常见的首发症状。发声性抽动作为多发性抽动症的首发症状占 12% ~ 37%，通常由清嗓子、干咳、嗅鼻、犬吠声或尖叫等发声组成，秽语仅占 1.4% ~6%。

不同肌群受累频率是按照从面上部到足下降的顺序，即抽动通常是从面上部（眨眼、斜眼等）开始，接下来是面下部（歪嘴、张口、伸舌、噘嘴、歪嘴、舔嘴唇、皱鼻等）及颈、肩部抽动（点头、仰

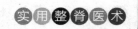

头、摇头、斜颈、耸肩等），然后是躯干及下肢抽动（搓手、握拳、举臂或踢腿、伸腿、蹬足等）以及躯干抽动表现（挺胸、收腹、扭腰等）。抽动表现形式多样化，可以有各种各样的运动性或发声性抽动。随着时间的推移，可出现种种复杂的、形态奇特的抽动动作。抽动形式可以改变，可以从一种形式转变为另一种形式。抽动症状的频率和强度在病程中呈现出波动性特征，新的抽动症状可以代替旧的抽动症状，或在原有抽动症状的基础上又出现新的抽动症状，抽动症状往往起伏波动，时好时坏，可以暂时或长期自然缓解，也可以因某些诱因而使抽动症状加重或减轻。

加重抽动的因素如紧张、焦虑、情绪低落、生气、惊吓、过度兴奋、过度疲劳等比较常见；减轻抽动的因素中以注意力集中、放松、情绪好、极度兴奋和酗酒等比较常见。既往认为抽动在睡眠时消失，近年来的研究表明睡眠时有部分病人抽动症状不消失，只是不同程度的减轻而已，这可能与睡眠时 γ - 氨基丁酸（GABA）的代谢水平改变有关。

近年来，已逐步认识到与多发性抽动症相联系的一些行为问题，轻者只表现为躁动不安、过度敏感、易激惹或行为退缩等。重者则表现为强迫障碍、注意缺陷、多动障碍、学习困难、睡眠障碍、情绪障碍、自伤行为和猥亵行为等，它们的发生率依次分别为30%～60%、35%～80%、25%～50%、10%～40%、20%～25%、5%～50%和20%～25%。这些行为问题构成本病整体的一部分，是多发性抽动症病人功能损害的来源。有时运动性抽动和发声性抽动已好转或缓解，而伴随的行为问题却十分严重，甚至成为临床主要矛盾。

在抽动秽语综合征的诊断方面，主要依据病人的临床表现（病史和临床症状）来进行诊断，国内外学者均采用临床描述性诊断方法来对多发性抽动症进行诊断，并且必须排除风湿性舞蹈病、肝豆状核变性、癫痫肌阵挛性发作、药源性不自主抽动及其他椎体外系疾病。

通常推荐多发性抽动症"必需诊断标准"包括：21岁以前发病，多发性不自主的运动性抽动，一种或多种发声性抽动，有一个加重或减轻的病程，新的症状逐渐代替旧的症状，抽动缺乏其他医学解释和病程超过 1 年。发声性抽动对多发性抽动症的诊断是必需的，但需要强调的是，本病的诊断标准中秽语不是必需的，因为秽语只发生在少数多发性抽动症病例中。通常来讲，凡病人具有两个或两个以上运动性抽动，加上一个或一个以上发声性抽动，病程超过 1 年者，即可诊断为多发性抽动症。其中对多发性抽动症的诊断有 1 年病程限定，这是人为规定的。目前国内外多数学者倾向于采用美国《精神疾病诊断统计手册》第四版（DSM – Ⅳ）中有关多发性抽动症的诊断标准作为本病的诊断标准。其实，美国《精神疾病诊断统计手册》第四版有关多发性抽动症的诊断标准与《国际疾病分类》第十版（ICD – 10）和《中国精神疾病分类方案与诊断标准》第二版修订本（CCMD – 2 – R）中所提到的诊断标准是类似的。目前我国学者多倾向于采用《中国精神疾病分类方案与诊断标准》第二版修订本或美国《精神疾病诊断统计手册》第四版中的诊断标准作为多发性抽动症的诊断标准。

1. 世界卫生组织《国际疾病分类》第十版研究用诊断标准 1993 年世界卫生组织《国际疾病分类》第十版（ICD – 10）发表了有关多发性抽动症的诊断标准为：

（1）多种运动性抽动和一种或多种发声性抽动，两者同时出现于某些时候，但不一定必须同时存在。

（2）抽动一天发作多次，几乎天天如此。病程超过 1 年以上，且在 1 年之中症状缓解不超过 2 个月以上。

（3）18 岁以前起病。

2.《中国精神疾病分类方案与诊断标准》第二版修订本诊断标准 1995 年《中国精神疾病分类方案与诊断标准》第二版修订本（CCMD – 2 – R）发表了有关多发性抽动症的诊断标准为：

（1）起病于 21 岁之前，大多数在 2 ~ 15 岁。

（2）主要表现为多种抽动动作和一种或多种不自主发声，两者出现于病程某些时候，但不一定同时存在。

（3）抽动症状一天反复出现多次，几乎天天如此，但在数周或数

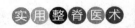

月内症状的强度有变化，并能受意志克制数分钟至数小时，病程至少持续 1 年，且在同 1 年之内症状缓解不超过 2 个月以上。

（4）不自主抽动或发声，不能用其他疾病来解释。

3. 美国《精神疾病诊断统计手册》第四版诊断标准 1994 年美国《精神疾病诊断统计手册》第四版（DSM－Ⅳ）发表了有关多发性抽动症的诊断标准为：

（1）具有多种运动性抽动及一种或多种发声性抽动，有时不一定在同一时间出现。所指的抽动为突然的、快速的、反复性的、非节律性、刻板的动作或发声。

（2）抽动每天发作多次，通常为一阵阵发作，病情持续或间断发作已超过 1 年，其抽动间歇期连续不超过 3 个月。

（3）上述症状引起明显的不安，显著地影响社交、就业和其他重要领域的活动。

（4）发病于 18 岁前。

（5）上述症状不是直接由某些药物（如兴奋剂）或内科疾病（如亨廷顿舞蹈病或病毒感染后脑炎）引起。

三、诊断

（一）颈椎特点

小儿抽动症、多动症主要是第 1～4 颈椎错位刺激了运动神经或交感神经，其中以第 3 颈椎错位最为多见，或由两个或两个以上椎体错位引起。

（二）检查手段

1. X 线检查　X 线可显示出颈椎椎体或棘突向左或向右偏歪。

2. 手法触诊　用双手拇指触诊，可摸到错位的椎体或棘突。

四、治疗

（一）治疗原则

小儿抽动症、多动症主要是由颈椎错位造成的，这种错位一般是陈旧性的，治疗前应外敷苦参洗剂。需要特别注意的是诊断时需要问清楚有关症状，才能判断是哪种类型的颈椎病。

（二）适应证

适用于由颈椎错位引起的小儿抽动症、多动症。

（三）禁忌证

1. 外伤等造成的小儿抽动症。

2. 内科疾病引起的小儿抽动症。

3. 药物等引起的小儿抽动症。

4. 脑部神经异常引起的小儿抽动症。

（四）手法治疗

1. 病人体位　病人取端坐位，全身放松，双手下垂，两目平视。

2. 术者体位　术者紧靠患者立于身后。

3. 操作步骤

（1）外敷苦参洗剂 50 分钟。

（2）按第一章第四节颈椎整脊法对患者进行手法整复。

4. 疗程　每日 1 次，10 次 1 疗程，1～2 个疗程可以治愈。一般疗程与疗程间休息 3～5 天。

（五）注意事项

1. 患病儿童一般年龄小，病程短，一般治疗疗程较短。

2. 由于所患疾病的患者主要是儿童，活泼好动，所以治疗期间和治疗后均要家长监护好患儿，不要打闹，同时注意保暖，防止患儿着凉感冒等加重病情。

五、疗效

患病时间一般较短，所以治疗疗程一般较短，个别患儿只需2～3次即可见效，甚至痊愈。但是由于孩子比较好动，所以较容易复发，这一点还没有找到很好的解决办法。只能加强孩子营养，减少孩子运动，在家长指导下进行功能锻炼，巩固疗效，尽量避免反复。

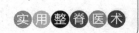

六、典型病例

黄某某，女，12 岁，小学 5 年级学生。2 岁左右曾经睡觉时从床上摔倒在地上，只是脸部有少许淤青，到医院检查未发现异常。3 年后开始眨眼，7～12 岁逐渐开始增加脸部抽动、点头、耸肩等动作，11～12 岁开始加重，四处求医，不见好转，最后诊断为"小儿抽动症"。

就诊时除了"小儿抽动症"症状外还有头痛、胸闷、腹泻等症状。经触诊检查，患者第 2、6 颈错位，棘突左偏，同时错位的还有第 4 胸椎和第 1 腰椎。整复颈椎 1 周后，患者脸部症状缓解，胸椎、腰椎整复 2 周后，胸闷、腹泻等症状缓解。X 线及手法检查颈椎恢复正常。1 年后回访，未再复发。

这是一个小儿抽动症伴随胸椎、腰椎错位引起的综合型症状，从这个病例受到很大启发，治疗小儿抽动症患儿时，要及时检查胸椎、腰椎是否也有错位，如果胸椎、腰椎有错位，要同时治疗，这样才有可能把复发降到最低。

张某某，男，8 岁被车撞伤，半年后开始出现耸肩、点头症状。来就诊时经检查患者第 2、5、6 颈椎向右偏歪。整脊治疗 1 周，症状消失，X 线及手法检查颈椎恢复正常。1 年后回访，未见复发。

七、背景资料

"小儿抽动症、多动症"本身既是独立的疾病，有时又是伴随着其他疾病的症状，表现形式多种多样，这些情况多数与先天无关，有时候因为发病较早，被误认为是先天性疾病，其实多数是由于颈椎错位压迫神经引起的。

"小儿抽动症、多动症"是近些年才发现，形成系统进行治疗的疾病，是否与遗传有关还不能定论。但是从颈椎椎体错位压迫神经导致疾病的病例并不少见，多数患者不认为这是病，仅仅是认为孩子比较活泼或淘气，更不会想到是颈椎错位造成的，因此不去治疗。我们

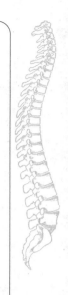

在此提出，以引起大家的重视。

我们曾经治疗一位成人患者，程某某，男35岁，前来治疗偏头痛，熟悉他的朋友都称他为"程疯子"。因为他平时对人嘻嘻哈哈，即使没人他也总是笑，而且头部不时左摇右摆，大家都认为他有病，他自己也很苦恼。为他治疗后，他跟我说："杨大夫，我也不想笑啊，可就是忍不住。而且脖子难受就想摆动一下，动一下颈椎才舒服，所以就好像我有疯病似的，可是我去'神经科'查了，啥事没有啊！幸亏你给我治好了，现在我好了，不会总笑了，也不用扭脖子，颈椎也舒服了，杨大夫，真是太感谢你了。"这位患者已经35岁了，不能算是小儿了，但是显然也是抽动症的一种，也算是"成人抽动症"吧。我们把他治疗前后的资料留了下来，见附图7颈椎侧弯治疗前后对比。

从这个病例我们分析，"抽动症"小儿多见，但是成人也有发病，只是儿童控制力差，颈椎稍稍错位就比较难受，自己就眨眨眼、抽抽鼻子、张张嘴、扭扭胳膊、踢踢腿等，表现出比较严重的症状。而成人有时候脖子很酸痛了，也不会总是扭来扭去，眼睛干涩也不会总眨眼，所以我们估计，成人不是没有抽动症，只是比较轻微的难受感觉自己就克服了，而等到严重时，坚持不住了，再眨眨眼、抽抽鼻子、张张嘴、扭扭胳膊、踢踢腿也无法缓解症状，所以"抽动症"表现主要是儿童疾病。当然，这是从这例患者的病情分析，只是一种猜测，希望广大同仁指正、批评。

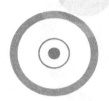

第三章 胸椎病

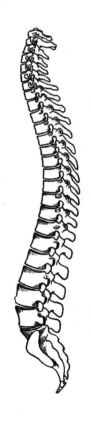

第一节　胸椎病概论

一、概述

胸椎（T）有 12 块椎骨，T1～T12 自上而下，第 1 胸椎有时也称为第 8 颈椎，胸椎与颈椎和腰椎有明显区别，它有肋骨协助维持稳定。实际上在脊柱的胸段是一个由胸椎、肋骨和胸骨组成的桶状结构，与颈椎和腰椎相比，因其稳定性好，错位的机会较少。

典型的胸椎椎骨都有椎体、椎弓和突起，椎骨自上而下（即 T1～T12）逐渐增大。在椎体的后面有棘突，侧面有横突，左右各有一个关节突。在椎体侧面后部近椎体上缘和下缘处，各有半球形肋凹，与肋骨形成肋横突关节。上关节突和下关节突的关节面几乎呈冠状位；棘突较长，伸向后方，并依次相掩，呈叠瓦状。这些都是与颈、腰椎不同的解剖特点。

脊髓胸段发出的胸脊神经共 12 对，在同序胸椎下缘穿出，都有前支和后支。前支除第 1 胸神经参与臂丛外，均不成丛，称为肋间神经，走行于肋沟内。后支向后进入背部，又分为内侧支和外侧支，支配背部。

胸段的交感神经与脊神经同行，可以称为内脏神经，调节并指挥内脏的活动，其中胸心神经、内脏大神经、内脏小神经、内脏最下神经等，分别调节心脏、胃、肝、胆、胰、小肠和肾的功能。因此，胸椎的错位，与整个内脏功能及全身健康状况有极密切关系。

二、解剖特点

（一）胸椎

胸椎椎体侧后部有一对肋凹小关节面和肋骨小头相连，因第 2 至第 9 肋骨小头上移，与上一节胸椎体成关节。因此第 2 至第 9 胸椎椎体的两侧各有一个上半关节面和一个下半关节面。胸椎横突尖端的前面有一连接肋骨结节的关节面，即横突肋凹。胸椎棘突细长，向后下伸出，上下部较平，中部最斜。胸椎上关节突的关节面朝后而偏上外，下关节面朝前而偏下内。

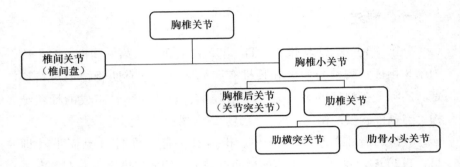

（二）胸椎关节

1. 肋椎关节　每一肋椎关节包括两个关节，即肋骨小头关节和肋横突关节。

2. 胸椎后关节　关节突关节。

3. 肋骨小头关节（肋头关节）　由肋骨小头关节面与胸椎侧面的肋凹构成。从第 2 至第 10 肋，每一肋骨小头同时接两个胸椎的肋凹。

4. 肋横突关节　由肋结节关节面与横突肋凹构成。肋横突关节只限于第 1 至第 10 肋。

胸椎后关节、肋骨小头关节和肋横突关节三者合称胸椎小关节，这是三种关节，而不是三个关节。所以这里所说的胸椎小关节，包括椎体上、下、左、右共 4 个后关节；肋骨与椎体构成的左右各一个肋椎关节和肋结节与横突肋凹组成的左右各一个肋横突关节。上、下、左、右共有 8 个关节，称它们为小关节，是与胸椎的椎间关节相对而言的。

（三）胸脊神经

脊髓胸段发出的胸神经共 12 对，在同序胸椎下缘穿出，都有前支和后支。前支除第 1 胸神经参与臂丛外，均不成丛，称为肋间神经，走行于肋沟内。后支向后进入背部，又分为内侧支和外侧支，支配背部部分肌肉及项、背、腰、腹的部分皮肤感觉。胸段的交感神经与脊神经同行，称为内脏神经，调节并指挥内脏的活动，包括胸心神经、内脏大神经、内脏小神经、内脏最下神经等，分别调节心脏、胃、肝、胆、胰、小肠和肾的功能。因此胸椎的错位与整个内脏的功能及全身的健康状况有极其密切的关系。

胸椎的整复主要指椎体错位的整复，即椎间关节的整复。但胸椎小关节的紊乱，有时也会引起症状。如果不能恰当的整复，骨赘增生形成后，也会刺激脊神经或交感神经，最后导致脊柱相关疾病。

三、临床分型

在整脊学中，我们将颈椎病分为颈型、神经根型、椎动脉型、脊髓型、交感神经型和食管型等不同类型。但在胸段，问题没有那么复杂，只有神经根和交感神经有可能受到刺激或压迫，而形成胸椎相关疾病。

已经有实验证明，压迫胸、腰段脊神经和交感神经，所造成的后果是相同的。因此在胸、腰段只有一种类型的脊柱相关疾病，表现出来的症状既有神经根型，也有交感神经型特征。

《自然医学杂志》刊登的黄国松、钟国智、钟晓娟的文章"脊椎病的临床提示"提出，白血病患者，在 X 线片上可清晰地看到第 10 胸椎到第 12 胸椎（即 T10～T12）向右弯曲。矫正后，即可获显著的进步，是血癌患者的福音，因为第 10～12 胸椎可加强小肠的功能。

根据临床经验，如果第 7～9 胸椎有错位，就有可能引起胃溃疡，又称为消化性溃疡。以前的医学理论认为胃溃疡是引起胸椎疼痛的原

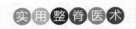

因，而且认为胸椎的痛点是溃疡的反映点。其实所谓反映点，是真正的病因，胸椎错位导致了胃的功能紊乱，最后产生胃溃疡。为什么这样说？那是因为只要把胸椎的错位整复好，溃疡就可以不治自愈。其他的胸椎相关疾病的患病机制和胃溃疡类似。在这一章中，将详细地叙述。

第二节　胸椎小关节紊乱

一、病因与病机

胸椎小关节紊乱，多因搬抬重物时，姿势不正确、用力不当而引起。搬动物品时，过分弯腰，腰部承重后又有转身、扭腰等用力不正确的动作，就会发生急性腰扭伤或造成胸椎小关节紊乱。

胸椎小关节紊乱，有的能直接导致脊柱相关疾病，有的虽不能直接导致脊柱相关疾病，但由于胸椎小关节紊乱可产生酸痛等症状，引起动作不协调，所以在劳动和活动中，极易引起椎体的错位。

胸段脊柱由于肋骨的加固，所以稳定性较颈、腰段好得多。胸椎小关节紊乱较少见。但是胸椎作为腰椎的辅助下弯、扭转部分，在负重或动作不协调的情况下，也会发生小关节紊乱。当然外力扭错、挤压等作用下也可能造成椎体的移位，引起后关节错缝或半脱位，而使肋椎关节、肋骨横突关节错缝或半脱位，压迫刺激肋间神经或胸脊神经后支引起症状，或导致脊柱胸段的相关疾病。

二、临床表现

胸椎小关节紊乱急性期会出现背肌疼痛，活动时肋间神经有痛感，多数患者活动正常，少数患者活动受限。如有棘突偏歪，偏歪棘突附近可有压痛。

如果没有及时整复转为慢性，则局部症状减轻，只留下一点酸痛和沉重感，但是与错位椎体相关的内脏或组织会出现相关的疾病。

三、诊断

（一）脊柱特点

1. 第 1~12 胸椎有椎体错位时，棘突偏歪并有后突。

2. 偏歪棘突有单个的也有两个以上的。

3. 不同椎体错位会产生不同的胸椎相关疾病。

（二）检查手段

1. X 线检查　胸椎正位 X 线片可显示出椎体或棘突的偏歪。

2. 手法触诊　胸部触诊可发现偏歪的颈椎棘突。

四、治疗

急性期可以直接整复。如果已经形成陈旧伤，则必须按陈旧伤处理，用苦参洗剂外敷后再整复。由于胸椎是由肋骨、胸骨和胸椎组成的桶状结构。所以整复较颈椎、腰椎要困难。如果坐势复位，效果不好，则可采用卧位牵引复位。复位方法详见第一章。

（一）治疗原则

1. 急性损伤一般可立即复位，不用外敷药物。

2. 病程超过 1 周者，必须外敷苦参洗剂。病程超过 3 个月，一次治愈的机会不多。病程越长，骨赘增生越严重，需要外敷、整复的次数相对增多。

3. 整复的关键是要在手法前仔细触诊确定错位的椎体，然后采取手法复位纠正其错位。整复时应当尽量少用力，特别是整复第 1、2 胸椎时，如果推不动，一定要外敷苦参洗剂。

（二）适应证

由于姿势不协调，扭伤胸椎引起的小关节紊乱。

（三）禁忌证

1. 胸椎结核、肿瘤等引起的小关节紊乱，不属于整脊治疗范围。

2. 由骨折等外伤引起的小关节紊乱，不属于整脊治疗范围。

（四）手法治疗

1. 病人体位　病人取端坐位，双手下垂，两目平视。

2. 术者体位　术者紧靠患者立于身后。

3. 操作步骤

（1）外敷苦参洗剂 40～60 分钟，根据病人病情及患病时间确定。病情重、患病时间长则延长服药时间，反之则缩短时间。

（2）按第一章第四节胸椎整复手法，对患者进行手法整复。

（3）治疗完成后，叮嘱患者 15 分钟内不要活动，以免影响疗效。

4. 疗程　急性损伤一般 1 次即可治愈；慢性损伤每天治疗 1 次，6 次为 1 个疗程，一般需治疗 1～3 个疗程。

（五）注意事项

1. 术者在手法操作中，切忌使用暴力、蛮力，以免损伤肌肉组织，造成患者不必要的疼痛。

2. 治愈后 3 个月内不要负重，并尽量卧硬板床休息。

五、典型病例

周某，男，32 岁，司机。在搬动床位时，姿势不协调扭伤了胸椎，背部疼痛不严重，活动照常。检查其胸椎，发现第 7～8 胸椎有棘突偏右，咳嗽时向肋间放射痛。采用胸椎手法整复后，症状消失。

谢某某，男，49 岁。某研究院干部。以胸部酸痛不适感就诊。劳累或天气变化时背部酸痛，但不严重。当地医院诊断为胆囊炎。检查发现其第 11～12 胸椎右偏，但显然背部疼痛不是胆囊炎引起，相反，胆囊炎是由于第 11～12 胸椎错位，造成胆囊代谢功能紊乱，免疫力下降所致。手法整复后，胸椎恢复正常，症状消失，经医院检查，胆囊炎痊愈。

第三节　胸　　痛

胸痛只是一种症状，并非独立的疾病，但是有些胸痛容易与心绞痛混淆。前面已经介绍过，心绞痛是心肌缺血造成的，而胸痛则不然，它是胸椎错位引起的。心绞痛必须及时治疗，延误的话会有生命危险，但胸痛只是胸椎小关节紊乱或胸椎错位引起的，不会危及生命。胸痛和心绞痛的主要区别是胸痛呈持续性，而心绞痛呈阵发性，且心绞痛活动后会加重，而胸痛活动后则减轻。如果有条件进行检查，心绞痛患者有心电图改变，而胸椎错位或胸椎小关节紊乱引起胸痛患者的心电图正常。

一、病因与病机

外伤或身体不协调动作，造成胸椎错位或胸椎小关节紊乱导致的胸痛，为持续性疼痛。第 7 ~ 9 胸椎发生错位，会导致胃功能紊乱，形成胃炎或胃溃疡，也会造成胸痛，但其胸痛呈闷痛。有时肋骨错缝，也可造成胸痛，这种疼痛部位是固定的，一般在肋骨错缝的附近。只要把肋骨整复好，疼痛就会立即消失。肋骨错缝时，一手按压痛点，嘱患者用力咳嗽一声，利用咳嗽时胸腔的振动，肋骨即可自动复位。因此，肋骨脱位往往被人们称为"岔气"。当然陈旧性肋骨错缝就不会如此简单，必须先在患处敷苦参洗剂，然后才能进行整复，而且需要多次整复。

二、临床表现

胸椎错位和胸椎小关节紊乱导致的胸痛并不严重，但疼痛呈持续性，而非阵发性。疼痛往往向肋骨放射，有时也伴有背痛或肩背痛。此外，胸椎错位与哮喘、咳嗽及心脏疾病也有密切关系。在颈椎无错位情况下，胸椎错位可能成为这些疾病的发病原因。

三、诊断

（一）脊柱特点

胸椎的上段，包括的第 1 ~ 4 胸椎是胸心神经的发出处，因此与心肺功能有密切关系。所以胸痛如果是胸椎上段错位引起，就可能有

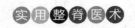

心肺功能障碍，中段主要影响脾胃功能。胸痛对应的胸椎有 12 个椎体，其中不同椎体错位，都可能引起胸痛，但其相关疾病却相差甚远。因胸椎椎体错位和胸椎小关节紊乱部位完全相似，故整复方法也一样。

（二）鉴别诊断

应当做心电图以排除冠心病及心肌梗死。

四、治疗

（一）治疗原则

胸椎错位和肋骨脱位，都会造成胸痛。但肋骨脱位的胸痛局限在脱位附近，一般触诊能以摸到脱位的肋骨。用手指沿肋骨按滑，即可把脱位的肋骨整复好。一般陈旧性肋骨脱位，多用滑按法，而急性肋骨脱位则用一手按压咳嗽法。

（二）适应证

1. 适用于外伤引起的胸部疼痛。

2. 适用于急、慢性扭挫伤引起的胸部疼痛。

（三）禁忌证

1. 严重外伤导致骨折引起的胸部疼痛。

2. 冠心病等引起的胸部疼痛。

3. 胸膜炎、肿瘤等内科疾病引起的胸部疼痛。

（四）手法治疗

1. 病人体位　病人取端坐位，双手下垂，两目平视。

2. 术者体位　术者紧靠患者立于其身后，助手立于患者前方面对患者。

3. 操作步骤

（1）对于胸痛在 3 周之内的患者可直接进行整复，超过 3 周的患者，需在错位的椎体局部外敷苦参洗剂，50 分钟后进行手法整复。

（2）手法整复按第一章第四节胸椎椎体错位的整复方法进行。

（3）复位后要对整复的椎体两侧韧带进行整理，使其贴附在椎体棘突上。

4. 注意事项

（1）术者在手法操作中，由于患者胸部疼痛，力量要比一般胸椎整复法轻，以免加重患者的疼痛，影响手法的进行。

（2）治疗后不要在整复局部按摩。

（3）整复后3周内，患者不要负重，并尽量卧硬板床休息。

五、典型病例

马某某，女，53 岁，印刷厂工人。晚间骑车掉进沟里，右侧胸部疼痛不止，经当地医院多次反复治疗，效果不明显而来就诊。就诊时，已摔伤疼痛 3 年。经检查第 6、7 胸椎陈旧性错位，第 5 ~ 7 肋骨右侧脱位，也为陈旧性。肋骨和胸椎都按陈旧伤处理，外敷苦参洗剂后，进行整复。经反复整复多次后，症状消失。分析以前治疗无效的原因，可能是只治疗了肋骨，而没有同时整复胸椎，因肋骨整复不彻底，所以疼痛也没有缓解。

第四节　消化不良

一、病因与病机

消化不良主要表现为食欲不振、上腹胀等。消化不良轻微时常被人们忽略，一般认为只是胃口不好、食欲不振，严重者可能表现为厌食，就是不想吃饭。本病可视为胃病的急性期。造成本病的直接原因之一是胸椎因扭伤或外伤而发生错位，同时胸椎小关节紊乱，错位的椎体和后来因失衡产生的骨赘增生，挤压和刺激胸段脊神经，即调节胃的内脏神经，从而影响胃的运动和胃液分泌功能所致。短期内仅是功能紊乱，持续下去就会出现胃炎或溃疡等器质性改变。

二、临床表现

常见症状

消化不良又称为胃肠神经官能症，是胃肠神经紊乱的一种表现。本病以胃运动和胃液分泌功能紊乱为主，并无器质性改变。除消化不良外，还可伴有失眠、焦虑、精神涣散、神经过敏以及头痛等神经官能症。在所有神经官能症中，本病发病率最高，多见于青壮年。

消化不良以胃部症状为主，患者常有反酸、嗳气、厌食、恶心、呕吐、早饱、上腹胀、食后饱胀、剑突下灼热感、上腹不适或疼痛等症状，女性较多见。

消化不良可单独或以一组症状出现：

1. 早饱是指进食后不久即有饱感，以致摄入食物明显减少。

2. 上腹胀多发生于餐后，或呈持续性进餐后加重。

3. 早饱和上腹胀常伴有嗳气。恶心、呕吐并不常见，往往发生在胃排空明显延迟的患者，呕吐多为当餐胃内容物。

4. 不少患者同时伴有失眠、焦虑、抑郁、头痛、注意力不集中等精神症状。这些症状在部分患者中与"恐癌"心理有关。

5. 在病程中症状也可发生变化，起病多缓慢，经年累月，持续性或反复发作，不少患者有饮食、精神等诱发因素。

消化不良的典型表现有如下。

1. 神经性呕吐　往往进食后突然呕吐，无明显恶心，吐不费力，量不多，不影响进食和食欲，无营养障碍。可伴有癔症倾向，如夸张、做作、易受暗示、突然发作而间歇期完全正常。所以也称为癔症性呕吐。

2. 神经性嗳气　患者有反复发作的连续性嗳气，企图通过嗳气来解除饱胀的腹部。事实上由于吞入大量空气，才嗳气不尽。此病也有癔症倾向，多在有人在场时发作。

3. 神经性厌食　以畏食、体重减轻为主要表现，女性可出现闭经，并无器质性改变。常有低血压、心动过缓、体温过低、饥饿感丧失等现象。

三、诊断

1. X线检查　第7、8、9胸椎的一个或两个以上椎体有错位。

2. 手法检查　触诊患者第7~9胸椎的一个或两个以上椎体有棘突明显偏歪，并伴有胸椎小关节的紊乱，有的棘突后突明显，棘突和棘突旁有压痛。如果棘上韧带撕裂，为急性期；如果棘上韧带肥厚，则为陈旧性错位。

四、治疗

（一）治疗原则

急性期可直接整复，注意椎体错位与胸椎小关节紊乱应同时整复。整复胸椎和小关节紊乱，采用卧位效果较好。陈旧性错位，一般需要多次整复才能完全复位。由于消化不良属功能性疾病，治疗比较简单，一般痊愈也较快。

（二）适应证

适用于胸椎错位引起的胃肠神经官能症。特别是对于神经性的呕吐、嗳气、厌食症，效果理想。

（三）禁忌证

1. 内科疾病引起的消化不良。

2. 器质性病变引起的消化不良。

3. 暴饮、暴食等不良饮食习惯引起的消化不良。

（四）手法治疗

1. 病人体位　病人取端坐位，双手下垂，两目平视。

2. 术者体位　术者紧靠患者立于身后，助手立于患者前方面对患者。

3. 操作步骤

（1）消化不良的患者一般都超过3周（3周之内的患者在总病例中不超过5%，很少见，可直接进行整复），需在错位的椎体局部外敷

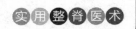

苦参洗剂，50分钟后进行手法整复。

（2）手法整复按第一章第四节胸椎椎体错位的整复方法进行。

（3）为了加强治疗效果，复位后可按第一章第四节中"五五一下推"法进行辅助治疗。

4. 注意事项

（1）由于患者一般为陈旧伤，不要追求一次性复位成功，所以用力不要过猛、过重，以免加重患者的疼痛，影响手法的进行。

（2）治疗20分钟后方可进行按摩（"五五一下推"法），以免影响疗效。

五、疗效

在上述三种患者中，第一种神经性呕吐疗效最好，神经性厌食疗效最差。

六、典型病例

贾某某，女，32岁，北京人。因头晕、呕吐、畏食等症状就诊。检查发现第5、6颈椎右偏；第7、8胸椎右偏，第5腰椎右偏。不仅有畏食、呕吐，还伴有月经不调。经整复治疗，2周后颈、胸、腰椎全部复位，临床症状消失。

陈某某，女，39岁，山西某矿务局干部。以嗳气、厌食为主诉就诊。患者消瘦，常因为嗳气而不进食。检查发现第7、8胸椎右偏，同时有胸椎后关节紊乱。经手法整复，1周后胸椎正常，症状消失。

钱某某，女，45岁，唐山丰润防火设备公司总经理。身高170cm，体重50kg，体型偏瘦。由于常年的工作压力，身体状况非常糟糕，特别是一日三餐总量也就2两主食，其他蔬菜水果也难以下咽，每餐吃饭都要下很大决心，强迫自己吃一口，就连喝水也感觉喝一口就反胃要呕吐。自己描述，胃里总是满满的，胀得难受，根本就吃不下任何东西。由于吃得少，身体每况愈下，特别是最近一年体重直线下降，从原来的60kg，已经下降到50kg都不到了。脸色也很差。

由于食欲不好，整个人没精神，不想工作，不想吃饭，甚至不想活了。检查发现第7、8、9胸椎错位，经手法整复，外加穴位点揉，2周后，有饥饿感，4周后，脸色好转，食量增加了一倍，检查胸椎已经基本恢复正常。治疗结束。又过了3个月，她又来复查，十分兴奋地说，体重已经增加了5kg，现在吃饭香了，干什么都有劲了。随访一年，情况稳定。

第五节　胃　溃　疡

一、病因与病机

传统观念认为，胃溃疡的发生主要是胃酸及幽门螺杆菌造成。但按照整脊学的思路来分析，本病则是因为扭伤或外伤造成第7、8、9胸椎的一个或两个以上的椎体错位，错位的椎体刺激和压迫脊神经，造成内脏神经功能异常，引起胃的运动和胃液分泌功能紊乱导致。

胃溃疡多位于与泌酸区毗邻的胃窦小弯，有时见于大弯，也可位于幽门部。胃溃疡多伴有胃部的炎症。十二指肠溃疡多位于球部，偶有位于球以下部位者，称为球后溃疡，可伴有十二指肠炎和胃炎。在十二指肠球部和胃前后壁相对处，可有对吻的双溃疡。胃和十二指肠都有溃疡者，称为复合性溃疡，约占溃疡患者总数的5%。溃疡呈圆形或椭圆形，直径一般小于2.5cm，深达黏膜肌层，边缘整齐，具有炎性水肿、细胞浸润和纤维组织增生等病变，底部洁净，覆有灰白纤维渗出物。

溃疡进一步发展时，会累及肌层或浆膜，有时穿透浆膜而引起穿孔。前壁穿孔引起急性腹膜炎，后壁穿孔多和邻近器官如肝、胰、横结肠等附着，称穿透性溃疡。当溃疡基底的血管，特别是动脉受到侵蚀时，可导致大量出血。

溃疡愈合一般需要4~8周，愈合后多留瘢痕。瘢痕收缩或浆膜层与周围组织粘连，可引起病变部位畸形和幽门狭窄。

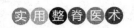

二、临床表现

其临床特点有三：首先是呈慢性过程，一般少则几年，多则几十年；其次是周期性发作，发作期与缓解期交替；第三是节律性疼痛。

1. 疼痛　上腹部不适或疼痛。原因是溃疡、周围组织炎症和胃酸对溃疡的刺激。疼痛性质不一，可为饥饿样不适、钝痛、胀痛、灼痛或剧痛等。胃溃疡疼痛位于剑突下，正中或偏左。当疼痛较深或穿透性者可涉及背部。疼痛多在餐后半小时至两小时出现，至下一餐消失。十二指肠溃疡疼痛则位于上腹中部或稍偏右，多在餐后 3～4 小时出现，持续至下一次进餐，进食后可减轻或完全缓解，所以又称为"空腹痛"。若胃溃疡在近幽门处，则疼痛与十二指肠溃疡相同。

2. 其他胃肠道症状　嗳气、反酸、流涎、恶心、呕吐等，可单独出现或伴随疼痛出现。大量呕吐宿食，提示幽门梗阻。

3. 全身症状　失眠、全身无力、神经官能症、缓脉、多汗等自主神经紊乱等症状。还可有消瘦及贫血。

三、诊断

（一）脊柱特点

第 5～9 胸椎有一个或多个椎体错位，为陈旧性，触诊可发现棘突偏歪，且合并有小关节的紊乱，其中胃溃疡多出现在第 6 胸椎错位。治疗必须按陈旧性错位处理。

（二）检查手段

钡餐造影和胃镜可以协助诊断。

四、治疗

调整胃神经功能最根本的办法是整复错位的胸椎椎体，恢复脊神经及自主神经对胃的调节功能。

（一）治疗原则

与溃疡病相关的椎体错位，都是陈旧性的。由椎体错位到溃疡形成，是有一个过程的，所以胃溃疡病的胸椎椎体整复，都要按陈旧性错位处理。整复前要先敷苦参洗剂，且一般要进行多次整复。

（二） 适应证

适用于胸椎错位引起的胃溃疡。

（三） 禁忌证

溃疡病穿孔、出血者慎用。

（四） 手法治疗

1. 病人体位　病人取端坐位，双手下垂，两目平视。

2. 术者体位　术者紧靠患者立于身后，助手立于患者前方面对患者。

3. 操作步骤

（1）溃疡病病程一般都较长，整复前需在错位椎体的局部外敷苦参洗剂，50 分钟后进行手法整复。

（2）手法整复按第一章第四节胸椎椎体错位的整复方法进行。

（3）复位后可按第一章第四节中"五五一下推"法进行辅助治疗，对于年老体弱的虚证患者采用点揉手法，对于年轻体壮的实证患者采用下推手法。

4. 注意事项

（1）由于患者一般为陈旧伤，一次复位难以成功，所以用力不要过猛、过重，以免影响手法的进行。

（2）治疗 20 分钟后方可进行按摩（"五五一下推"法），以免影响疗效。

（3）整复后如能配合药物治疗，则效果更佳。

五、疗效

据统计，临床治疗胃溃疡早期患者 200 例，其中痊愈 121 例，占 60.5%；有效 21 例，占 10.5%；无效 58 例，占 29.0%，在这些患者中还有相当一部分没有坚持治疗，我们相信治愈率可以进一步提高（图 3 -1）。

167

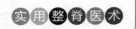

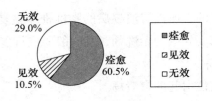

图3-1 胃溃疡疗效示意图

六、典型病例

张某某，男，42岁，干部。患胃溃疡多年，每月需要服数百元的药物治疗，体检时通过触诊脊柱，发现第7~9胸椎偏歪。经过两周整复，症状消失。他自己高兴地说："这下子可解决了。"（指治好了胃溃疡病，再也不用吃药了。）

七、背景资料

提起胃溃疡，我们十分怀念一位不愿透露姓名的患者。他是位离休的将军，又是一位以普通人自居的老人。他几十年的胃溃疡，是战争给他留下的。他听说我们治疗胃溃疡效果很好，自愿前来"做实验"。

他问我们："胃溃疡最准确的确诊办法是什么？"我们告诉他是胃镜。于是他去了一家大医院，做了胃镜检查，确诊为胃溃疡。经过1周多的整脊治疗后，他又去这家医院做胃镜检查。大夫不愿意给他做，理由是做胃镜太频繁对身体没有好处，而且两次胃镜相距还不到两周，不会有什么变化。但在他的坚决要求下，大夫还是给他做了。检查中大夫吃惊地发现，他的溃疡竟找不到了。于是把主任请来，又重新检查，在原来溃疡的地方，只找到了一个"小瘢痕"，说明溃疡已经愈合了。取出胃镜后，这位老患者对大夫说："你们的话，我都听到了。谢谢你们！我完成任务了。"大夫对他的话莫名其妙。他找到我们，对我们说："干休所有不少人都是老溃疡了，你们可以给他们治了。"当我们感谢他的牺牲精神时，他却说："这算什么，当年面对敌人的火力点，我们都敢冲上去炸掉它。现在做个胃镜，吃点苦算什么。这样他们就可以放心地去治了。"

胃溃疡也可以发生在食管下段、十二指肠球部。溃疡的形成与胃酸和胃蛋白酶的消化作用有关，故又称为"消化性溃疡"。由于常发生在胃和十二指肠球部，所以也称为"胃十二指肠溃疡"。由于溃疡的形成与胃功能紊乱有关，所以溃疡也属功能紊乱性疾病。

从以前医学对溃疡的症状描述不难看出，溃疡是医学界还没有解决的难题。它的第一个特点就是呈慢性病程，一般少则几年，多则几十年，但人的一生有多少个几十年呢？另外一个特点，就是周期性发作和节律性疼痛。应该说，在溃疡的慢性病程和周期性发作解决之后，溃疡病的特点就只剩节律性疼痛，现在用整脊手法也解决了，是一个进步。

第六节　胆　囊　炎

一、病因与病机

胆囊炎多见于成年人，发病多与胸椎错位有关。从第 9～11 胸椎间隙发出的内脏神经，调节肝、胆功能，扭伤或外伤使第 9～11 胸椎发生错位，或伴发小关节紊乱，就会挤压或刺激脊神经，即胸椎部分的内脏神经，引起肝胆功能紊乱，免疫力下降。若此时再有细菌侵入，则会出现胆囊炎，临床有急、慢性之分。

急性胆囊炎，胆囊壁可因炎症而有充血、肿胀、黏膜溃疡和胆囊积脓等不同程度的病变。随着炎症的发展，可发生胆囊壁坏死、穿孔，以及由此而引起的胆囊周围脓肿或严重的腹膜炎。如果炎症停止发展，并且逐渐消退，则胆囊壁留下瘢痕，严重者或多次发作后，胆囊缩小，并和周围组织或器官发生粘连，此时胆囊的正常生理功能就会受到影响，甚至丧失。

慢性胆囊炎，是一种临床上常见的胆囊疾病，往往与胆囊结石同时存在。慢性胆囊炎的主要病理表现为胆囊壁的增厚和瘢痕收缩，胆囊往往缩小，周围可有粘连。如在胆囊颈部或胆囊管有梗阻，胆囊亦可扩大。镜检显示黏膜破坏，为肉芽组织或瘢痕组织所替代。囊壁有淋巴细胞浸润、纤维化甚至钙化等改变。这些病理改变都会使胆囊的浓缩和排空功能产生不同程度的障碍。

二、临床表现

常见症状

1. 急性胆囊炎　急性胆囊炎发病时，右季肋部和上腹中部有持续性疼痛。疼痛一般逐渐加重，但也有起病即剧痛的。常伴有恶心、呕吐。当有胆石阻塞胆囊颈时，疼痛剧烈，并呈阵发性加剧，疼痛常放射到右肩胛区，右上腹腔有触痛，尤以胆囊处最明显。局部肌肉紧张，有时能摸到肿大的胆囊呈圆形或椭圆形，有显著触痛，能随呼吸上下移动。当炎症扩展到周围时，局部触痛更为明显，还可出现腹肌强直。急性胆囊炎伴有胆囊颈或胆管阻塞时，则较易发生胆囊积脓，囊壁坏死和穿孔，而引起弥漫性腹膜炎。急性胆囊炎并发胆管炎时，可出现黄疸和高热。一般情况下急性胆囊炎患者的体温能升到39℃左右，白细胞计数可达 $15 \times 10^9/L$ 左右。

2. 慢性胆囊炎　慢性胆囊炎常为急性胆囊炎的遗留症状，也可因囊内结石长期刺激而引起。病人常有消化不良、胃部饱胀感和嗳气等症状。检查时胆囊部位有轻微的触痛。反复发作性上腹部疼痛，多发生在右上腹或中上腹部，并向右肩胛下区放射。腹痛常发生于餐后，但亦可与饮食无关，疼痛常呈持续性。可伴有反射性恶心，少有呕吐及发热、黄疸等症状。可伴有反酸、嗳气等消化不良症状，并于进食油腻等食物后加重。在急性发作或结石嵌顿在胆管时可有急性胆囊炎或胆绞痛的典型症状。问诊时应询问既往有无反复发作胆绞痛的病史、起病急缓、疼痛的部位、性质特点、放射方向、时间及伴随症状。

三、诊断

（一）脊柱特点

胆囊炎患者胸椎的特点是第 9 ~ 11 胸椎因扭伤或外伤发生错位。多为陈旧性错位，且伴随有胸椎小关节紊乱。

（二）检查

1. B 超检查　可示胆囊外形变小，胆囊壁增厚、粗糙不整，可合并胆结石。

2. X 线检查　胆囊区可无异常阴影，有时可见有胆囊结石、胆囊壁钙化、胆囊内或胆囊壁积气以及如造影检查时所见的致密胆囊阴影（石灰样胆汁）。因为这些现象与慢性胆囊炎均有一定的因果关系，可以作为有慢性胆囊炎存在的佐证。口服胆囊造影检查可观察胆囊收缩功能是否存在、胆囊内有无结石等。

3. CT 检查　对未合并结石的慢性胆囊炎诊断困难者，需参考临床表现及其他影像学检查综合确诊。主要表现为胆囊缩小、囊壁增厚或合并有钙化。

四、治疗

多数胆囊炎患者胸椎有错位。整复错位的椎体对胆囊炎有很大的治疗作用。

（一）治疗原则

由椎体错位到炎症形成有一个过程，所以胆囊炎的胸椎椎体整复，都要按陈旧性错位处理。整复前可先敷苦参洗剂，且一般要进行多次整复。

（二）适应证

适用于胸椎错位引起的胆囊炎。

（三）禁忌证

化脓性胆囊炎禁用。

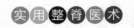

（四）手法治疗

1. 病人体位　病人取端坐位，双手下垂，两目平视。

2. 术者体位　术者紧靠患者立于身后，助手立于患者前方面对患者。

3. 操作步骤

（1）胆囊炎病程一般都较长，整复前需在错位椎体的局部外敷苦参洗剂，50 分钟后再进行手法整复。

（2）手法整复按第一章第四节胸椎椎体错位的整复方法进行。

（3）复位后可按第一章第四节中"五五一下推"法进行辅助治疗，对于年老体弱的虚证患者采用点揉手法，对于年轻体壮的实证患者采用下推手法。

4. 注意事项

（1）由于患者椎体一般为陈旧伤，一次复位难以成功，所以用力不要过猛、过重，以免影响手法的进行。

（2）治疗结束 20 分钟后方可进行按摩（"五五一下推"法），以免影响疗效。

（3）整复后如能配合药物治疗，则效果更佳。

五、疗效

从临床观察，胆囊炎患者接受整脊手法的不多，没有统计学意义。但从治疗的十几例患者效果看，疗效很好。分析患者少的原因有二，其一是此病患者总数不多，并不是常见病、多发病。其二多数患者都到大医院去找内科大夫或外科大夫，他们不知道用整脊也能治疗胆囊炎。

六、典型病例

解某某，男，49 岁。因患慢性胆囊炎多年而就诊。查体发现第 10、11 胸椎右偏，右季肋部轻微压痛。经整复后症状消失而痊愈。

第七节 胆 结 石

一、病因与病机

胆结石是指胆囊或胆道内有结石存在，多见于中老年人。按照整脊学的观点，第 9～11 胸椎的错位压迫或刺激脊神经，是胆结石形成的内在原因。

胆结石的分布如下：

1. 胆囊结石　多为胆固醇结石或以胆固醇为主的混合结石。其形成主要是由于胆汁代谢异常、胆固醇过饱析出结晶所致。

2. 胆总管结石　多为胆红素结石，或以胆红素为主的混合结石。常继发于胆道蛔虫引起的胆道感染。

3. 肝内胆管结石　我国发现较多，左肝管多于右肝管，也可分布于两侧肝内小胆管。和胆总管结石相似，也多为胆红素结石或以胆红素为主的混合性结石。与胆道蛔虫引起的胆道感染有关。

二、临床表现

（一）常见症状

胆囊结石的症状取决于结石的大小、部位、有无阻塞及炎症等。无症状的急性结石不易诊断，可能有相当多的人终生被忽略。较大的胆囊结石有时能引起右上腹闷胀不适或慢性胆囊炎症状。较小的结石在进食后胆囊收缩或夜间平卧时可阻塞胆管，引起胆绞痛或急性胆囊炎。小的结石可进入胆总管，然后被排出胆道，也可成为继发性胆总管结石。

结石可能长期阻塞胆管而不发生感染，仅形成胆囊积水，此时也可触及无明显压痛的胆囊。若有感染造成胆囊积脓，检查触及胆囊时，压痛明显。十二指肠引流检查胆汁，可见胆沙或胆固醇结晶。

胆总管结石常导致胆总管炎，并互为因果。其典型症状为腹痛、寒热及黄疸，被称为胆道三联症，且可长期反复发作。腹痛为胆绞痛，多局限于剑突下区，开始为闷胀痛，继而转为刀割样绞痛。触摸时剑突右下方常有深压痛和肌紧张，右侧腹直肌相对紧张。如果肝区有叩击痛，说明感染已波及肝内胆管。寒战、高热是胆总管结石的又一特征，是感染向上扩散，细菌及内毒素通过肝脏的窦状隙进入血液循环的中毒反应。多数病人都会继绞痛和寒热后，出现黄疸。一般在发病后 12～24 小时黄疸明显。

胆总管梗阻和感染决定了其临床表现。一般发作多在 1 周内消退，这是由于阻塞后胆汁滞留、胆管扩张，使嵌顿于下端的结石得以移动，并向上漂浮或通过松弛的括约肌乳头排出胆道。这时腹痛可很快消失，其他症状也随之解除。

（二）临床分型

1. 胆固醇结石　结石主要成分为胆固醇，呈淡灰黄色，质硬，表面光滑，切面有放射状线纹。单个的大结石呈椭圆形；多发结石则呈多面形颗粒状。X 线片不显影。

2. 胆红素结石　结石主要成分为胆红素，呈棕黑色或棕红色，质软，易碎，有的似软泥一团，有的呈沙粒状，数量较多，大小不等。由于含钙量少，X 线片多不显影。

3. 混合性结石　结石是由胆固醇、胆红素和钙盐混合组成。由于所含成分的比例不同，结石可以呈各种形状和颜色。剖面多呈层状，每层色调不一。若含钙较多，X 线片可显影。

三、诊断

（一）脊柱特点

第 9～11 胸椎椎体错位，以及胸椎小关节紊乱，是胆结石患者脊柱的主要特点。

（二）检查

1. B 超检查　胆结石合并胆囊外形变小，胆囊壁增厚、粗糙不整。

2. X 线检查　胆囊区往往可见有胆囊结石、胆囊壁钙化、胆囊内或胆囊壁积气，以及如造影检查时所见的致密胆囊阴影（石灰样胆汁）。

3. 手法检查　触诊第 9～12 胸椎向左或向右偏歪。

四、治疗

整复第 9～11 胸椎椎体错位，同时整复第 9～11 胸椎的小关节紊乱，不仅能治好胆石症，还可以预防胆石症的发生。整复胸椎的最佳时期，是急性外伤期，因这时候结石还没有形成。

（一）治疗原则
临床整复错位的胸椎椎体，均应按照陈旧性错位处理。整复前要先外敷苦参洗剂，且一般要进行多次整复才有效。

（二）适应证
适用于胸椎错位引起的胆结石。

（三）禁忌证
嵌顿型胆结石。

（四）手法治疗
1. 病人体位　病人取端坐位，双手下垂，两目平视。

2. 术者体位　术者紧靠患者立于身后，助手立于患者前方面对患者。

3. 操作步骤

（1）胆结石病程一般较长，整复前需在错位椎体的局部外敷苦参洗剂，50 分钟后再进行手法整复。

（2）手法整复按第一章第四节胸椎椎体错位的整复方法进行。

4. 注意事项

（1）由于患者一般为陈旧伤，一次复位难以成功，所以用力不要过猛、过重，以免影响手法的进行。

（2）整复后如能配合药物治疗，则效果更佳。

五、疗效

不同类型的结石，与错位胸椎的部位有无关系，关系如何，还有

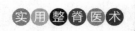

待进一步观察，疗效也需要进一步积累病例分析，但从临床收治的病例看，疗效均较好。

六、典型病例

周某某，女，70岁，河南下邑人。以胆囊结石和胆总管结石缓解期就诊。曾有三联症，即腹痛、寒热、黄疸，且多次发作。检查其脊柱，呈S形侧弯，第9~11胸椎正处于左侧弯曲的最突出处。经过2个月整复，胸椎复位，弯曲消失。在此期间胆石症和胆囊炎没有发作。停止治疗，以观后效。半年后随访未见复发。

第八节　慢性胃炎

一、病因与病机

内脏神经是由从第7、8、9胸椎发出的脊神经所组成的。扭伤或外伤后，第7、8、9胸椎发生错位，或伴有胸椎小关节紊乱，压迫或刺激了内脏神经，造成胃的运动和胃液分泌异常，人体免疫力下降。此时若遇有下列情况，就会发生胃炎：

1. 食用刺激性食物或药物。

2. 胆汁反流。

3. 其他因素　如细菌、病毒侵入等。

胃炎是一种慢性胃黏膜炎症，为临床常见病。我们认为问题的关键在于病因，特别是内因还没有完全弄清楚，临床没有好的治疗方法，所以一拖就是几年、十几年，甚至几十年。

二、临床表现

（一）常见症状

慢性胃炎，有些患者可无任何症状，但大多数有不同程度的消化不良，特别是当胆汁反流存在时，有持续性上中腹疼痛，并于进食后立即出现。可伴有胆汁性呕吐和食管炎。胃体胃炎的患者有厌食、体重减轻，可伴有贫血，多系缺铁性贫血。胃窦胃炎的胃肠道症状较明显，有时颇似消化性溃疡，可有反复、少量消化道出血，甚至出现呕吐。

（二）临床分型

胃炎可以分为三型：浅表性胃炎、萎缩性胃炎和肥厚性胃炎。

三、诊断

（一）脊柱特点

胃炎的发生主要是由于第7、8、9胸椎错位，以及胸椎小关节紊乱所致。第7、8、9胸椎中可能是一个或多个椎体错位。不管错位的椎体是一个还是多个，都可能导致胃炎。

（二）检查手段

1. 钡餐造影　可以协助诊断，最权威的检查手段是胃镜检查。

2. X线检查　可发现第7~9胸椎有向左或向右的错位。

3. 手法检查　触诊胸椎椎体有偏歪或小关节紊乱。

四、治疗

（一）治疗原则

解决胸椎的错位，是治疗慢性胃炎的重要方法。既然是慢性胃炎，所以胸椎错位肯定是陈旧性的。整复要按陈旧性错位来处理，且一定配合药物。运用整脊治疗胃炎，多数情况下一到两周时间就可治愈。

（二）适应证

适用于胸椎错位引起的胃炎。

（三）禁忌证

1. 药源性胃炎效果较差，一般不采用此方式。

2. 各种原因引起的急性发作性胃炎，一般不采用此方法。

（四）手法治疗

1. 病人体位　病人取端坐位，双手下垂，全身放松。

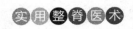

2. 术者体位　术者紧靠患者立于身后，助手立于患者前方面对患者。

3. 操作步骤

（1）慢性胃炎病程一般都较长，整复前需在错位椎体的局部外敷苦参洗剂 50 分钟，然后进行手法整复。

（2）手法整复按第一章第四节胸椎椎体错位的整复方法进行。

（3）复位后可按第一章第四节中"五五一下推"法进行辅助治疗，对于年老体弱的虚证患者采用点揉方法，对于年轻体壮的实证患者采用下推手法。

4. 注意事项

（1）对体弱者用力不要过猛、过重，以免影响手法的进行。

（2）治疗结束 20 分钟后方可进行按摩（"五五一下推"法），以免影响疗效。

（3）整复后如能配合药物治疗，则效果更佳。

五、疗效

在治疗的慢性胃炎患者中，不仅可痊愈，而且很少复发。临床观察，胃肠道的常见病，整脊治疗的效果比较好。

六、典型病例

张某某，男，58 岁，干部。患慢性胃炎多年，以畏食、消化不良就诊。经整复胸椎后，食欲大增。

七、背景资料

1975 年在山东省高青县青城医院开诊，并为当地赤脚医生培训时，因当地医院院长患胃溃疡及慢性胃炎。一位学员问我："到底是胃溃疡引起的胸痛，还是胸痛引起的溃疡呢？"

这个似乎医学界已经形成定论的问题引起了我们的沉思。在后来的临床中，我们注意到患胃溃疡和慢性胃炎的病人第 7~9 胸椎一般都有错位，但把胸椎椎体错位整复好后，溃疡病和胃炎也就痊愈了。我们的结论是：胃溃疡和慢性胃炎很多与胸椎椎体错位引起胃功能紊乱有关。整复好错位的胸椎，慢性胃炎和胃溃疡就会痊愈。由此可见，可以说是胸痛导致了胃炎和胃溃疡的发病。

第九节　慢性胰腺炎

一、病因与病机

第 9～12 胸椎的锥体错位，长期压迫或刺激脊神经，使调节胰腺的神经长期处于功能紊乱状态，导致胰腺免疫力下降，是胰腺炎发病的主要原因。胰腺的功能紊乱和免疫力下降是发生胰腺炎的前提，这种病因长期存在，一旦有条件就会急性发作。慢性复发性胰腺炎的病因就在于此。

二、临床表现

（一）常见症状

1. 腹痛　腹痛常见。最初反复发作，多因饮酒或饱餐而诱发，以后发展为持续性。疼痛多位于上腹正中，可放射至背部、左右上腹、前胸、两胁、肩部，甚至全腹。疼痛程度不一，轻者能忍受，重者常因急性发作而剧痛，有时须用麻醉药才能止痛。疼痛与体位有关，卧位加重，前倾坐位减轻。发作时常有发热或黄疸，间歇期可无症状，也可仅有轻度钝痛，或仅有消化不良表现。

2. 胰腺外分泌不足症状　病理改变较显著者，不能耐受油腻食物，进食后感到上腹饱胀不适，腹胀、腹泻、营养不良、体重减轻、衰弱无力等。但明显的脂溶性维生素缺乏的表现并不多见。

3. 胰腺内分泌不足症状　较严重的患者可见异常的糖耐量曲线，约 10% 的患者有明显的糖尿病症状。

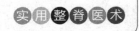

（二）体征

腹部体征与疼痛的严重程度并不相符，常无明显体征或偶有轻度压痛。当并发假性囊肿时，腹部可摸到包块。少数患者胰岛纤维化及假性囊肿压迫胆总管下段，可出现持续的、缓慢加深的黄疸，有时不易与胰头癌鉴别。

（三）并发症

消化性溃疡的发生率可达 10% ~ 15%，黄疸、幽门梗阻、十二指肠梗阻、门静脉梗阻等均由胰头纤维化压迫胆总管引起。脾静脉血栓形成，甚至继发静脉曲张及消化道出血，均是胰尾纤维化或假性囊肿挤压脾静脉所致。胰腺癌变、骨髓瘤脂肪坏死、皮下脂肪坏死等均为胰腺炎的并发症。

（四）临床分型

慢性胰腺炎有两种，即慢性复发性胰腺炎和慢性胰腺炎。前者是在已有损伤的基础上反复发作；后者则为持续的过程。

腺体的广泛纤维化，可引起腺泡和胰岛细胞萎缩或消失，常有钙化或假性囊肿形成。临床主要表现为反复发作或持续的腹痛、消瘦、腹泻或脂肪泻，后期可出现腹部囊性包块、黄疸和糖尿病。

三、诊断

（一）脊柱特点

在胸椎的急性损伤期，只有胸椎椎体的错位和胸椎侧弯发生，一般是第 9 ~ 12 胸椎有一个或多个椎体错位，并有小关节紊乱，也有的患者是脊柱畸形引起的胰腺炎，特别是胸椎左侧弯曲。

（二）检查

目前慢性复发性胰腺炎尚无定义明确、且被广泛接受的新标准，早期慢性复发性胰腺炎的诊断更为困难。大多数疾病的组织学诊断被认为是金标准，但很难取得胰腺组织进行组织学诊断。在缺乏慢性复发性胰腺炎的组织学证据时，胰腺钙化或胰管结石就成为慢性复发性胰腺炎诊断的最佳证据，它们能真正反映晚期慢性复发性胰腺炎的存在。

1. CT 检查　胰腺钙化的存在可由腹部 CT 显示（诊断慢性复发性胰腺炎的敏感性为 75% ~ 90%）。

2. 胰腺功能试验（PFT）　对慢性复发性胰腺炎诊断的敏感性和特异性均较高。

3. X 线检查　可发现第 9 ~ 12 胸椎有向左或向右的错位。

4. 手法检查　触诊胸椎椎体有偏歪或小关节紊乱。

四、治疗

从胰腺炎的病理和并发症中，不难理解早期治疗的重要性。如果在胸椎的急性损伤期（早期）把错位的胸椎和侧弯的脊柱整复好，就可避免胰腺炎的发生，这是治疗的黄金时期。如果在急性损伤期没有整复胸椎椎体的错位和脊柱侧弯，就有可能发生胰腺炎。早期若能及时整复，治愈的可能性较大，拖到器质病变期，治愈的可能性就很小。

（一）治疗原则

解决胸椎的错位，是治疗慢性胰腺炎的重要方法。既然是慢性胰腺炎，所以胸椎错位肯定是陈旧性的。整复要按陈旧性错位来处理，且一定要配合药物外敷。运用整脊治疗胰腺炎，一般需 1 个月左右的时间才可痊愈。

（二）适应证

适用于胸椎错位或脊柱侧弯引起的胰腺炎。

（三）禁忌证

器质性病变引起的胰腺炎，整复脊柱效果不明显。

（四）手法治疗

1. 病人体位　病人取端坐位，双手下垂，全身放松。

2. 术者体位　术者紧靠患者立于身后，助手立于患者前方，面对患者。

3. 操作步骤

（1）慢性胰腺炎病程一般都较长，整复前需在错位椎体的局部外

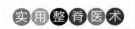

敷苦参洗剂，50 分钟后进行手法整复。侧弯患者外敷药面积要加大，时间要加长 20～30 分钟。

（2）手法整复按第一章第四节胸椎椎体错位的整复方法进行。

（3）侧弯患者整复时，应由下到上逐节整复错位椎体。整复过程中如出现局部疼痛，属正常现象；如疼痛加剧需停止手法，待疼痛缓解后再继续手法治疗。

4. 注意事项

（1）对体弱者用力不要过猛、过重，以免影响手法的进行。

（2）整复后如能配合药物治疗，则效果更佳。

（3）整复脊柱侧弯时，切忌从上到下整复。

（4）整复脊柱侧弯时，切忌强拉硬扳，以免造成患者不必要的损伤。

五、典型病例

吴某某，男，58 岁，教师。患胰腺炎多年，消瘦、精神尚好。经检查第 9、10 胸椎有错位，结合临床表现诊为慢性复发性胰腺炎。整脊治疗后痊愈，1 年后复查，未复发。

第十节　肾盂肾炎

一、病因与病机

肾盂肾炎是致病微生物感染直接引起的肾小管、间质的炎症。但有报道，有些肾盂肾炎患者，致病菌虽已消失，但至症状完全消失仍有一个漫长的过程，机体本身仍是重要致病原因，这就是免疫功能的损害。而这个原因，不是在肾盂肾炎发病后，而是在肾盂肾炎发病前就起着重要作用。这个损害免疫力的因素就是胸椎椎体的错位和有关的小关节紊乱，以及因此而造成的脊柱力学失衡，产生的增生骨赘，这都有可能压挤脊神经，造成内脏神经功能紊乱，最后导致肾功能不全和免疫力下降。

在一定的外界条件下，细菌感染引起炎症。致病菌以大肠杆菌为多；也有副大肠杆菌、变形杆菌、葡萄球菌、链球菌、产碱杆菌等；少数为绿脓杆菌；偶有真菌、原虫和病毒感染。其感染途径最常见的是上行感染，细菌沿尿道口上行；也有血行感染及其他炎症，如扁桃体炎、鼻窦炎等，细菌由血液到达肾脏，或经淋巴感染；此外，附近脏器的炎症也可波及肾脏。

与感染有关的因素有：尿路流通不畅、尿路畸形或功能缺陷、尿道内或尿道口有炎症病灶、导尿和泌尿道器械检查等。

二、临床表现

常见症状

1. 急性肾盂肾炎

（1）全身表现：起病急、畏寒、高热，体温可达 39℃，甚至更高。全身不适，头痛、乏力、食欲减退，有的恶心、呕吐。轻症患者的全身表现可不明显。

（2）泌尿系症状：发病的同时或稍后有腰痛，或从阴部上传的腹痛。体检输尿管点（腹直肌外缘平脐处）或肋腰点（腰大肌外缘与第12肋骨交叉处）有压痛，肾区有叩击痛。常有尿频、尿急、尿痛和膀胱区压痛等膀胱刺激征。

2. 慢性肾盂肾炎

（1）半年以上病史。

（2）在静脉肾盂造影中见到肾盂肾盏变形、缩窄。

（3）肾外形凹凸不平，两肾大小不等。

（4）肾小管功能有持续性损害。

其他临床症状发作时与急性肾盂肾炎相似，但通常慢性期症状轻得多，泌尿系症状和尿检改变也可不典型。当炎症广泛损害肾实质时，可因肾缺血而出现高血压，也可发生轻度水肿。若肾实质破坏严重，则会引起尿毒症。

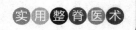

慢性肾盂肾炎容易反复发作，可能是因为胸椎椎体错位刺激内脏神经所致。也可能出现泌尿系统功能低下，或有使免疫力下降的疾病存在，如：

（1）尿路流通不畅。

（2）肾盂肾盏和乳头有瘢痕或变形，有利于细菌潜伏。

（3）长期使用抗生素后，细菌产生耐药性。

因此，慢性肾盂肾炎曾被认为是一种难以治愈的有发展倾向的疾病。

三、诊断

（一）脊柱特点

肾盂肾炎，特别是慢性肾盂肾炎患者的第8~12胸椎有错位。同时有胸椎小关节紊乱。错位的椎体和增生的骨赘长期挤压和刺激内脏神经，引起肾脏功能不全，免疫力低下，最终由细菌引起炎症导致肾炎的发生。

（二）诊断标准

根据临床表现和实验室检查，一般不难确诊。但有些症状不明显的患者，必须靠各种化验结果才能确诊。

（三）检查

1. X线检查　可发现第8~12胸椎有向左或向右的错位。

2. 手法检查　触诊胸椎椎体有偏歪或小关节紊乱。

四、治疗

（一）治疗原则

肾炎患者的胸椎错位大多为陈旧性错位，整复这些错位要按陈旧性错位处理。此外，整复需药物配合外敷。整复好错位的胸椎可提高肾功能，并增强肾脏的免疫力。

（二）适应证

1. 适用于胸椎错位引起的肾盂肾炎。

2. 适用于慢性反复发作性肾盂肾炎。

184

（三）手法治疗

1. 病人体位　病人取端坐位，双手下垂，两目平视。

2. 术者体位　术者紧靠患者立于身后，助手立于患者前方面对患者。

3. 操作步骤

（1）慢性肾盂肾炎病程一般都较长，整复前需在错位椎体的局部外敷苦参洗剂，50分钟后进行手法整复。

（2）手法整复按第一章第四节胸椎椎体错位的整复方法进行。

（3）为了提高疗效，手法整复后可按摩肾俞穴5~10分钟。

4. 注意事项

（1）对体弱者用力不要过猛、过重，以免影响手法的进行。

（2）整复后如能配合药物治疗，则效果更佳。

（3）按摩应在手法整复后20分钟进行。

五、疗效

整脊治疗肾盂肾炎疗效较理想，与其他治疗方法相比，肾盂肾炎经整脊治愈后一般不易复发，即使复发，复发率也很低。

六、典型病例

张某某，女，59岁。夏秋之交患急性肾炎。来就诊时，高烧、尿频、尿急、腹痛，某大医院确诊为急性肾盂肾炎。触诊检查，患者第10~12胸椎棘突偏歪。使用整脊手法整复胸椎错位，并嘱多吃西瓜。1周后症状完全消失。返回某大医院复查，检查结果证实痊愈。此例患者基本上没用药物治疗。

第十一节　糖　尿　病

一、病因与病机

关于糖尿病的病因有很多说法，但始终没有定论。根据临床实

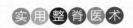

践，我们认为一些糖尿病的发病与胸椎椎体错位有关。错位的椎体和紊乱的小关节挤压或刺激内脏神经，引起胰腺代谢紊乱，是导致糖尿病的原因之一。儿童或年轻人，活动较激烈，摔伤、外伤造成第 9 ~ 12 胸椎错位的机会较多。

糖尿病是一种代谢性疾病，是由糖代谢紊乱所致。由于糖不能被身体组织利用而潴留血中，造成血糖升高，所以糖尿病也称为高糖血症。血糖升高达一定程度后，糖可由肾排出，而出现糖尿。糖代谢紊乱又引起蛋白质和脂肪代谢失常，使脂肪代谢的中间产物酮体（为酸性）滞留体内。如果滞留过多，则会造成酮症酸中毒或昏迷。

糖尿病的并发症较多，常见的有糖尿病昏迷、皮肤疼痛、皮肤瘙痒、动脉硬化、视网膜炎、白内障、夜盲、周围神经炎等，应引起重视。

二、临床表现

（一）常见症状

儿童或青年常起病突然，症状也典型。中年以上患者多起病缓慢，症状较轻，常在体检时才发现。糖尿病的典型症状是"三多一少"，即多尿、多饮、多食和体重减少。

1. 多尿　是由于血中糖浓度增高，由肾脏排出时携带大量水分所致。每昼夜尿量可达 5 ~ 10L。大部分在白天排出。这是因为白天饭后血糖升高的缘故。

2. 多饮　是为了补充尿多失去的水分。

3. 多食　是因为糖随尿排出，出现饥饿而补充能量，成人较少见。

4. 体重减少　是由于组织失水以及脂肪和蛋白质分解加快所致。患者体重可在数周内减轻 10 ~ 20kg。

5. 其他症状　还可有疲乏、头痛、腿痛、失眠、视力减退、女性外阴瘙痒、月经不调、男子性欲减退等症状。

（二）临床分型

按照传统的分型方法，可分为胰岛素依赖型和非依赖型。新的分型方法如下：

1. 1型糖尿病（胰岛素依赖型糖尿病）　为胰岛β-细胞破坏致胰岛素缺乏引起。

（1）免疫性：①急性发病；②慢性发病。

（2）特发性。

2. 2型糖尿病（胰岛素非依赖型糖尿病）

（1）胰岛素抵抗为主，伴胰岛素分泌不足。

（2）胰岛素分泌不足为主，伴或不伴胰岛素抵抗。

3. 特异性糖尿病

（1）胰岛β-细胞功能基因缺失。

（2）胰岛素作用的基因缺失。

（3）胰腺外分泌疾病。

（4）内分泌疾病。

（5）药物及化学毒物所致。

（6）感染。

（7）非常见型免疫调节糖尿病。

（8）某些遗传疾病糖尿病。

4. 妊娠糖尿病。

5. 其他特殊类型

分泌胰岛素的β-细胞功能异常或胰岛素本身有缺陷，胰腺外分泌疾病或其他内分泌疾病，化学药物或传染病引起等。

三、诊断

（一）脊柱特点

根据临床观察，糖尿病患者的第9～12胸椎有一个或几个错位。而且以第11胸椎多见。临床所见糖尿病患者胸椎的错位均为陈旧性，在我们治疗的患者中绝大多数都是几个椎体同时错位，单个椎体错位的极少见。

（二）诊断标准

根据典型症状和尿糖、血糖化验，一般不难确诊。有些症状不明

187

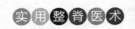

显的患者，必须靠尿糖、血糖化验结果才能确定。

（三）1 型糖尿病与 2 型糖尿病的区别

1 型糖尿病与 2 型糖尿病的鉴别见表 3 – 1。

表 3 – 1　1 型糖尿病与 2 型糖尿病鉴别表

	1 型糖尿病	2 型糖尿病
发病率	<5%	>95%
家族史	不明显	明显，占 40% ~60%
发病年龄	0 ~25 岁	>40 岁
体重	通常消瘦	有肥胖倾向或超重
发病情况	一般急性，偶有缓慢	逐渐发病
症状	症状明显	多数无明显症状或仅有乏力
稳定性	不稳定，波动性大	相对稳定
缓解	只有蜜月期可缓解	超重量者，体重下降可缓解
发病方式	急剧	缓慢，很难确定何时发病
胰岛素分泌	几乎是零	减少或相对不足
有关抗体	阳性（90% 以上）	阴性（90% 以上）
治疗	必须使用胰岛素	在必要时使用胰岛素

四、治疗

由于胸椎段有肋骨，稳定性好，整复比较困难，而糖尿病患者胸椎的错位又是陈旧性的多个椎体错位，且整复时既要整复错位的椎体，又要整复小关节紊乱，所以整复就更加困难，需要整复的次数也比较多。只有这样才能真正消除椎体错位导致糖尿病的病因。

糖尿病的椎体错位多属陈旧伤所致，一般整复治疗疗程较长，临床应先用苦参洗剂外敷后再进行手法整复，并应坚持治疗，以取得最佳疗效。

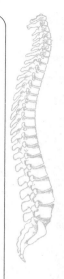

（一）治疗原则

纠正胸椎的错位，是治疗糖尿病的重要方法。整复要按陈旧性错位来处理，且一定要配合药物及坚持良好的饮食习惯。运用整脊治疗糖尿病，每天治疗 1 次，10 次为 1 疗程，疗程与疗程间休息 2～3 天，一般情况需 2～3 个月才可痊愈。

（二）适应证

主要适用于胸椎错位引起的 2 型糖尿病。

（三）禁忌证

1. 1 型糖尿病，整复脊柱效果不明显。

2. 妊娠糖尿病患者，禁用手法治疗。

（四）手法治疗

1. 病人体位　病人取端坐位，双手下垂，两目平视。

2. 术者体位　术者紧靠患者立于身后，助手立于患者前方面对患者。

3. 操作步骤

（1）整复前需在错位椎体的局部外敷苦参洗剂，50 分钟后进行手法整复。

（2）手法整复按第一章第四节胸椎椎体错位的整复方法进行。

（3）手法整复结束 20 分钟后，按摩双委中、双肾俞 5～10 分钟，可提高疗效。

4. 注意事项

（1）对体弱者用力不要过猛、过重，以免影响手法的进行。

（2）对于服用非胰岛素类药物的患者，在手法进行过程中，应逐渐递减药量，避免不必要的不良反应。

五、疗效

门诊治疗糖尿病患者 138 例，症状消失者 76 例，占 55.1%；症状减轻者 17 例，占 12.3%；其余 45 例，治疗次数太少或未坚持治疗，以无效统计，占 32.6%（图 3-2）。

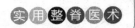

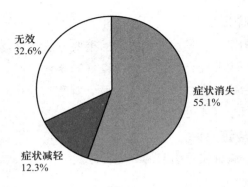

图 3 - 2　糖尿病治疗效果示意图

六、典型病例

卢某某，男，63 岁。1984 年 8 月就诊。就诊时服中药，尿糖（＋～＋＋＋），无三多症状。触诊检查第 10、11、12 胸椎棘突偏歪。经 3 周整脊复位治疗后，尿糖正常。停止治疗后，随之停药。随访两年，症状没有出现反复。

刘某某，女，48 岁，某公司副总经理。以腰扭伤就诊，发现其第 10、11 胸椎偏歪，但无任何糖尿病症状，只觉口渴、多饮。嘱其作血糖、尿糖检查，发现尿糖（＋）。经过整脊治疗后，口渴解除，但胸椎错位未痊愈。由于未坚持治疗，未能随访观察。

七、背景资料

卢某某，63 岁，是某果品公司的党委书记，他是我们第 1 例疗效较好的糖尿病患者。

他经过治疗后，不仅血糖、尿糖都正常了。而且喝奶还可以加一勺白糖。从此以后，我们相继治疗了 200 多例糖尿病患者，但效果不像卢某某那么理想。有些有效，有些无效。有人说糖尿病病因还没搞清楚。还有人说，糖尿病发病机制复杂，很难治愈。一时间各种理论，把我们也搞乱了。

但我们得出的结论是：糖尿病用整脊治疗，有一定效果，应当继续观察。

第十二节 结 肠 炎

一、病因与病机

本节要讨论的结肠炎是指溃疡性非特异性结肠炎（以下简称结肠炎），这种结肠炎的病因尚未明确。根据我们在临床中的观察，它的发病与第11～12胸椎及第1～3胸椎所发出的交感神经有密切关系。因此第12胸椎至第3腰椎这一段脊椎，如果因外伤发生错位，则有可能导致结肠生理功能紊乱，产生结肠炎。最常累及的部位是直肠和乙状结肠，也可侵犯全部结肠，甚至波及回肠末段。

临床可见结肠黏膜广泛的溃疡形成，病变开始于黏膜和黏膜下层，尤以黏膜层显著。有广泛充血、水肿、出血、糜烂和表浅小溃疡，或融合成大溃疡，少数病变严重者，溃疡较深较大，可深达肌层，甚至并发穿孔；溃疡之间的黏膜增殖，可形成假性息肉。晚期则因纤维组织增生，肠壁增厚、变形、缩短而使肠腔狭窄。

二、临床表现

（一）常见症状

发病年龄以 20～40 岁居多，有的发病急骤，但多数起病缓慢。病程可为持续性，也可为间歇性并出现缓解期。主要症状是腹泻。

在急性阶段，每日排便伴大量出血。腹痛不太剧烈，多在左下腹部。病情严重或病程较长的病人，往往伴有发热、乏力、食欲不振、消瘦、贫血等症。严重和晚期病人，可发生肠穿孔、结肠狭窄、肛管直肠周围脓肿和瘘管，以及肠内瘘管。急性重型的病人，还可并发急性中毒性结肠扩张。

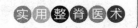
（二）临床分型

1. 轻型　临床最常见，起病缓、症状轻。有轻度腹泻、便秘交替和黏液便。无全身症状。

2. 重型　消化系统表现较重，有全身症状，常伴有肠外表现，结肠病变多呈进行性，累及全结肠。并发症也较多见。

3. 暴发型　较少见，起病急，消化系统及全身表现严重，腹部体征明显，易并发中毒性巨结肠，可出现急性肠穿孔。

三、诊断

（一）脊柱特点

第 11、12 胸椎至第 3、4、5 腰椎椎体错位时，应同时整复腰椎后关节紊乱和胸椎小关节紊乱。其错位已影响结肠时，一定是陈旧性错位，且伴有增生，整复时需要外敷药物配合。

（二）化验检查

1. 血液检查　可有贫血，血细胞计数增高及红细胞沉降率加速。严重者凝血酶原时间延长，凝血因子Ⅷ活性增加、人血白蛋白及钾、钠、氯降低。缓解期如有血清 α_2 球蛋白增加常提示疾病复发；发作期有血清 γ - 球蛋白降低，提示预后不佳。

2. 大便检查　常有黏液、脓、血便。显微镜检查有白细胞与巨噬细胞，反复检查可无特异性病原体发现。

3. 结肠镜检查　镜检可见黏膜呈弥漫性充血、水肿，黏膜下树枝状小血管模糊不清或消失，黏膜表面呈颗粒状，脆性增加，轻触易出血。常有糜烂或浅小溃疡，附着黏液性脓性渗出物；重型患者的溃疡较大，多发而且散在分布，或大片融合而呈不规则边缘。后期可见假性息肉，黏膜较苍白，有萎缩斑片，肠壁僵直而缺乏膨胀性，结肠袋消失。重型患者应慎防结肠穿孔。

四、治疗

整复错位的腰椎椎体可改善结肠功能，代谢功能正常后，多数结肠炎可不治而愈。

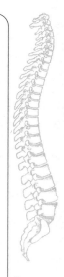

（一）治疗原则

纠正胸椎的错位，是治疗结肠炎的重要方法。整复要按陈旧性错位处理，运用整脊治疗结肠炎，每天治疗 1 次，10 次为 1 疗程，疗程与疗程间休息 2~3 天，一般情况 2~3 个疗程即可治愈。

（二）适应证

主要适用于胸椎错位引起的轻型、重型和暴发型结肠炎。

（三）禁忌证

1. 结核引起的结肠炎禁用手法治疗。

2. 肿瘤引起的结肠炎禁用手法治疗。

（四）手法治疗

1. 病人体位　病人取端坐位，双手下垂，两目平视。

2. 术者体位　术者紧靠患者立于身后，助手立于患者前方面对患者。

3. 操作步骤

（1）整复前需在错位椎体的局部外敷苦参洗剂，50 分钟后进行手法整复。

（2）手法整复按第一章第四节胸椎椎体错位的整复方法进行。

（3）为提高疗效，手法整复结束 20 后分钟按"五五一下推"法按摩 5~10 分钟，年老体弱虚证患者用上推法，年轻力壮实证患者用点揉法。

4. 注意事项

（1）结肠炎一般疗程较长，应坚持治疗，如治疗时断时续则不利于疾病痊愈。

（2）治疗期间切忌滥用药物，以免影响疗效。

五、疗效

很多慢性腹泻患者，多数为结肠炎所致。因为药物治疗效果不好，所以很多患者拒绝药物治疗。我们用整脊手法治疗这种患者效果

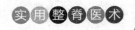

很好，经统计，收治患者 159 例中，149 例痊愈，占 93.7%。

六、典型病例

张某某，女，64 岁，慢性结肠炎（轻型），经整脊治疗 4 周痊愈，3 年后随访，未再复发。

刘某某，男，52 岁，慢性结肠炎（重型），经整脊治疗 4 周，症状消失，5 年后随访未复发。

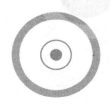

第四章　腰椎病

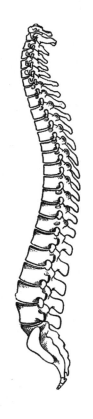

第一节　腰椎病概论

一、腰椎病的概念

关于腰椎病的名称现在临床上比较多，如"老寒腿"、腰肌劳损或腰腿痛等。现在比较科学、规范的名称主要有以下几种。

1. 腰椎间盘脱出（或腰椎间盘突出）。

2. 腰椎管狭窄。

3. 腰椎骨质增生。

4. 腰椎间盘膨出。

5. 腰椎间盘退行性变。

6. 韧带钙化。

7. 腰椎骶化或骶椎腰化。

8. （隐性）脊柱裂。

9. 棘上韧带撕裂。

10. 坐骨神经痛。

11. （腰椎）后关节紊乱。

前 10 种名称是根据病理改变命名；最后 1 种是根据症状命名。其中第 7、8 种都应属于先天性疾病，后天发病的极少见，所以各个年龄段均有发生；除第 7、8 种之外，其他主要是由于外伤或扭伤造成，临床上（特别是中老年）患者较多见。

椎间关节属于滑膜关节，由上下相邻的关节突构成。位于椎间孔的后部。上腰椎关节面的方向近似矢状，在腰骶部近似冠状。上关节突从侧面观呈凹面，而从上下观呈平面；下关节突从侧面观呈凸面，上下观亦呈平面。

关节面覆有透明软骨。其关节囊松弛，借薄弱的纤维束而加强。

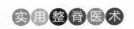

关节囊韧带主要为胶原纤维，背侧较薄。在下腰部，其下部加强，有坚强纤维性结构至椎板，并部分为棘间韧带所代替，前部几乎全为黄韧带构成，恰骑于椎间孔上，可以出现小关节韧带。

二、腰椎的解剖及病因分析

腰椎骨有 5 块。椎骨大而肥厚，自上而下逐渐增大。棘突呈板状，直伸向后面，第 5 腰椎最为显著，椎骨前面略高于后面。

腰椎有支撑身体、保护脊髓和脊神经的作用。另外，还有运动功能。腰椎的运动是联合进行的，由于第 3 腰椎有腰带的保护，所以不协调的活动往往会使第 4 腰椎发生扭伤。因此急性腰扭伤以第 4 腰椎错位最为常见。

另外，根据力学原理，在固定端前面如果有活动端，受力最大、最易损伤的地方，不是固定点外紧贴固定点的地方，而是离开固定点一小段距离的地方。如果把骶髂关节看作相对固定点，那么离开一段距离，正好也是第 4 腰椎，容易扭伤，如果能避免腰扭伤，就能避免由腰扭伤带来的一系列脊柱相关疾病。

人在弯腰负重时，如果腰部发生扭转，是最容易扭伤的。比如搬动一个箱子，人们习惯弯下腰去，先搬动箱子，如果要向左移，就弯着腰搬着箱子向左扭转，这是很容易扭伤的情况；如果把箱子搬起来，挺直腰，然后用腿转动身体，再放下，腰就不容易扭伤。

三、腰椎病的分型

错位的椎体压迫不同的组织会产生不同的症状，根据受压组织的不同可将腰椎病分为三种类型：神经根型、交感神经型和混合型。在治疗的腰椎病患者中，神经根型最多，占到总数的 60%；交感神经型约占 20%，其他为混合型患者。

与颈椎综合征的分型方法不同，在腰椎部分，腰椎综合征只有三种类型。其他类型在腰椎段没有，这是因为脊髓到第 1 腰椎后，就成为一束细丝，称为终丝，椎体错位，挤压它的机会很小，因此脊髓型腰椎病很少见。椎动脉和食管是颈椎特有的，在腰椎部分根本不会有椎动脉型和食管型腰椎病。

（一）神经根型

按照上述分析，腰椎间盘突出症是典型的神经根型腰椎综合征，是以腰神经根受刺激为代表的一种类型，临床最常见。由于外伤、扭伤或损伤，椎体发生错位，脊柱失衡，代偿平衡的骨赘增生，或因外伤造成纤维环破裂，髓核突出，压迫脊神经根，造成剧烈的根性疼痛。由于骨赘增生压迫神经根形成神经根炎，局部充血、水肿，而产生以疼痛、肿胀，甚至麻木的根性症状。或者会引起下肢冰冷、发沉、无力等现象。睡眠时患侧肢体受压后容易出现酸胀、麻木感。附图 16 腰椎滑脱（1）是一位神经根型腰椎病患者的 X 线片，患者症状是腰部、腿部疼痛。

（二）交感神经型

月经不调、痛经、肠炎等是典型的交感型腰椎综合征的表现。这种类型的特征是有典型的自主神经功能紊乱症状。附图 16 腰椎滑脱（2）是一位交感型腰椎病患者的 X 线片，患者症状是腰部疼痛，伴随月经不调。其表现可分两大类：

1. 交感兴奋症状 月经提前造成的头痛、腹痛；肠胃蠕动加快造成的腹泻、腹痛等。

2. 交感抑制症状 月经错后或紊乱造成的腹胀痛；胃肠蠕动减慢，大便干燥等。

（三）混合型

临床上将具有以上两种类型症状和体征者，称为混合型。由于神经根、终丝、交感神经在腰部解剖上联系密切，因此发生腰椎病时，同时受累的情况较为多见。尤其在腰椎病的急性期，由于局部的无菌性炎症较重，可同时累及两个或多个部位，表现出混合型的特征。附图 16 腰椎滑脱（3）是一位神经根型、交感型腰椎病患者的 X 线片，患者症状是腰部、腿部疼痛，伴随痛经、

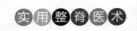

盆腔炎。

四、腰椎病的治疗

治疗腰椎错位，如果是急性腰扭伤，一般一次复位即可痊愈。如果是陈旧性损伤就要看错位椎体节数的多少、错位程度的轻重、方向是否一致、增生是否严重，以及患者在治疗中是否遵医嘱积极配合治疗等因素，这些情况都会影响到疗程的长短。据临床观察，住院治疗要比门诊治疗效果好、疗程短。以下是腰椎病患者在治疗过程中应当注意的事项。

1. 卧床休息　卧床休息是十分重要的，如果没有条件住院治疗，在门诊治疗期间应当配带护腰，对腰椎活动有一定的限制，可避免在治疗过程中扭伤腰；治疗期间因用苦参洗剂外敷后腰椎，使得腰椎椎体处于不稳定的状态，如果活动过于剧烈、幅度过大或负重都会使腰椎发生错位，而使病情出现反复或加重，应当注意。

2. 避免从事体力劳动　治疗期间最好避免从事需要用腰部发力的体力劳动，如搬、抬重物等。如果治疗期间继续坚持工作，甚至参加重体力劳动，疗效就会差得多。

3. 活动循序渐进　治愈后在恢复期也要循序渐进地进行活动和参加重体力劳动，这时椎体虽然完全复位了，但仍然需要一定的恢复时间。这一过程根据个体不同而异，一般人大概需要 2 周至 3 个月的时间。完全康复后仍然要改掉不良的工作习惯，以防因用力不当而造成再次扭伤，主要是负重时不能弯腰或旋转。这里给出一个大概的标准：以抬重物为例，当你感觉用单手较为吃力，而需用双手抬时就要避免做弯腰并旋转的动作；如双手都感觉较吃力就不能弯腰，更不能做旋转扭腰的动作。平常注意一下举重运动员在举重时的动作就可清楚，举重运动员在比赛时都要举起自己的极限重量的杠铃，因此绝不能弯腰。

第二节　急性腰扭伤

一、病因与病机

急性腰扭伤并不一定是重体力劳动者或剧烈活动引起的。人在弯腰起身时，弯腰的力非常大。因此在弯腰情况下发力，非常容易造成腰椎错位。人们在日常生活活动中，是腰部周围肌肉和韧带的牵拉以保证椎体在正确位置上。但是，如果人们用力在接近自己的极限时，椎体就可能发生错位。造成腰扭伤的原因主要是弯腰并负重，若同时做向左或向右转动的动作，扭伤的机会就更大。

急性腰扭伤多数是腰椎椎体错位，或者是腰椎后关节紊乱，也可两者同时兼有。少数还合并骶髂关节扭伤，如果疼痛剧烈，则可能合并棘上韧带撕裂。若合并臀上皮神经离位，则疼痛更加严重，但此类病例极罕见。有些患者除腰痛外，还有疼痛、麻木沿一侧或双侧下肢放射，这类患者一般病程较长，病情较重。

二、临床表现

急性腰扭伤主要是腰痛，多数伴有腰部活动功能受限、起卧困难、行动无力。多数患者腰痛比较明显，且严重，起立、卧床、翻身都有困难。

三、诊断

（一）脊柱特点

陈旧性错位和急性扭伤在触诊时就能发现差别。急性扭伤错位的椎体棘突棱角分明，椎间隙清楚。而陈旧伤由于多有骨赘增生，所以多呈光滑状态，椎间隙不清楚，而触痛和压痛都不明显。

急性腰扭伤多见于第 4 腰椎椎体错位。也有的发生在第 3、5 腰椎，第 1、2 腰椎错位比较少见。

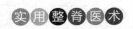

急性腰扭伤错位的椎体如果没有得到及时完全的整复，就会拖成慢性损伤。由于扭伤，即椎体错位造成后关节处于异常位置，磨损增大，关节面软骨损坏，产生骨赘增生代偿，关节囊增厚，造成后关节炎。由于平衡失稳，常在外力作用下，重复和加重原来的损伤而出现急性发作。所以很多急性腰扭伤患者本身早就有扭伤史，实际上属于陈旧性损伤，这种病人在临床上较为多见。

（二）检查手段

1. X线检查　急性腰扭伤 X 线片可见第 1～5 腰椎向左或向右偏歪。

2. 手法触诊　触诊可触及偏歪的棘突；同时如果伴有棘上韧带撕裂，触诊时可触及条状物，左右移动，但活动度不大，似与下面组织有千丝万缕的联系。指压活动的棘上韧带，可使患者疼痛缓解。

四、治疗

（一）治疗原则

急性腰扭伤的治疗时间以 1 周内就诊为宜。只要不超过 1 周，可直接整复，多数患者都能一次复位。复位后患者会感觉到腰部轻松有力，动作自如，如果经一次整复后，症状只能稍有缓解，而不能痊愈，应考虑有陈旧性扭伤史，应按陈旧伤处理。

不要轻视急性腰扭伤。很多病最初都是因为急性腰扭伤没有得到正确的治疗，休息几天症状虽缓解，但是腰椎错位没有得到纠正，就有可能导致很多内脏疾病。即使腰椎错位没有引起内脏疾病，腰扭伤如果不能得到及时正确的整复，就会拖成慢性损伤。椎体错位导致脊柱失衡，为了维持脊柱平衡，椎体产生骨赘增生，刺激脊神经和交感神经，造成相关内脏的功能失调和免疫力下降，产生脊柱相关疾病。例如妇女月经不调、痛经、慢性肠炎、痔疮等。如果能及时整复腰扭伤，就不会引起这些病变。

（二）适应证

1. 棘上韧带撕裂。

2. 坐骨神经痛。

3. （腰椎）后关节紊乱。

（三）禁忌证

1. 结核、肿瘤等引起的腰部损伤疼痛。

2. 内科疾病引起的腰部损伤疼痛。

3. 药物等引起的腰部损伤。

（四）手法治疗

1. 病人体位　病人取端坐位，两目平视，双手下垂，双腿分开。

2. 术者体位　术者紧靠患者坐于患者身后。

3. 助手体位　助手立于患者左前方，用两腿夹持患者膝部，双手按住患者大腿根部（如患者椎体右偏，按左大腿，反之按右大腿），使患者在治疗时不能活动。

4. 操作步骤

（1）外敷苦参洗剂 50 分钟。

（2）按第一章第四节腰椎整脊法对患者进行手法整复。

（3）整复腰椎错位后，先用左手拇指按住腰椎第 1 节上部左侧，右手中指、食指、无名指手指沿腰椎棘突从上至下，整理棘上韧带 1 次；再用左手拇指按住腰椎第 1 节上部右侧，右手中指、食指、无名指手指沿腰椎棘突从上至下，整理棘上韧带 1 次；最后用右手拇指触诊棘上韧带，此时一般撕裂的棘上韧带已恢复，如依然有撕裂，可重复上述步骤再整理 1 次。

（五）注意事项

1. 治疗时手法力度一定要轻，防止因为用力过猛，造成不必要的损伤，促使患者病情加重。

2. 整理时间不宜过长，手法不宜过重，防止局部肿胀或其他损伤，如果第一次治疗不能恢复，可休息 1 天后再次治疗。

3. 叮嘱患者注意休息，尽量减少负重及工作量。

五、疗效

急性腰扭伤患者，临床接诊病例超过 1011 人，总有效率为

203

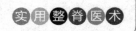

91.5%，在治愈的患者中，多数在 1 疗程（6 次）内治愈，约占总病例的 90% 以上，其中有 3 例为急性发作，治疗时间超过 1 个月。

六、典型病例

石某，男，54 岁，某化工实验厂司机班班长。因倒一杯漱口水，扭伤了腰，疼痛难忍，直流眼泪，不能独立行走，由几个徒弟抬到车上，送来就诊。经检查，诊断为第 4 腰椎向右错位，伴棘上韧带撕裂。遂予整脊治疗，整复错位椎体，同时整理撕裂的棘上韧带，治疗后 20 分钟，患者疼痛缓解，行走恢复正常。1 个月后，X 线检查及手法触诊腰部均已正常，疼痛症状全部消失。

七、背景资料

急性腰扭伤是一种常见的扭伤引起的腰部损伤，急性腰扭伤的提法有多种，一般认为扭伤超过 3 周，可视为陈旧性扭伤，3 周内可称为急性腰扭伤。根据临床病例分析，陈旧和急性之分，不能仅从伤后时间来看，有些患者虽然损伤已有 1 个月，按急性损伤整复，效果很好；有的患者虽然受伤还不到 3 周，甚至是当天刚刚扭伤了腰，但却不能很快整复，原因是这些患者是陈旧伤，很可能是 3 年前受的伤，只是在陈旧伤基础上又发生了急性扭伤，属于急性发作，这种情况必须按陈旧伤处理，应引起临床医生的注意。

第三节　宫　颈　炎

一、病因与病机

过去的妇产科理论，一直认为腰痛是妇科病引起的，其实临床更多见的是腰椎错位引发的妇科疾病。

根据对山东省黑里寨镇一个村庄进行的普查显示，育龄妇女宫颈炎的发病率竟是 100%，当然这只是一个局部，不能代表全国，但这也说明宫颈炎是育龄妇女的常见病、多发病。

慢性宫颈炎多见于分娩、流产或手术损伤宫颈后，病原体侵入而引起感染。临床多见急性过程的表现。宫颈、阴道部的鳞状上皮层对炎症的抵抗力强，而宫颈管内膜上皮层薄，抵抗力弱。病原体主要侵入宫颈内膜，即柱状上皮所覆盖的部分，宫颈内膜皱襞多，病原体潜藏此处，感染不易彻底清除，往往形成慢性宫颈炎。

二、临床表现

（一）常见症状

慢性宫颈炎的主要症状是白带增多。由于病原菌、炎症的范围及程度不同，白带的量、性质、颜色、气味也不同。可呈乳白色黏液状，有时呈淡黄色脓性，伴有息肉形成时，易有血性白带或性交后出血。当炎症延及子宫骶韧带扩散到盆腔时，可有腰骶部疼痛、盆腔部下腹痛及痛经等。每当月经、排便或性交时加重。黏稠脓性的白带不利于精子穿过，可造成不孕。检查时可见子宫颈有不同程度的糜烂、肥大，有时质硬并可见息肉、裂伤、外翻及腺体囊肿等。主要变化可有如下几种。

1. 宫颈糜烂。
2. 宫颈肥大。
3. 子宫颈息肉。
4. 宫颈腺体囊肿。
5. 子宫颈管炎。

（二）临床分型

宫颈炎有急性和慢性两种。急性宫颈炎常与子宫内膜炎或急性阴道炎同时发生。临床上以慢性宫颈炎为多见。

三、诊断

（一）脊柱特点

第 3、4 腰椎有错位，会影响盆腔的正常生理功能，因而子宫

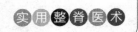

的免疫力下降，子宫颈易感染，产生慢性宫颈炎。整复好第3、4
腰椎的错位，宫颈炎可以不治自愈，而且还可以防止复发。一般
慢性宫颈炎多因陈旧性腰椎错位引起，因此必须按陈旧性腰椎错
位处理。

（二）检查手段

1. X线检查　腰椎正位X线可显示出第3或第4腰椎椎体棘突向
左或右偏歪。

2. 手法触诊　要根据疼痛部位触诊，如有错位，触诊时可摸到错
位的棘突，错位的椎体和错位的程度是引起症状的主要原因。

四、治疗

（一）治疗原则

引起宫颈炎的腰椎扭伤一般为慢性的，要按陈旧伤处理。

（二）适应证

1. 宫颈糜烂。

2. 宫颈肥大。

3. 子宫颈管炎。

（三）禁忌证

1. 宫颈肥大、宫颈腺体囊肿在进行整脊治疗时，一般疗程较长，
疗效较差。

2. 结核、肿瘤等引起的宫颈炎，整脊治疗无效。

（四）手法治疗

1. 病人体位　病人取端坐位，全身放松，两目平视，双手下垂，
双腿分开。

2. 术者体位　术者紧靠患者坐于患者身后。

3. 助手体位　助手立于患者左前方，用两腿夹持患者膝部，双手
按住患者大腿根部（如患者椎体右偏，按左大腿，反之按右大腿），
使患者在治疗时不能活动。

4. 操作步骤

（1）外敷苦参洗剂 50 分钟。

（3）按第一章第四节腰椎整脊法对患者进行手法整复。

（3）整复腰椎错位后，先用左手拇指按住腰椎第 1 节上部左侧，右手中指、食指、无名指手指沿腰椎棘突从上至下，整理棘上韧带 1 次；再用左手拇指按住腰椎第 1 节上部右侧，右手中指、食指、无名指手指沿腰椎棘突从上至下，整理棘上韧带 1 次；最后用右手拇指触诊棘上韧带，此时一般撕裂的棘上韧带即可恢复，如依然有撕裂，可重复上述步骤再整理 1 次。

（五）注意事项

1. 患者为女性，治疗时力度一定不要过重，防止因用力过猛，造成不必要的损伤。

2. 整理时间不宜过长，手法不宜过重，防止局部肿胀或其他损伤，如果第一次治疗不能恢复，可休息一天后再次治疗。

3. 嘱患者注意休息，尽量减少腰部负重。

4. 提醒患者尽量避免治疗期间性交，注意保暖。

五、疗效

临床病例中有 89 人患有宫颈糜烂，总有效率为 80%，其中 90% 在 3 周内治愈。1 年后随访，只有 1 例复发，是由于搬持重物时扭伤腰椎所致。经检查为第 5 腰椎偏右，治疗 3 次，症状消失，X 线检查及手法触诊腰椎正常，又过 1 年随访，未见复发。

六、典型病例

张某某，女，33 岁，自述阴道内常有乳白色分泌物流出，刺激局部皮肤，红肿痛痒。经常规化验、检查确诊为宫颈炎。X 线片显示第 4 腰椎棘突偏右，手法触诊腰 4 错位伴棘上韧带撕裂。经手法整复 3 周后，X 线片显示第 4 腰椎棘突正常，手法触诊腰椎和棘上韧带恢复正常，症状消失。1 年后随访，未见复发。

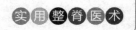

第四节 盆 腔 炎

一、病因与病机

女性的内生殖器及其周围的结缔组织、盆腔腹膜发生炎症时，称为盆腔炎，是妇科的常见病。其实盆腔的免疫力下降与第3、4腰椎的错位有密切关系。腰椎椎体错位，刺激内脏神经，导致盆腔功能紊乱，免疫力下降，在一定条件下就会发生盆腔炎。

女性生殖器的自然防御体系：两侧大阴唇自然合拢，遮住阴道口、尿道口；由于盆底肌肉的作用，阴道口闭合，阴道前后壁紧贴，可以防止外界污染。经产妇由于阴道松弛，这种防御功能较差。阴道上皮在卵巢分泌的雌激素的影响下增生变厚，增加抵抗力，同时上皮细胞中含有丰富的糖原，在阴道杆菌的作用下，分解为乳酸，维持阴道正常的酸性环境，使适应碱性环境的病原体受到抑制，称为阴道自净作用。子宫颈内膜所分泌的黏液，形成黏液栓，堵塞颈管。而且子宫颈内口平时紧闭，防止病原体侵入。育龄妇女子宫内膜周期剥脱，也是清除宫腔感染的有利因素。输卵管黏膜上皮细胞的纤毛向子宫腔方向摆动以及输卵管的蠕动，都有利于阻止病原体侵入。

盆腔炎的发病首先是内因，由于外伤或扭伤腰椎，使得第3、4腰椎发生错位，错位引起脊柱失衡，椎体产生骨赘增生，错位的椎体和增生的骨赘压迫或刺激内脏神经，导致盆腔代谢紊乱，免疫力下降，使得细菌或病菌侵入人体从而导致盆腔炎。如果急性盆腔炎未能彻底治愈，就有可能发展为慢性盆腔炎，但也有的患者无急性炎症病史。

慢性输卵管炎、输卵管积水、输卵管卵巢炎、输卵管卵巢囊肿以及慢性盆腔结缔组织炎是盆腔炎的主要病理变化。

引起盆腔炎症的外因有以下5种。

1. 产后或流产后感染。

2. 宫腔内手术操作感染。

3. 经期卫生不良。

4. 邻近器官炎症直接蔓延。

5. 慢性盆腔炎急性发作。

二、临床表现

（一）常见症状

1. 全身症状 多不明显。有时有低热、易疲乏，病程较长时，部分病人有神经衰弱，如精神不振、周身不适、失眠等。

2. 下腹及腰痛 由于慢性炎症形成的瘢痕粘连以及盆腔充血，可引起下腰部坠胀、疼痛及腰骶部酸痛。常在劳累、性交后及月经前后加剧。

3. 其他 由于盆腔淤血，病人可有月经增多；卵巢功能损害时，有月经不调；输卵管粘连阻塞时，可致不孕。子宫呈后位，活动受限或粘连固定，如有输卵管炎，则在子宫一侧或两侧，可触及增粗的输卵管，呈条索状，并有轻度压痛。如有输卵管积水，或输卵管卵巢囊肿，则可在盆腔的一侧或两侧有囊性肿物，活动多受限。盆腔有结缔组织炎时，子宫一侧或两侧有片状增厚、压缩，子宫骶韧带增粗、变硬、有压痛。

（二）临床分型

炎症可局限于一个部位，也可以几个部位同时发病。按其发病进程、临床表现可分为急性和慢性两种。

1. 急性炎症 可能引起弥漫性腹膜炎、败血症，以致感染性休克等严重后果。

2. 慢性炎症 由于久治不愈，反复发作而影响妇女身体健康，给病人造成痛苦，因此必须重视盆腔炎的防治。由于女性生殖道在解剖、生理上的特点，有比较完善的自然防御功能，增强了对感染的防御力，因而在健康妇女阴道内可存在某些病原体，但不引起炎症。

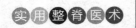

三、诊断

（一）脊柱特点

盆腔炎患者的第 3、4 腰椎椎体错位，且错位多为陈旧性。手法整复这种错位，应按陈旧性错位处理。

（二）检查手段

1. X 线检查　腰椎正位 X 线片可显示出椎体或棘突的偏歪。

2. 手法触诊　用双手拇指触诊，如有错位，触诊时可摸到错位的棘突，错位的椎体和错位的程度是引起症状的主要原因。

四、治疗

（一）治疗原则

引起盆腔炎的腰椎扭伤一般为慢性的，因此要按陈旧伤处理。

（二）适应证

由腰椎错位引起的盆腔炎。

（三）禁忌证

1. 肿瘤等引起的盆腔炎，整脊治疗无效。

2. 药物等引起的盆腔炎。

3. 有其他内科疾病引起的盆腔炎，应在治好这些病以后，再进行整脊治疗。

（四）手法治疗

1. 病人体位　病人取端坐位，两目平视，双手下垂，双腿分开。

2. 术者体位　术者紧靠患者坐于患者身后。

3. 助手体位　助手立于患者左前方，用两腿夹持患者膝部，双手按住患者大腿根部（如患者椎体右偏，按左大腿，反之按右大腿），以使患者在治疗时保持固定体位。

4. 操作步骤

（1）外敷苦参洗剂 50 分钟。

（2）按第一章第四节腰椎整脊法对患者进行手法整复。

（3）整复腰椎错位后，先用左手拇指按住腰椎第 1 节上部左侧，右手中指、食指、无名指手指沿腰椎棘突从上至下，整理棘上韧带 1 次；再用左手拇指按住腰椎第 1 节上部右侧，右手中指、食指、无名指手指沿腰椎棘突从上至下，整理棘上韧带 1 次；最后用右手拇指触诊棘上韧带，此时一般撕裂的棘上韧带即已恢复，如依然有撕裂，可重复上述步骤再整理一次。

（五）注意事项

1. 患者为女性，体质较弱，因此治疗时力度一定要轻，以免造成不必要的损伤。

2. 整理时间不宜过长，手法不宜过重，防止局部肿胀或其他损伤，如果第一次治疗不能恢复，可休息一天后再次治疗。

3. 嘱患者注意休息，减少负重。

4. 提醒患者尽量避免治疗期间同房。

五、疗效

腰椎后关节紊乱的治疗，实际上是慢性盆腔炎最重要的治疗手段。临床接诊 24 人，全部治愈，1 年后随访，没有复发。

六、典型病例

刘某某，女，32 岁。来就诊时，腰痛，全身不适，乏力，精神不振，下腹有坠痛感，已闭经 7 年，一直不孕，化验、检查确诊为盆腔炎。经整脊治疗 3 周，手法检查腰椎错位已恢复，X 线显示腰椎正常。患者腰痛缓解，半个月后月经来潮，3 个月后怀孕。1 年后回访，各项检查正常。

第五节　不　孕　症

一、病因与病机

不孕与男女双方都有关系。男性原因有睾丸发育不全、精囊和前

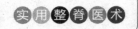
列腺炎症、尿道畸形等；女性原因如子宫发育不良、子宫后倾、子宫颈管狭窄、阴道闭锁、输卵管炎、内分泌失调等。

还有一种不孕，称为功能性不孕。功能性不孕症的病因与腰椎扭伤发生错位有关，特别是第4腰椎错位，对生殖系统影响最大。第4腰椎错位经常引起痛经、妇女月经不调，影响卵巢分泌，最终导致不孕。

二、临床表现

（一）常见症状
主观感觉可无异常或只感到下腹发凉，有些人可有月经不调。

（二）临床分型
1. 原发性不孕　在未采取避孕措施的情况下，育龄妇女婚后与丈夫同居3年，而未生育者。

2. 继发性不孕　曾经生育，但产后未能再生育者。

3. 功能性不孕　体检未发现异常，生殖器官无器质性病变，患者主观感觉也无异常，但长期不孕。

三、诊断

（一）脊柱特点
不孕症患者有很大一部分是由第4腰椎错位引起的，尤其是继发性不孕和功能性不孕，要注意检查患者的第4腰椎，一般均可见到错位，X线片显示有骨赘增生，同时伴有腰痛。

（二）检查手段
1. 在排除男方原因的情况下，还要排除女方的器质性病变，如无排卵、输卵管不通等。

2. X线检查　腰椎正位X线片可显示出第4腰椎椎体或棘突的偏歪。

3. 手法触诊　用双手拇指触诊，如有错位，触诊时可摸到错位的棘突，错位的椎体和错位的程度是引起症状的主要原因。

四、治疗

（一）治疗原则

不孕症患者的腰椎错位，肯定是陈旧性的。而且有时除了第 4 腰椎外还会有其他椎体错位，整复要按陈旧性错位考虑。整复后一般腰痛很快消失，1~3 周后生理、病理检查正常。

（二）适应证

由腰椎错位引起的继发性不孕和功能性不孕。

（三）禁忌证

1. 肿瘤等引起的不孕症，整脊治疗无效。

2. 药物等引起的不孕症，整脊治疗无效。

3. 有器质性病变的不孕症，整脊治疗无效。

4. 原发性不孕症，整脊治疗效果不好。

5. 由其他内科疾病引起的不孕症，应在治好这些病以后，再进行整脊治疗。

（四）手法治疗

1. 病人体位　病人取端坐位，两目平视，双手下垂，双腿分开。

2. 术者体位　术者紧靠患者坐于患者身后。

3. 助手体位　助手立于患者左前方，用两腿夹持患者膝部，双手按住患者大腿根部（如患者椎体右偏，按左大腿，反之按右大腿），以使患者在治疗时保持固定体位。

4. 操作步骤

（1）外敷苦参洗剂 50 分钟。

（2）按第一章第四节腰椎整脊法对患者进行手法整复。

（3）整复腰椎错位后，按本章第二节所讲方式进行整理。

（五）注意事项

1. 一般中国人，尤其是妇女，最不愿意谈论有关生育的问题。所以在了解病情时，常常遇到一些患者回避问题。在这种情况下，先问患者腰痛情况，再检查患者第 4 腰椎是否错位，然后把可能引起痛

经、月经不调，从而导致不孕的情况告诉患者，以使患者接受。因为只有得到患者的配合，才便于治疗。

2. 患者为女性，体质弱，因此治疗时用力一定要轻，防止因为用力过猛，造成不必要的损伤。

3. 整理时间不宜过长，手法不宜过重，防止局部肿胀或其他损伤，如果第一次治疗不能恢复，可休息一天后再次治疗。

4. 嘱患者注意休息。

5. 提醒患者治疗期间避免同房，及对相关部位的寒冷刺激等。

五、疗效

在收治的不孕症病例中，最后都怀孕并生育。女性不孕与月经不调有密切的关系。

六、典型病例

白某某，女，32 岁，婚后 6 年不孕。查体未发现有器质性病变。来就诊时，小腹冰冷，性欲极低。触诊发现胸、腰椎有多个椎体错位。其中第 3、4 腰椎比较明显。经常腰痛，有时腹部有下坠痛。27 岁闭经，到就诊时已经 5 年。经两个月对胸、腰椎错位椎体进行整复，下腹冰冷感觉消失，腹痛和下坠痛也没有了。症状消失 1 个月后患者怀孕。1 年后随访，生一女孩，母女一切正常。

李某某，女，28 岁。婚后 3 年不孕。经检查患者第 4 腰椎错位并伴有附件炎。经整脊治疗 3 周，附件炎痊愈。5 年后随访，生一男孩，已经 2 岁，各项检查均正常。

白某某，女，34 岁。结婚已经 5 年，没有怀孕。就诊时，自己感觉下腹部冰凉，内分泌功能紊乱，检查第 4 腰椎偏右，确诊为不孕症。经过 2 周整脊治疗，患者不仅自己感觉下腹部不凉，而且月经开始来潮。后来她怀孕，生了一个女孩。

七、背景资料

不孕症与腰椎有很密切的关系，特别是第 4 腰椎错位可造成不孕。整脊疗法不仅无创、无痛，而且无毒副作用，是治疗不孕症的一种有效疗法。

第六节 髌骨软化症

一、病因与病机

本病的发病与第 3 腰椎错位，导致膝关节疼痛、功能障碍和免疫力下降有密切关系，这是髌骨本身代谢功能紊乱造成的。时间一久，软骨失去弹性，即出现变硬、龟裂、剥脱等一系列退行性变化。临床上认为髌骨软化是疑难病，与对其病因的认识不足有关。

二、临床表现

初起只感到膝关节不适，腿酸、无力，然后逐渐感到腿痛，走平路不明显，上下坡或上下楼梯时，膝内有摩擦样疼痛，但指不出疼痛的具体位置，休息后好转；进一步发展出现患膝发软，深蹲痛，单腿支撑痛，关节轻度肿胀，有些患者还会出现少量关节积液；最后出现股四头肌萎缩，膝关节不稳定感，走路时会出现"吱轧"声。最后不能站立，更不能行走，只能坐着或躺着。

三、诊断

（一）脊柱特点

以第 3 腰椎错位为多见，也有两个以上椎体发生错位的，以腰 3、4 最多见。由于我国人腰带多系在第 3 腰椎上，等于加了一个护腰，所以不易错位，患此病的人在人群中比例不大。欧洲人男子腰带习惯上系于第 4 腰椎，女子多不系腰带。所以没有保护，髌骨软化症的患者就远远多于我国。

（二）检查手段

1. X 线检查　患病早期 X 线片正常，晚期 X 线侧位片可见髌骨

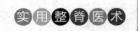

关节间隙变窄；正位片可见髌骨软骨面呈龟裂状。腰椎正位 X 线片可显示出椎体或棘突的偏歪。

2. 手法触诊　最简单的是髌骨研磨试验（磨髌实验）：患者仰卧，下肢自然伸直，放松。必要时可在膝下腘窝处垫一个枕头。医生手掌压住髌骨，使其与上面发生滑动，压力不可太大。如有不光滑的摩擦音，即为阳性。早期的患者，髌骨研磨试验可能为阴性，只有深蹲痛和下楼时膝关节痛。用双手拇指触诊患者腰椎，可摸到错位的棘突，错位的椎体和错位的程度是引起症状的主要原因。

四、治疗

（一）治疗原则

本病治疗的关键是进行第 3 腰椎的整复。一般来说，髌骨软化已经形成了腰椎相关疾病，所以腰椎错位一般为陈旧伤，治疗时应按陈旧伤处理。

（二）适应证

由腰椎错位引起的髌骨软化症。

（三）禁忌证

1. 外伤或其他原因引起膝部组织严重损伤或器质性病变。

2. 药物等引起的膝部组织严重损伤。

（四）手法治疗

1. 病人体位　病人取端坐位，两目平视，双手下垂，双腿分开。

2. 术者体位　术者紧靠患者坐于患者身后。

3. 助手体位　助手立于患者左前方，用两腿夹持患者膝部，双手按住患者大腿根部（如患者椎体右偏，按左大腿，反之按右大腿），使患者在治疗时不能活动。

4. 操作步骤

（1）外敷苦参洗剂 50 分钟。

（2）按第一章第四节腰椎整脊法对患者进行手法整复。

（3）整复腰椎错位后，按本章第二节所讲方式进行整理。

（4）如髌骨软化症到中晚期，特别是出现不能站立的瘫痪以后，应配合辅助手法治疗。具体做法如下：

① 患者取仰卧位，患侧腿屈膝呈90°，另一腿自然平放，术者坐（或立）于患者患侧。

② 术者双手抱揉膝关节，约80次，使其发热。

③ 术者用手掌摩擦膝关节两侧，约30次，至局部发热。

④ 术者用右手拇指点按鹤顶、双膝眼、阴阳陵泉等穴位各约50次（如双侧患病对另一侧重复上述步骤）。

⑤ 将患者膝放平，术者双手压按双膝关节，注意压按时勿使髌骨移动，压按约8次。

⑥ 术者用掌根按压冲门穴约1分钟，抬手后患者可感觉有一股热流冲向下肢，反复3次，每次间隔2~3分钟。

⑦ 术者对患者膝部及大腿进行整理（拍大腿两侧5分钟）。

（五）注意事项

1. 进行整脊治疗时力度一定要轻，防止因为用力过猛，造成不必要的损伤。

2. 辅助手法用力不可过大，否则不但不能帮助患者恢复，反而会加大髌骨软化的损伤。

3. 嘱患者注意休息，尽量减少腰及膝部的负重。

4. 冬季注意膝部的保暖，防止因受风造成复发。

五、疗效

髌骨软化症是一种常见病，约占门诊病人的2%，治愈率在80%以上，治愈的病人中90%以上治疗时间超过3周，1年后回访，复发率低于20%，复发患者经3周治疗痊愈。

六、典型病例

孙某某，男，62岁，退休工人，患髌骨软化症，检查第3腰椎严重错位，经过整复后，很快恢复健康。

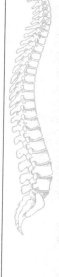

汪某某，女，58 岁，干部。来就诊时已经到髌骨软化晚期，不能站立和行走。因为不能活动，身体更加发胖，更加行动困难。最后只能在家里坐着。检查其第 3 腰椎错位，患者自述腰痛不重，只是两腿疼痛、无力，站立则疼痛难忍。经过 3 个月的整复，患者能站立走路，又在门诊继续治疗 2 个月，各项检查及症状均恢复正常。

七、背景资料

汪某某，女，66 岁，教师，已退休。膝关节疼痛，双腿及膝部无力，站立困难，瘫痪在家。经检查，确诊为髌骨软化症，治疗 1 个月，患者可以行动。门诊继续治疗 3 个月，症状消失，各种检查均正常。

髌骨软化症，又称为髌骨劳损，是一种常见的骨伤疾病，患者男女均有，病例统计各占约 50%。一般习惯上认为是劳损，所以又称为髌骨劳损。其实这种病既不是劳损，也不是软化，是一种典型的脊柱相关疾病。本病和肩周炎一样与脊柱有关，肩周炎是因为颈椎错位引起的神经根型颈椎病；髌骨软化是腰椎错位引起的，准确地说，也是神经根型腰椎综合征。

髌骨软化症，其实名不符实，并不是什么髌骨软化了，从 X 线片分析，是髌骨下面的半月板钙化，产生损伤、龟裂。其病机主要是脊柱第 3 腰椎发生错位，调节膝关节代谢活动的神经受到了压迫，造成膝关节部位代谢功能紊乱，活动时滑囊不能正常分泌滑液，磨损后又不能及时修复，日积月累，造成了损伤。损伤后的病理改变主要是半月板硬化、龟裂，站立行走时就会产生剧痛。其他类似的相关疾病还有踝关节扭伤、跟骨骨刺、腓肠肌痉挛（腿肚子抽筋）等，都是腰椎病，且都属于神经根型。治疗自然是首先整复第 3 腰椎，整复后可以自愈，大约 1 个月就能恢复。病程长的患者，要依靠自然恢复有一定困难，应增加辅助按摩手法。

第七节 便 秘

一、病因与病机

便秘的病因较多，或者是年老体弱，肠蠕动变慢；或者是久病卧床，缺乏活动；或者是没有饮水习惯等，都会出现便秘。上述原因都是外因，真正的内因与患者的第4腰椎发生错位有关，只要稍有刺激，就会出现便秘。这种便秘可以称为功能性便秘，也是一种典型的脊柱相关疾病。很多找不到原因的便秘，多数都能从腰椎错位找到病因。前面讲的诸如年老、体弱、久病等诸多因素，都是诱因。

二、临床表现

便秘有两层含义：其一是大便干燥；其二是排便次数减少。干燥指所含水分减少，最严重者大便为球状，硬如石子。大便正常情况每日1次，或两日1次。只要是成形、便软即为正常。便秘者常常数日1次，而且伴有排便困难。

三、诊断

（一）脊柱特点
第4腰椎椎体发生错位。也可以是多个椎体错位。

（二）检查手段
1. X线检查　腰椎正位X线片可显示出椎体或棘突的偏歪。

2. 手法触诊　用双手拇指触诊，如有错位，触诊时可摸到错位的棘突，错位的椎体和错位的程度是引起症状的主要原因。

四、治疗

（一）治疗原则
首先要整复好错位的腰椎，再配合便秘的辅助治疗手法。有些便

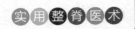

秘患者伴有腰痛，这只是伴随症状，重点应治疗便秘，便秘治好了，腰痛也会随之缓解。

（二）适应证

由腰椎错位引起的便秘。

（三）禁忌证

1. 结核、肿瘤等引起的便秘，不属于整脊治疗范围。

2. 药物等引起的便秘，不属于整脊治疗范围。

3. 有器质性病变的便秘，不属于整脊治疗范围。

4. 由其他内科疾病引起的便秘，应在治好这些病以后，再进行整脊治疗。

（四）手法治疗

1. 病人体位　病人取端坐位，两目平视，双手下垂，双腿分开。

2. 术者体位　术者紧靠患者坐于患者身后。

3. 助手体位　助手立于患者左前方，用两腿夹持患者膝部，双手按住患者大腿根部（如患者椎体右偏，按左大腿，反之按右大腿），使患者在治疗时不能活动。

4. 操作步骤

（1）外敷苦参洗剂 50 分钟。

（2）按第一章第四节腰椎整脊法对患者进行手法整复。

（3）整复腰椎错位后，按本章第二节所讲方式进行整理。

（4）为了增强疗效，可按第一章第四节"五五一下推"辅助手法进行操作。

（五）注意事项

1. 治疗时力度一定要轻，防止因为用力过猛，造成不必要的损伤。

2. 整理时间不宜过长，手法不宜过重，防止局部肿胀或其他损伤，如果第一次治疗不能恢复，可休息一天后再次治疗。

3. 便秘属慢性病，一般很难 1 次治愈，治疗时切记不可操之过急，特别是在使用"五五一下推"辅助手法操作时，不可用力过大，以免造成患者局部肿痛，无法进行后续治疗。

4. 嘱患者注意休息，尽量减少腰部负重。

五、疗效

便秘虽只是一种症状，但也很难治愈。有的患者可以迁延数月不愈，甚至数年之久。其主要原因就是因为腰椎的错位未能纠正。如果把错位的腰椎整复好，就可取得治愈便秘的效果。

我们曾用治疗便秘的手法，抢救过几例麻痹性肠梗阻患者，效果很好。

六、典型病例

楼某某，男，67 岁，干部。据患者自己讲，医生所说的病因，他全没有。不老、没病，常出差，活动很多，喜欢喝茶，所以饮水量不少，但便秘已有十几年历史了。经检查，患者第 4、5 腰椎均有错位。经过一段时间整复，腰椎正常，便秘也改善了。患者高兴地说，"我可以不用靠吃药过日子了。"

第八节 慢性腹泻

一、病因与病机

（一）正常人体胃肠的吸收功能

人体摄入的食物和其他物质，在胃肠道消化后，有用于人体的部分被吸收，无用部分及多余水分，变成粪便排出体外。正常人每天摄入饮食和分泌至胃肠道的液体总量约 9 升，含有大量的电解质。胃肠道的吸收和分泌过程保持着动态平衡，分泌到肠道的电解质、消化酶和水分等，绝大部分被回收，为机体保存。胃肠道各段的分泌与吸收功能有差异。胃到空肠分泌大量的消化液、酶、电解质等以保证消化的进行，吸收营养物质和重吸收部分水分和电解质；回肠及结肠除吸

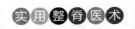

收食物的分解物外，还重吸收绝大部分水分和电解质。整个胃肠道均分泌黏液，其大部分也被重吸收。一般 24 小时内空肠吸收水分约 3 ~ 5L，回肠吸收水分约 2 ~ 4 升，其余在结肠吸收。因此排出的粪便一般是成形的，只含有 100 ~ 150ml 水和少量的电解质。

（二）慢性腹泻的病因

腹泻的发病基础是胃肠道的分泌、消化、吸收和运动等功能障碍，分泌量增加、食物不能完全分解、吸收减少和肠胃蠕动过快等，最终导致粪便稀薄，排便次数增加。引起腹泻的疾病或原因有炎症、消化吸收障碍、药物作用等，但慢性腹泻最常见的是功能性腹泻。这类疾病其肠道无明显器质性病变，但由于神经功能失调，引起功能性腹泻。这种神经功能失调的产生与腰椎错位使内脏神经受到挤压或刺激有关。所以功能性腹泻，很难治愈，其原因很简单，就是因为对其真正的病因认识不足。如果认识到腰椎错位对腹泻的影响，慢性腹泻治疗起来就不会很困难。

二、临床表现

（一）常见症状

腹泻是指排便次数多于正常，粪质稀薄，容量增加，有时脂肪增多或带有不消化物、脓血等。正常人每天排大便 1 次；少数人每天排便 2 ~ 3 次；也有人 2 ~ 3 天排便 1 次。正常粪便一般是成形软便，日排量为 150 ~ 200g，水分占 100 ~ 150ml。

（二）临床分型

腹泻可分为急、慢性两种，病程超过 2 个月的腹泻，称为慢性腹泻。

三、诊断

脊柱特点

一般慢性腹泻患者都与第 4 腰椎错位有关。既然是慢性腹泻，则对应的腰椎椎体错位是陈旧性的。

四、治疗

（一）治疗原则

首先整复好错位的腰椎，再用辅助治疗手法配合。有些慢性腹泻患者伴有腰痛，这只是伴随症状，重点应治疗慢性腹泻，慢性腹泻治好了，腰痛也会随之缓解。

（二）适应证

由腰椎错位引起的慢性腹泻。

（三）禁忌证

1. 结核、肿瘤等引起的腹泻，不属于整脊治疗范围。

2. 药物等引起的腹泻，不属于整脊治疗范围。

3. 有器质性病变的腹泻，不属于整脊治疗范围。

4. 由其他内科疾病引起的慢性腹泻，应在治好内科病以后，再进行整脊治疗。

223

（四）手法治疗

1. 病人体位　病人取端坐位，两目平视，双手下垂，双腿分开。

2. 术者体位　术者紧靠患者坐于患者身后。

3. 助手体位　助手立于患者左前方，用两腿夹持患者膝部，双手按住患者大腿根部（如患者椎体右偏，按左大腿，反之按右大腿），使患者在治疗时不能活动。

4. 操作步骤

（1）外敷苦参洗剂50分钟。

（2）按第一章第四节腰椎整脊法对患者进行手法整复。

（3）整复腰椎错位后，按本章第二节所讲方式进行整理。

（五）注意事项

1. 治疗时力度一定要轻，防止因为用力过猛，造成不必要的损伤。

2. 整理时间不宜过长，手法不宜过重，防止局部肿胀或其他损伤，如果第一次治疗不能恢复，可休息一天后再次治疗。

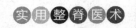

3. 嘱患者注意休息，尽量减少腰部负重。

五、疗效

1976—1978 年，在山东高青县，共收治慢性腹泻患者 13481 人，治愈率为 90%，在治愈的患者中 90% 以上都是在 1 周内治愈。

六、典型病例

谢某某，女，78 岁，五保户。1942 年日本侵华时期，因吃混合面而患病，时轻时重，轻时每天腹泻 4～5 次，重时每天腹泻 20 次以上，几乎整天离不开厕所。经几次治疗痊愈。10 年后去访问她，已经 88 岁了，身体、精神都很好，没有复发。人民日报在 1989 年报道过这件事，详见附录。

周某某，男，32 岁，海军某部军官，患慢性菌痢半年。最后用药物灌肠治疗，无效。来就诊时，仍有里急后重症状，便中有脓、带血，细菌培养为福氏痢疾杆菌。治疗 3 次后，症状消失，回合同医院检查，对大便进行细菌培养，已经无菌。

七、背景资料

慢性腹泻只是一种症状，用慢性腹泻作题目，意义在于可以把慢性肠炎、慢性痢疾、慢性结肠炎和慢性无菌腹泻都包括在内。在这里，慢性腹泻是一个广义的概念，用其他名称不能恰当地表达这种含义。

第九节 月经不调

一、病因与病机

（一）传统观点

现有的传统观点认为导致月经失调的因素有很多，按其来源，可

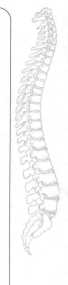

分为体内和体外两大类。体外因素如环境和气候的骤变，药物的影响等。体内的因素有两大类：

1. 神经内分泌功能失调　主要是下丘脑－垂体－卵巢轴的功能不稳定或是有缺陷，即月经病。

2. 器质病变或药物等　包括生殖器官局部的炎症、肿瘤及发育异常、营养不良；颅内疾患；其他内分泌功能失调如甲状腺、肾上腺皮质功能异常、糖尿病、席汉病等；肝脏疾患；血液疾患等。使用治疗精神病的药物、内分泌制剂或采取宫内节育器避孕者均可能发生月经不调。某些职业如长跑运动员容易出现闭经。此外，某些妊娠期异常出血也往往被误认为是月经不调。

（二）整脊学观点

人体的生命活动都要受到神经和内分泌的调节，内分泌对妇女月经周期的影响在各种专著中都有详细的论述，但是对于神经调节对妇女月经周期的影响阐述不多。用整脊学的观点来分析，盆丛神经（自主神经）对盆腔器官有调节作用，如果其功能异常也会导致妇女月经不调。

对盆腔器官起调节作用的盆丛神经是腰段脊神经的分支，而腰段脊神经是从腰椎间孔穿出的。如果患者腰椎椎体有错位，错位的椎体就可能挤压腰段脊神经根，使腰段脊神经即盆丛神经的功能受到影响，从而导致盆腔器官的功能异常，造成月经不调。很多月经不调的妇女同时伴有腰痛也就很好理解了。但是并非有妇科病才腰痛，事实上大多是因腰椎错位（腰痛）才引起妇女月经不调。

二、临床表现

（一）常见症状

1. 主要症状　月经周期异常，月经的持续时间异常，出血量异常，经血的颜色和质地异常。

2. 伴随症状　伴随月经周期出现的全身不适症状，以及伴随月经周期出现的下腹部疼痛（即痛经）最易被忽视。正常女性在经期出现小腹轻微疼痛、情绪改变及精神不振等症状，只要不影响工作和学

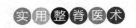

习，均属正常现象。但是妇女在月经来潮时有较严重的症状，如下腹痛、头痛等，甚至必须卧床休息，这显然不属于正常反应，其实这就是月经不调的伴随症状。

（二）临床分型

1. 痛经　正常女性在月经来潮时可有小腹和腰骶部的坠胀感，但并不影响生活和工作。症状严重影响生活和工作时则称为痛经。痛经又可分为两类：原发性痛经和继发性痛经。原发性痛经又被称为功能性痛经，是指生殖器官无器质性病变，这类痛经用整脊治疗效果最好。引起继发性痛经的疾病有子宫内膜异位症、急（慢）性盆腔炎或子宫颈狭窄、阻塞等。

2. 功能失调性月经紊乱　这种月经不调又可分为无排卵型功能失调和有排卵型月经失调。前者又称为子宫功能性出血，简称功血。

3. 经前期紧张综合征　主要表现为精神紧张、烦躁易怒或抑郁、焦虑、全身乏力、易疲劳、失眠、头痛、注意力不易集中等。

4. 多囊卵巢综合征　主要表现月经稀发或闭经、不孕、多毛和肥胖。

三、诊断

（一）脊柱特点

从妇女月经不调患者的腰椎 X 线正位片中，随机选取 6 张，见表 4 – 1。

表 4 – 1　月经不调与腰椎的关系

病历号	姓名	年龄	职业	腰椎错位情况
185	连某某	33 岁	教师	第 4 腰椎偏右
183	李某某	30 岁	职员	第 3、4 腰椎偏左
249	何某某	35 岁	海军	第 3、4 腰椎偏左
217	景某某	39 岁	个体	第 3、4 腰椎偏右
459	崔某某	35 岁	司机	第 4、5 腰椎偏右
1023	张某某	41 岁	服务人员	第 2～4 腰椎偏左

从上表不难看出妇女月经不调都与腰椎有关，从临床病例中总结发现，月经不调由第 4 腰椎错位引起的占 20%，由第 3、4 腰椎共同引起的占 25%，由第 2～4 腰椎共同引起的占 15%，其他是由第 4 或 5 腰椎错位引起的。所以第 3～5 腰椎的错位，与妇女生殖系统健康有极其密切的关系，临床中可以把检查第 4 腰椎作为诊断月经不调的辅助手段。

（二）检查手段

1. X 线检查　腰椎正位 X 线片可显示出椎体或棘突的偏歪。

2. 手法触诊　用双手拇指触诊，如有错位，触诊时可摸到错位的棘突，错位的椎体和错位的程度是引起症状的主要原因。

（三）诊断标准

一般来说健康的女性在 13～15 岁月经开始来潮，也称初潮。有些人由于身体特别是生殖系统尚未发育成熟，在开始来潮的前 1～2 年内可能会出现周期不稳定的情况。随着年龄的增长直到更年期（约 45 岁）为止，健康女性都应规律地定期有月经来潮。这个年龄段的女性也常被称为育龄妇女。正常的月经周期应为 21～35 天，而相差不应超过 3 天。计算方法应以两次月经来潮的第一天的间隔为准。

凡是初潮年龄异常，周期过长、过短，周期不稳定以及两次中间有出血现象、闭经年龄异常均属周期异常。正常健康女性月经的持续时间（称为带周期、带经期）应为 3～7 天。过长或过短也属异常。关于月经量的测量较困难，一般第 2～3 天出血最多，有人认为如失血量超过 80ml/d 即为病理状态，而连续多天出血量过多，甚至出现如心慌、气短、脸色苍白等也属于异常表现。如果月经量过少甚至没有点滴也属异常。正常的月经血呈暗红色、不凝固，可有些小凝块。若颜色鲜红色如红墨水、或如柏油、或如败酱也都属异常表现。

四、治疗

（一）治疗原则

用整脊学的观点来分析，传统的疗法都是对症治疗，如激素的补

227

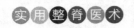

充、人工周期等。真正地对因治疗应当是纠正错位的腰椎，恢复盆丛神经正常的调节功能。

（二）适应证

由腰椎错位引起的月经不调。

（三）禁忌证

1. 结核、肿瘤等引起的月经不调，不属于整脊治疗范围。

2. 药物等引起的月经不调，不属于整脊治疗范围。

3. 有器质性病变的月经不调，不属于整脊治疗范围。

4. 由其他内科疾病引起的月经不调，应在治好内科病以后，再进行整脊治疗。

（四）手法治疗

1. 病人体位　病人取端坐位，两目平视，双手下垂，双腿分开。

2. 术者体位　术者紧靠患者坐于患者身后。

3. 助手体位　助手立于患者左前方，用两腿夹持患者膝部，双手按住患者大腿根部（如患者椎体右偏，按左大腿，反之按右大腿），使患者在治疗时不能活动。

4. 操作步骤

（1）外敷苦参洗剂50分钟。

（2）按第一章第四节腰椎整脊法对患者进行手法整复。

（3）整复腰椎错位后，按本章第二节所讲方式进行整理。

（4）为了增强疗效，可按第一章第四节月经不调的辅助手法，简称为"一三三"手法。

（五）注意事项

1. 应先问患者腰痛症状，再检查患者的第4腰椎是否错位，然后把可能引起痛经、月经不调的结论告诉患者，以得到患者的配合，便于治疗。

2. 患者为女性，治疗时力度一定要轻，防止因为用力过猛，造成不必要的损伤，促使患者病情加重。

3. 整理时间不宜过长，手法不宜过重，防止局部肿胀或其他损伤，如果第一次治疗不能恢复，可休息一天后再次治疗。

4. 嘱患者注意休息。

5. 提醒患者治疗期间尽量避免同房，及对相关部位的寒冷刺激等。

五、疗效

根据临床经验，痛经、功能失调性月经紊乱用整脊方法治疗的效果最好。收治的月经不调患者，各种症状都有，如周期不稳定、经期不稳定、出血量不稳定等。这些患者中多数都有痛经，总病例中约60%有痛经症状，用整脊方法治疗，总有效率为 90%，治愈率为 75%。

六、典型病例

高某，女，47 岁，大庆采油五队生活服务处理发员。自述，闭经两年。经检查，患者第 4 腰椎明显错位。经过 8 次整复，腰椎 X 线检查正常，半个月后患者月经来潮。1 年后随访，患者月经正常，没有任何不适，腰椎 X 线检查正常。

张某，女，37 岁，服务员。自述腰痛，同时阴道里分泌一种液体，所到之处，皮肤就微微红肿，起小红疹，又痒又痛。经检查，患者第 4 腰椎明显错位。经过 8 次整复，腰椎 X 线检查正常，半个月后腰痛消失，也没有液体分泌了。1 年后随访，患者月经正常，没有任何不适，腰椎 X 线检查正常。

七、背景资料

据报道，在妇科临床上，月经不调是育龄妇女最常见的疾病之一，可占门诊量的 1/3 左右。但是这可能仅仅是一部分病人，实际的发病率恐怕比这还要高。这其中的原因有以下两方面：

其一，有很多妇女并不十分清楚什么是月经不调，她们往往把自己一贯的表现认为就是正常状态。

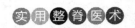

其二，有些妇女虽然感觉自己有问题，但认为这是隐私，不能说出去或不愿意说出去。

在临床患者中，有两位妇产科主任患月经不调，经整脊治疗痊愈，这件事对整脊疗法是一种肯定。目前无论中医还是西医，对于妇科功能性疾病的恢复缺少有效方法，而这一点恰恰是整脊所长。这主要是因为影响妇科生理功能最直接、最大的因素就是第 4 腰椎（或者是第 2、3、5 腰椎错位引起的），因为第 4 腰椎发出的脊神经直接影响生殖系统的生理功能，整复好错位的腰椎，对生殖系统功能恢复有着关键的作用。

第十节 痛　　经

一、病因与病机

近年来许多研究工作证明，子宫内膜和血液中前列腺素水平的增高是引起痛经的决定性因素。月经血中含有较多的前列腺素，前列腺素 F2a（PGF2a）的含量更高。在月经周期中测量宫内膜中的 PGF2a 含量，发现分泌型子宫内膜脱落时，经血中的 PGF2a 含量明显高于增生型的子宫内膜脱落时的含量。在孕激素作用下的分泌期子宫内膜合成并释放更多的 PGF2a，含量明显高于增生型的子宫内膜脱落时的含量。在孕激素作用下的分泌期子宫内膜合成并释放更多的 PGF2a 与子宫和血管壁的平滑肌细胞上的受体相结合，而引起收缩。痛经患者的经血中表现 PGF2a 含量更高，可引起过于强烈的收缩，甚至痉挛性收缩。导致宫腔内压力增高。此外，子宫肌壁还因缺血而产生剧烈疼痛。另外，PGF2a 进入血液循环时，还可引起胃肠道、泌尿道和血管等平滑肌收缩。

第 3 腰椎椎体错位，刺激盆神经，从而引起内分泌紊乱，所以腰椎椎体，特别是第 3、4 腰椎错位，才是发生痛经的根本原因。如果生殖器官没有器质性病变，称为原发性痛经或功能性痛经；因生殖器官的器质性病变引起的痛经，为继发性痛经。引起继发性痛经的常见疾病有：子宫内膜异位、急性盆腔炎、子宫颈狭窄、阻塞等。

从整脊的理论出发，原发性痛经和继发性痛经没有本质的区别，只是病变的不同时期罢了。其真正病因都是第 3、4 腰椎的错位。错位的椎体压迫神经根，导致盆腔神经功能紊乱，时间久了引起盆腔生殖器官器质性病变和免疫力下降。所以治疗痛经的根本办法是整复腰椎错位。

二、临床表现

（一）常见症状

功能性痛经常发生于月经初潮后，未婚或未孕的年轻妇女。一般在月经来潮前数小时已感觉到疼痛，成为月经之先兆。月经开始后，疼痛逐步或迅速加剧，历时数小时至两三天不等。疼痛常呈阵发性下腹和腰骶部疼痛。严重时，脸色苍白，出冷汗、全身无力、四肢冰凉、尿频等。无排卵型月经不调的功能性子宫出血，常常不伴有痛经，因无黄体酮的作用。

三、诊断

（一）脊柱特点

痛经患者在腰椎下段椎体有错位。第 4 腰椎多见，也有第 4、5 腰椎或第 3、4 腰椎错位的。触诊棘突错位偏右多见，多数偏歪棘突有压痛，触诊时韧带钝圆，椎体间隙不清楚，属于陈旧性错位，正位 X 线片可见腰椎棘突偏歪。

（二）检查手段

1. X 线检查　腰椎正位 X 线片可显示出椎体或棘突的偏歪。

2. 手法触诊　用双手拇指触诊，如有错位，触诊时可摸到错位的棘突，错位的椎体和错位的程度是引起症状的主要原因。

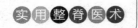

四、治疗

（一）治疗原则

治疗妇女痛经，必须整复错位的腰椎。无论是原发性还是继发性痛经，腰椎椎体错位均属陈旧性错位，必须按陈旧性处理。

（二）适应证

由腰椎错位引起的痛经。

（三）禁忌证

1. 结核、肿瘤等引起的痛经，不属于整脊治疗范围。

2. 药物等引起的痛经，不属于整脊治疗范围。

3. 有器质性病变的痛经，不属于整脊治疗范围。

（四）手法治疗

1. 病人体位　病人取端坐位，全身放松，两目平视，双手下垂，双腿分开。

2. 术者体位　术者紧靠患者坐于患者身后。

3. 助手体位　助手立于患者左前方，用两腿夹持患者膝部，双手按住患者大腿根部（如患者椎体右偏，按左大腿，反之按右大腿），使患者在治疗时不能活动。

4. 操作步骤

（1）外敷苦参洗剂50分钟。

（2）按第一章第四节腰椎整脊法对患者进行手法整复。

（3）整复腰椎错位后，按本章第二节所讲方式进行整理。

（4）为了增强疗效，可按第一章第四节月经不调的辅助手法，简称为"一三三"手法。

（五）注意事项

1. 患者为女性，治疗时用力一定要轻，防止因为用力过猛，造成患者不必要的损伤。

2. 整理时间不宜过长，手法不宜过重，防止局部肿胀或其他损伤，如果第一次治疗不能恢复，可休息一天后再次治疗。

232

3. 嘱患者注意休息，劳逸结合。

4. 提醒患者治疗期间尽量避免性交，避免对相关部位的寒冷刺激等。

五、疗效

据统计，在已往收治的 991 人痛经患者中，原发性与继发性各占一半。原发性患者一般比较容易治愈。继发性患者，多数有盆腔器官的炎症、子宫内膜异位，痊愈相对慢，疗程较长。

从整复腰椎错位后痛经消失的效果看，腰椎错位是痛经的真正原因。所以痛经只不过是神经根型腰椎综合征的一种症状。

六、典型病例

张某某，女，47 岁，干部。每次来月经前都疼痛难忍，疼痛呈阵发性下腹及腰骶部绞痛，脸色发白，出冷汗，全身无力，一般需要休息 3 ~ 4 天才能缓解。经检查，患者第 4 腰椎错位，遂予整脊治疗，整复 1 次后症状有所缓解，治疗 3 周后痊愈，3 年后随访，未见复发，X 线检查正常。

七、背景资料

其实痛经是月经不调的一种症状。因为病人自我感觉痛苦较大，所以在月经不调患者中所占比例较多，因此单独作为一节进行叙述。很多妇女在月经来潮时，由于盆腔充血而有下腹部轻度坠胀感，这并不是病理性症状，但是如果症状严重，以致影响生活和工作，就称之为痛经，必须进行治疗。痛经是月经不调的一种症状，所以它的病因和月经不调一样，也是腰椎错位引起的。按整脊学的理论，痛经属于神经根型腰椎综合征的症状。

第十一节　慢性阑尾炎

一、病因与病机

阑尾炎的发病不论诱因如何，均是盲肠和阑尾功能异常，免疫力

下降所致。而导致阑尾和盲肠功能异常的原因与腰椎错位，挤压或刺激内脏神经有关。多数患者在急性阑尾炎缓解后，仍有残留病变，如管壁纤维组织增生、管腔狭窄、周围组织粘连，以致急性炎症转为慢性。

阑尾管壁纤维组织增生可阻碍阑尾排空，或压迫神经末梢，产生疼痛。当阑尾管腔部分闭塞，而黏膜分泌物不得排出时，可发生黏液囊肿。此外，阑尾腔内粪块、异物、谷粒、蛔虫或虫卵，以及阑尾先天性粘连、扭曲、淋巴滤泡增生等，均可致管腔狭窄，导致慢性阑尾炎，产生症状和体征。

而上述各种因素的作用，前提是盲肠阑尾的功能异常和免疫力下降。因此，造成上述条件起作用的，是腰椎错位所引起的阑尾和盲肠部功能异常。所以真正的病因应与腰椎椎体错位有关。

二、临床表现

多数病人有右下腹部疼痛史，或仅有隐痛或不适，且这种不适和疼痛会因活动剧烈而加重。饮食不节可诱发。其表现有的如同胃、十二指肠溃疡，或胃肠功能紊乱。排便或稀或干。

三、诊断

（一）脊柱特点

第 1~3 腰椎错位，压迫或刺激内脏神经，造成阑尾和盲肠的功能紊乱，免疫力下降。

（二）检查手段

1. X 线检查　腰椎正位 X 线片可显示椎体或棘突的偏歪。

2. 手法触诊　用双手拇指触诊可摸到错位的棘突，错位的椎体和错位的程度是引起症状的主要原因。

四、治疗

（一）治疗原则

急性阑尾炎伴腰椎急性扭伤，可以通过腰椎整复治疗；慢性阑尾

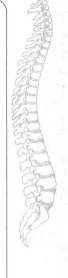

炎对应的是陈旧性错位，整复时要按陈旧性错位处理。纠正腰椎椎体的错位，不仅可以治疗本病，而且有预防意义。即使必须手术切除阑尾，整复好错位的腰椎，也是有意义的，因为恢复盲肠和阑尾的功能，对手术后的恢复也有积极的意义。

（二）适应证

由腰椎错位引起的阑尾炎。

（三）禁忌证

由器质性病变引起的慢性阑尾炎，不属于整脊治疗范围。

（四）手法治疗

1. 病人体位　病人取端坐位，全身放松，两目平视，双手下垂，双腿分开。

2. 术者体位　术者紧靠患者坐于患者身后。

3. 助手体位　助手立于患者左前方，用两腿夹持患者膝部，双手按住患者大腿根部（如患者椎体右偏，按左大腿，反之按右大腿），使患者在治疗时体位固定。

4. 操作步骤

（1）外敷苦参洗剂50分钟。

（2）按第一章第四节腰椎整脊法对患者进行手法整复。

（3）整复腰椎错位后，按本章第二节所讲方式进行整理。

（4）为了增强疗效，可按第一章第四节"五五一下推"法进行辅助治疗，对于年老体弱虚证患者，采取点揉方式；对于年轻体壮实证患者，采取下推方式。

（五）注意事项

1. 治疗时力度一定要适宜，防止用力过猛造成不必要的损伤。

2. 整理时间不宜过长，手法不宜过重，防止局部肿胀或其他损伤，如果第一次治疗不能恢复，可休息一天后再次治疗。

3. 嘱患者注意休息。

4. "五五一下推"法进行辅助治疗时，力度不可过大，以免造成患者局部疼痛，影响疗效。

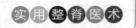

五、疗效

本病发病率不高，临床患者不多，收治的 17 例患者治疗效果均较好，只有 1 例未治愈。

六、典型病例

陈某某，女，26 岁，工人。发现患急性阑尾炎时，已经怀孕 5 个月，因此不能手术切除阑尾，只能进行保守治疗。进行腰椎整复及配合手法治疗 3 周后，阑尾炎渐渐好转，各项检查正常，足月正常分娩。3 年后回访，各项检查正常，未见阑尾炎复发。

第十二节　坐骨神经痛

一、病因与病机

坐骨神经痛不是病，像偏头痛、肩周炎、腹泻一样是症状，目前有以下两种观点。

（一）狭义的传统观念

当前医学界普遍认为绝大多数坐骨神经痛是由腰椎间盘突出症引发的，是由于髓核膨出或突出压迫坐骨神经根，所引发的疼痛自腰部沿坐骨神经向臀部、腘窝、小腿的后外侧，甚至脚部放射。

（二）广义的观点

广义的观点包括了狭义的观点，同时坐骨神经痛也可由其他原因引起，其中腰椎错位是主要原因，临床病例中由腰椎间盘突出症引起的坐骨神经痛，只占 20%，而由腰椎错位引起的坐骨神经痛，占 60%。坐骨神经痛与腰椎的关系，和肩周炎与颈椎的关系十分相似。有坐骨神经痛的疾病，其病变是腰椎错位，压迫了坐骨神经；而肩周炎是颈椎错位压迫了臂丛神经所致。本病的主要原因是外伤或扭伤。多数患者是在一次弯腰负重时转体所致，有些是反复轻伤累积的结果，也有少数病例没有明显的外伤史，个别妇女同妊娠和分娩有关。

二、临床表现

首先是受伤，伤后出现腰痛；疼痛可沿坐骨神经向臀部、大腿后侧、小腿后侧和外侧，甚至放射到脚。疼痛为持续性钝痛，患者常被迫呈侧卧屈膝体位以减轻疼痛。

三、诊断

（一）脊柱特点

病因是腰椎椎体的错位，从第 1～5 腰椎的错位，都有可能压迫坐骨神经，引起坐骨神经痛。从力学原理分析，腰带一般系在第 4 腰椎处，这就造成第 4 腰椎成为一个支点，此处也最薄弱，因此第 4 腰椎错位最为常见，也有部分患者是第 3、5 腰椎错位。

（二）检查手段

1. X 线检查　腰椎正位 X 线片可显示出椎体或棘突的偏歪。

2. 手法触诊　用双手拇指触诊时，可摸到错位的棘突，错位的椎体和错位的程度是引起症状的主要原因。

四、治疗

（一）治疗原则

腰椎错位引起坐骨神经痛，很少有急性损伤。所以一般要按陈旧性椎体错位进行整复。

（二）适应证

由腰椎错位引起的坐骨神经痛。

（三）禁忌证

1. 结核、肿瘤等引起的坐骨神经痛，不属于整脊治疗范围。

2. 药物等引起的坐骨神经痛，不属于整脊治疗范围。

3. 有器质性病变的坐骨神经痛，不属于整脊治疗范围。

4. 由其他内科疾病引起的坐骨神经痛，应在治好内科疾病以后，

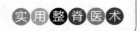

再进行整脊治疗。

（四）手法治疗

1. 病人体位　病人取端坐位，两目平视，双手下垂，双腿分开。

2. 术者体位　术者紧靠患者坐于患者身后。

3. 助手体位　助手立于患者左前方，用两腿夹持患者膝部，双手按住患者大腿根部（如患者椎体右偏，按左大腿，反之按右大腿），使患者在治疗时不能活动。

（1）外敷苦参洗剂 50 分钟。

（2）按第一章第四节腰椎整脊法对患者进行手法整复。

（3）整复腰椎错位后，按本章第二节所讲方式进行整理。

（五）注意事项

1. 活动对腰椎整复极为不利，从临床病理分析，一般住院治疗，比门诊治疗疗效提高 10%，治愈率提高 8%。

2. 坐骨神经痛患者因疼痛而紧张，因此治疗时力度要轻，防止用力过猛造成不必要的损伤，促使患者病情加重。

3. 整理时间不宜过长，手法不宜过重，防止局部肿胀或其他损伤，如果第一次治疗不能恢复，可休息一天后再次治疗。

4. 嘱患者注意卧床休息。

五、疗效

临床 4209 例坐骨神经痛的患者，治愈率在 80% 左右；有效率更高一些。患者复发率一般不高于 20%，都是因在搬、抬重物过程中动作不协调，或不遵医嘱过早工作而发生的。再次复发的治愈率、有效率均下降，疗程延长。如果患者多次复发，容易形成习惯性腰椎错位，很难治愈，在临床病例中，这样的病例不足 1%，需要反复多次治疗。

六、典型病例

王某某，女，27 岁，售货员，后腰部及右侧大腿疼痛，无法坚持工作，X 线检查显示第 4、5 腰椎偏歪，手法触诊棘上韧带撕裂，经 3 周治疗，疼痛消失，X 线检查正常，5 年后随访，未见复发。

卫某某，女，37 岁，某电台主持人，治疗前腰腿疼痛，无法站立。经 12 次整复，疼痛消失，X 线检查正常，恢复工作。两年后复发，自述是搬东西又扭了腰，再次整复 20 次，症状消失，X 线检查正常，5 年后随访，未再复发。

第十三节　痔　疮

一、病因与病机

肛管和结肠受内脏神经调节，当腰椎椎体发生错位时，内脏神经受到刺激，首先是直肠的代谢异常和功能紊乱，然后出现肛管和结肠部分的功能紊乱。在这种情况下，人体一旦受到局部因素的影响，就会引起痔疮。

人体肛管上端以及齿线两侧在解剖上具有特殊的黏膜下的静脉丛，为平滑肌纤维及弹性结缔组织所包绕，形成类似分开的海绵状组织。肛管在闭合时，成为 Y 裂隙而将四周组织左侧、右侧与右后相互连接的三个部分。这些解剖上的特点自出生就存在。类似分开的海绵状组织使肛管关闭紧密。排便时静脉丛内血流充盈，易受粪便挤压与损伤，因此也是痔核发生的常见区。

从解剖因素看，直肠肛管位于人体下部，长期立、坐使下部静脉回流困难。直肠静脉无静脉瓣，以及直肠上、下静脉丛壁薄、位浅，都是痔核形成的基础。而痔疮发病的因素有以下几点：

1. 习惯性便秘　这是最常见，也是最重要的原因，而这一点恰好与痔的病因是一致的，那就是腰椎椎体错位。因为结肠和肛管功能异常，所以排便困难，长时间用力排便时，使直肠上、下静脉丛内压力时间增高，逐渐破坏包绕在其外面的平滑肌纤维和弹性结缔组织，造成静脉逐渐曲张，而形成痔核。坚硬的粪块反复损伤，使表面的黏

239

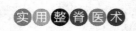

膜或皮肤破坏，浅表微血管出血。排便习惯不良，蹲厕时间过长，局部静脉长时间淤血也是发病的原因。

2. 腹内压力增高　腹内高压能使门静脉回流受阻，因而使直肠上、下静脉丛淤血形成。常见的如妊娠期内，痔容易发生，而且较为严重。有些引起腹内压增高的疾病，可以并发痔。如前列腺良性肥大，尿道狭窄等排尿困难。盆腔肿瘤，肝硬化引起门脉高压，也使直肠静脉回流受阻，都可并发痔。

3. 直肠下端和肛管的慢性感染　由于这些慢性感染引起长期的每日排便次数增加，以及局部感染使静脉本身及周围组织纤维化、失去弹性，也是痔发生的因素。

4. 其他原因　年老体弱、久病体衰引起营养不良，使局部组织萎缩无力，静脉容易扩张。长期饮酒及喜食大量辛辣刺激性食物，可能引起局部充血，也是痔发生的因素。

二、临床表现

（一）常见症状

痔是齿线两侧直肠上、下静脉丛的曲长静脉引起的团块，并因此而产生出血、栓塞或团块脱出。痔是常见病，随年龄增长而发病率增高。

初期内痔多，静脉曲张不断加重，四周组织不断破裂和萎缩，痔块逐渐长大。由不脱出肛门外到脱出肛门外能自行恢复。最严重时，不能自行回复，而需要用手推回肛门内。混合痔是不断加重后的结果。痔块常由于表面黏膜或皮肤受损而出血、感染或血管内形成血栓。有时痔块因脱出肛门外又为痉挛的括约肌所嵌顿，以及淤血、水肿，呈暗紫色，甚至坏死，这是极严重的并发症。

1. 大便出血　内痔或混合痔的最常见的症状是大便时出血，特点是无痛、血色鲜红，出血量一般不大。但也有喷射状大量出血，以致患者严重贫血。便后出血自行停止，出血常为间歇性。便秘、粪便干硬、大便次数增多、饮酒和刺激性食物是痔出血的诱因。

2. 痔块脱出　内痔或混合痔发展到一定阶段，即能脱出肛门外，这说明痔已经到三期。脱出的痔块由小变大，由可以自行回复到必须用手推回肛门内。由于痔块不断变大和脱出，肛门括约肌收缩力逐渐减退，以致患者行走、咳嗽腹压稍增加时，痔块就能脱出。无法参加劳动。痔块脱出严重时，呈环形外翻。

3. 疼痛　单纯性痔均无疼痛。内痔或混合痔常因浅表黏膜或皮肤受损后，感染或血栓形成，而有疼痛症状。但疼痛常与大便不尽感觉同时存在，有时后者重于前者。内痔或混合痔脱出嵌顿，出现水肿、感染、坏死时，局部疼痛剧烈。局部疼痛是血栓性外痔的特点，病人往往因为局部剧痛，排便、坐、走、咳嗽等加重症状而坐立不安。

4. 瘙痒　由于痔块脱出及肛门括约肌松弛，黏液流出肛门外，而激刺周围皮肤，引起瘙痒甚至皮肤湿疹，常使病人极为难受。检查时血栓性外痔可清晰地见于肛门周围，为长圆形肿块，表面皮肤水肿，四周正常，质硬，压痛，不能活动，颇为典型。

（二）临床分型

1. 内痔　是直肠上静脉丛的曲张静脉团块，位于齿线以上，表面为直肠黏膜所覆盖。常见于左侧、右前及右后三处。

2. 外痔　直肠下静脉丛的曲张静脉团块，位于齿线以下，表面为肛管皮肤所覆盖。单纯外痔见于肛门周围，常因静脉内血栓形成而突出在外。

3. 混合痔　由于直肠上、下静脉丛互相吻合，互相影响，因而痔块位于齿线上、下，表面同时为直肠黏膜和肛管皮肤所覆盖，称为混合痔。

三、诊断

（一）脊柱特点

第 3 ~5 腰椎有一个或两个以上发生错位，造成结肠和肛管代谢紊乱，免疫力下降。加之其他外在因素（如腹内压增高、直肠下端和肛管的慢性感染等原因），就会形成痔。腰椎错位是痔形成的内因，

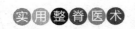

而且这种脊椎椎体的错位一般是陈旧性的。

（二）检查手段

1. X 线检查　腰椎正位 X 线片可显示出腰椎椎体或棘突的偏歪。

2. 手法触诊　用双手拇指触诊时可摸到错位的棘突，错位的椎体和错位的程度是引起症状的主要原因。

四、治疗

（一）治疗原则

腰椎错位属于陈旧性错位，整复需要配合药物。特别应当指出的是，整复第 4 腰椎除了能够治疗痔疮外，也有预防痔的作用。

（二）适应证

由腰椎错位引起的痔疮。

（三）禁忌证

1. 肿瘤等引起的痔疮，整脊治疗无效。

2. 药物等引起的痔疮，整脊治疗无效。

3. 有器质性病变的痔疮，整脊治疗无效。

4. 由其他内科疾病引起的痔疮，应在治好内科病以后，再进行整脊治疗。

（四）手法治疗

1. 病人体位　病人取端坐位，两目平视，双手下垂，双腿分开。

2. 术者体位　术者紧靠患者坐于患者身后。

3. 助手体位　助手立于患者左前方，用两腿夹持患者膝部，双手按住患者大腿根部（如患者椎体右偏，按左大腿，反之按右大腿），使患者在治疗时不能活动。

4. 操作步骤

（1）外敷苦参洗剂 50 分钟。

（2）按第一章第四节腰椎整脊法对患者进行手法整复。

（3）整复腰椎错位后，按本章第二节所讲方式进行整理。

（4）治疗后 20 分钟，按第一章第四节"五五一下推"手法对患者进行按摩，可增强疗效。

（五）注意事项

1. 治疗时力度要轻，防止因为用力过猛，造成不必要的损伤。

2. 整理时间不宜过长，手法不宜过重，防止局部肿胀或其他损伤，如果第一次治疗不能恢复，可休息一天后再次治疗。

3. 痔疮为慢性病，不可能一次治愈，治疗后的按摩手法一定要轻，过重的手法按摩不但不能增强疗效，反而会给患者带来不必要的痛苦。

4. 嘱患者注意休息，尽量减少负重及增加腹压。

5. 提醒患者尽量避免进食辛辣刺激性食物。

五、疗效

从 1985—2001 年收治痔疮患者 1936 人。在 1990 年以前仅仅用洗药治疗 998 人，治愈率为 80%，复发率 40%；1990 年后开始用整脊配合洗药治疗痔疮，共收治 938 人，治愈率为 85%，复发率 15%。可见，整脊治疗能明显提高治愈率，降低复发率。

六、典型病例

董某某，女，45 岁，汽车司机。患痔疮多年，时好时坏，吃刺激性食物易发作。1990 年手法整复好腰椎后并用洗药局部外洗，痊愈后 10 余年未复发。

第十四节　骶髂关节扭伤

一、病因与病机

骶髂关节结构牢固，一般外力不易使其受到损伤。所以关节扭伤机会比其他关节少。扭伤时，多数情况是在平衡失调的情况下，作髋部或腰骶部的扭转动作发生的。如打篮球起跳投篮时，被对方阻拦，

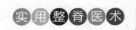

在空中突然扭转身体，改变体位，落地时单腿支撑不稳，常易发生骶髂关节扭伤；又如在上自行车时，呈半蹲位时突然扭转身体也易发生扭伤。

二、临床表现

伤后患者即感到腰骶部剧痛，患侧下肢不能支撑体重，站立时躯干向健侧倾斜，步行时需要他人搀扶。患侧下肢膝、髋关节微屈，足尖抵地拖行。坐位时，患侧臀部抬起，患者不能平伏。腰部肌肉紧张，腰部脊柱常显侧弯，患侧骶髂关节相应部位有压痛。推压髂后上棘时，疼痛更明显。做"4"字实验时，患侧骶髂部位疼痛。

三、诊断

（一）脊柱特点

骶髂关节的关节面粗糙不平，互相嵌合。由于它是一个耳状关节，周围又有坚强的韧带加固，所以稳定性很高。但如果在不良姿势下完成不协调的动作，也可能发生关节扭伤，甚至半脱位。伤后疼痛剧烈，步履艰难，不能向前弯腰。骶髂关节由第1~3骶骨外侧的耳状关节面与髂骨内侧面后部的耳状关节面构成关节，成为耳状关节。骶髂关节表面粗糙不平，但相互嵌合，关节腔狭小，呈裂隙状。关节囊紧附于关节面周围，外有坚强韧带，所以骶髂关节有很好的稳定性。

（二）检查手段

1. X线检查　单侧骶髂关节扭伤患者的X线片可显示双侧骶髂关节间隙不等。

2. 手法触诊　"4"字试验阳性。

四、治疗

（一）治疗原则

骶髂关节半脱位的整复，多数可一次成功；如果是陈旧性半脱

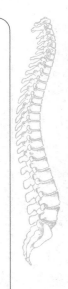

位，可在骶髂关节损伤处，外敷苦参洗剂，然后再整复。

（二）适应证

由外伤引起的骶髂关节扭伤。

（三）禁忌证

由严重外伤（如骨折）引起的骶髂关节扭伤，应在治好外伤病以后，再进行整脊治疗。

（四）手法治疗

骶髂关节半脱位的整复方法：

1. 病人体位　病人取仰卧位。

2. 术者体位　术者面向患者立于床尾（病人脚部一侧）。

3. 助手体位　助手立于床头（病人头部一侧），双手牵拉患者双腋下。

4. 操作步骤

（1）急性损伤者直接整复，陈旧伤需先外敷苦参洗剂 50 分钟。

（2）按第一章第四节腰椎整脊法对患者进行手法整复。

（3）以右侧骶髂关节半脱位为例，术者站在患者右侧，左手抬起患者的右腿，右手从患者右膝窝下绕过，然后搭在左臂肘关节上，左手扶持患者的右膝，即把患者踝关节夹在腋下。术者向后侧身，用重力的分力向下牵拉患者骶髂关节，使患者骶髂关节复位，在牵拉中有时可听到复位声。放下患者右腿，使其双腿并拢，屈膝、屈髋，使大腿贴于胸前并左右摇摆。

（4）用"4"字法检查复位是否成功，如未成功可再重复上述步骤 1 次，但有时复位仍不完全，此时不能再进行第 3 次复位，应让患者休息一天再治疗。

（五）注意事项

1. 原则上不采取第 2 次复位，但是年老体弱者应采取多次复位法，治疗时用力要轻，防止用力过猛造成不必要的损伤。

2. 嘱患者注意卧床休息。

3. 此病适于住院治疗。

4. 应注意相关部位的保暖。

五、疗效

临床统计此病患者 56 例，其中 12 例为陈旧性扭伤，治疗 6 次，其余 44 例全部为急性扭伤，除 1 例无效外，其余治疗 1 ~ 3 次痊愈。1 年后回访，6 例复发，经 1 周治疗痊愈，3 年后回访，未见复发。

六、典型病例

傅某某，男，40 岁，工人。搬自行车下楼，不慎将骶髂关节扭伤。伤后骶髂部疼痛难忍，稍一用力则疼痛剧烈。由于担心大便时疼痛，所以不吃不喝，卧床 3 天。触诊检查，诊断为右骶髂关节扭伤。经整复后，症状减轻，1 周后检查，疼痛消失，一切正常。1 年后回访，未见复发。

张某某，男，32 岁，职员。就诊时不能弯腰，而是以下蹲代替弯腰，下腰部疼痛，不敢大步行走，检查 "4" 字试验阳性，触诊检查诊断为右骶髂关节扭伤。经整脊治疗，1 次整复成功，1 年后回访，未见复发。

七、背景资料

骶髂关节，严格地说已经不是脊柱的关节了，但是骶椎却是脊柱的一部分。骶骨是骨盆的一部分，骶髂关节是骶骨和髂骨之间的耳状关节。骶骨本来是 5 块椎骨，但多数人已经融合成一块了，比较坚固。骶髂关节是联系脊柱与下肢的关节，一旦扭伤，则行动困难。

第十五节 遗 尿

一、病因与病机

排尿活动是一种反射活动。当膀胱尿量增加到一定程度时，膀胱壁的感受器受到刺激而兴奋，冲动沿盆神经传入，到达骶髓的低级排尿中枢；同时冲动也沿脊髓上传，到脑干和大脑皮层排尿反射高级中枢，并产生排尿感。排尿反射发生时，冲动沿盆神经传出，引起尿道肌收缩、内括约肌松弛、尿液进入后尿道。这时尿液还可以刺激尿道的感受器，冲动再次沿盆神经传到脊髓中枢，进一步加强其活动，并反射性的抑制阴部神经的活动，使外括约肌开放，于是尿液被强大的膀胱内压驱出。尿液对尿道的刺激进一步反射性加强排尿中枢的活动，是一种正反馈，它使排尿反射一再加强，直至尿液排完为止。由于尿道海绵体肌的收缩，可将残留于尿道的尿液排出体外。此外，在排尿时，腹肌和膈肌的强大收缩，也能产生较高的腹内压，协助克服排尿的阻力。

遗尿产生的原因与腰骶部椎体错位有关，腰骶部椎体错位可影响排尿冲动由骶髓向大脑的传达。在睡熟时没有到达大脑皮层的冲动，就由低级中枢反射性的排尿了，这就是遗尿。尤其是继发性遗尿患者，一般是在生活或工作中，扭伤或摔伤导致腰骶关节错位所致。

二、临床表现

（一）常见症状
主要是在睡眠中不自主的排尿。轻者数夜遗尿一次，重者一夜遗尿数次。长期遗尿的患者，可同时伴有面色萎黄、精神不振、智力减退、饮食无味等症状。

（二）临床分型
遗尿是一种症状，任何年龄都可能发生，临床可分成以下两种类型：

1. 原发性遗尿　原发性遗尿是指从小开始遗尿，一直没有间断，只是小时候遗尿，两三岁时就不再遗尿了。1 周岁以前的遗尿，是因为婴儿期神经发育不健全，控制排尿的能力不够，此时遗尿并不是病态。如果超过 10 周岁，还有频发性遗尿，就是病理状态。

2. 继发性遗尿　继发性遗尿是在 1 岁后不遗尿，但过了几年，

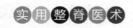

又开始遗尿。孩子习惯不好，不是造成遗尿的直接原因，而且改变习惯后，遗尿不能停止，就是病态。这种类型的遗尿治疗效果好。

三、诊断

（一）脊柱特点

遗尿症患者，腰骶关节一般都有错位，临床中以第 5 腰椎错位最为常见，也有第 3、4、5 腰椎的一个或两个以上椎体发生错位，造成遗尿的。加之其他外在因素的影响，造成患者的频发性遗尿。

（二）检查手段

1. X 线检查　腰椎正位 X 线片可显示出腰椎椎体或棘突的偏歪。

2. 手法触诊　用双手拇指触诊，如有错位可摸到错位的棘突，错位的椎体和错位的程度是引起症状的主要原因。

四、治疗

（一）治疗原则

儿童腰骶关节整复并不困难。外敷苦参洗剂，可以减轻整复时的疼痛。针灸对遗尿也有效，取遗尿穴，用补法，能迅速止住遗尿。

（二）适应证

由腰椎错位引起的遗尿。

（三）禁忌证

1. 肿瘤等引起的遗尿，整脊治疗无效。

2. 药物等引起的遗尿，整脊治疗无效。

3. 器质性病变引起的遗尿，整脊治疗无效。

4. 由其他内科疾病引起的遗尿，应在治好内科病以后，再进行整脊治疗。

（四）手法治疗

1. 病人体位　病人取端坐位，全身放松，两目平视，双手下垂，双腿分开。

2. 术者体位　术者紧靠患者坐于患者身后。

3. 助手体位　助手立于患者左前方，用两腿夹持患者膝部，双手按住患者大腿根部（如患者椎体右偏，按左大腿，反之按右大腿），以固定患者体位。

4. 操作步骤

（1）外敷苦参洗剂 50 分钟。

（2）按第一章第四节腰椎整脊法对患者进行手法整复。

（3）整复腰椎错位后，按本章第二节所讲的方式进行整理。

（五）注意事项

1. 治疗时用力要轻，防止用力过猛造成不必要的损伤。

2. 整理时间不宜过长，手法不宜过重，防止局部肿胀或其他损伤，如果第 1 次治疗不能恢复，可休息 1 天后再次治疗。

3. 嘱患者注意休息及保暖。

五、疗效

1984 年设立"遗尿门诊"，在短短的一年中，收治遗尿患者 1352 人。其中年龄最大的 49 岁，最小的 2 岁半。治疗有效率为 90%，痊愈率为 85%；其中有几十位小患者年龄偏小（8～12 岁），治愈后有反复。复发后，再治疗，效果也很好。

六、典型病例

张某某，女，49 岁，工人。患者本人及她的三个孩子都患遗尿。患者治疗 1 周痊愈，其孩子分别治疗 1～3 周后，也痊愈。1 年后随访，除最小的一个孩子（9 岁）复发，又治疗 3 周痊愈外，其他人一切正常。3 年后随访，未见复发。

王某某，女，21 岁，某单位团支部书记。因有遗尿，外出活动不便，更不敢谈恋爱结婚，准备独身一生。经整复治疗后，遗尿痊愈。经 4 年观察，没有复发迹象。后结婚，并生育一女孩。

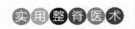

第十六节　女性更年期综合征

女性更年期综合征是女性卵巢功能逐渐衰退至完全消失的过渡时期，由于生理和心理改变而出现的一系列临床症状，常见有烘热汗出、烦躁易怒、心悸失眠或忧郁健忘等。根据临床表现，本病属于中医学"绝经前后诸症"的范畴。

一、病因与病机

本病的发生是妇女在绝经前后，肾气逐渐衰竭，冲任亏虚，精血不足，天癸渐绝，月经将断而至绝经所出现的生理变化，但有些女性由于体质或精神因素以及其他因素的影响，一时不能适应这些生理变化，使阴阳失去平衡、脏腑气血功能失调而出现的一系列脏腑功能紊乱的证候。

若情志不畅，肝失疏泄，肝郁气滞；或脾失健运，痰湿内生；或素体肥胖痰多，情志不畅，肝郁气滞，日久而致气滞血瘀，痰瘀互结而为病。

若素体阴虚，或房劳多产，由于天癸渐绝，冲任脉虚，精血不足，肾阴亏虚，水不涵木，而致肝肾阴虚，肝阳上亢；或肾阴不足，不能上济心阴，或心火亢盛，不能下交于肾，使心肾阴阳水火失去平衡，形成心肾不交。

若素体阳虚，或久病及肾，或房劳过度，损伤肾阳，肾阳不足不能温煦脾阳，形成脾肾阳虚之证。

二、临床表现

（一）常见症状

1. 月经紊乱　月经紊乱是更年期首先出现的症状，其原因70%～80%属功能性的，与性腺功能衰退有关。其表现大致有三种情况或类型。

（1）月经周期不规则：最常见的形式是周期提前，月经持续时间缩短，经量逐渐减少，然后完全停止。此型出血为雌激素撤退性出血，而非真正的月经。

（2）长期无排卵出血：临床表现为停经一段时间后发生子宫出血，持续 2~4 周或更长。血量多少、持续时间长短与雌激素作用持续时间及撤退速度有关。

（2）月经突然停止：相当少见，仅占 10%，因卵巢功能衰退是缓慢进行的。

2. 血压改变　一般表现为收缩压升高，舒张压不高，并且波动十分明显，多数与潮红多汗同时发生。血压升高时可出现头昏、头痛、两眼发胀、胸闷、心慌等现象，与原发性高血压病不同的是这些症状呈阵发性。

3. 潮红出汗　俗称"升火"，是由自主神经功能紊乱造成血管舒缩功能障碍所致。多在烦恼、生气、紧张、兴奋、激动时发生。发作一般比较突然，患者自觉有一股热气自胸部向颈部、脸部上冲，继之出现局部发红、出汗现象，也有少数表现为怕冷、面色苍白。每次发作一般持续几秒钟到几分钟不等，有的几天发作一次，有的一天发作几次。严重者可影响病人的工作、学习、睡眠和身心健康。据统计，发生在绝经前期者约占 20%，绝经后期者约占 80%。

4. 心慌气急　表现为胸前区不适，心慌气急，喉头发急，出现叹气样呼吸，有时也可出现心律不齐、心动过速或过缓。这些症状每与情绪有关，而与体力活动无关。有时与潮红出汗同时发生，但与冠心病和心绞痛不同，不能用亚硝酸类药物缓解，心电图亦无心肌缺血的改变。

5. 神经精神症状　有两种表现。一种表现为精神抑郁、失眠多梦、情绪低落、表情淡漠、注意力不集中、常丢三落四，或无端惊恐，胆小怕事，疑神疑鬼，无病呻吟等；另一种表现为精神兴奋，情绪不稳定，易烦躁激动，敏感多疑，喜怒无常，常为一些小事而大吵

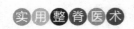
大闹、争斗不休，哭笑无常，甚至神志错乱，损人毁物。

6. 心理改变　常有孤独、空虚、寂寞感，或疑病感、濒死感；或有部分患者出现自暴自弃、自责自罪心理；甚至疑神疑鬼，终目忐忑不安。这些心理的紊乱有时表现得相当突出，需与神经精神疾病相鉴别。

7. 感觉异常　常见的感觉异常有走路飘浮感、醉感，登高有眩晕或恐惧感。有时皮肤出现感觉异常，如蚁走感或瘙痒感。还有部分患者表现为咽喉部异物感，俗称"梅核气"。患者咽喉部似有异物堵塞。吞之不下，吐之不出，查无体征，久治无效，与精神状态有关，实质是自主神经功能紊乱所致的咽喉部肌肉收缩异常。少数人还可能有嗅觉、味觉、听觉异常。

（二）临床分型

1. 雌激素缺乏相关的症状

（1）血管舒缩综合征：绝经后 1～5 年间发生率为 75%～85%。25 岁之前行双卵巢切除后，1～6 周的发生率为 76%。

血管舒缩综合征，系指因雌激素亏乏自主神经功能障碍，所引起的以阵发性发作的烘热、潮红、自汗和心悸为特征的症候群。潮红始于面、颈、前胸部，后波及下腹、躯干和四肢。皮肤血管扩张，片状红润充血，温度升高，伴头痛、头晕、心悸、烦躁、口干。为散热，患者多脱衣、袒臂、开窗、打扇或走向户外。潮红持续 3～4 分钟后继以出汗，血管收缩，体温恢复正常而结束。发作周期为 54±10 分钟。夜间发作时，多突然从梦中惊醒，且已大汗淋漓，浸湿衣被，伴失眠和焦虑。次日神志恍惚、健忘，伴恶心、呕吐、眩晕等不适。

潮红发生机理：①下丘脑视前区 GnRH 神经元与相毗邻的体温调节神经元有直接地突触和神经连结，故 GnRH 神经元功能变化将波及后者；②绝经后雌素缺乏，反馈性地引起去甲肾上腺素活性增强，从而激发 GnRH 的释放活性经神经连结引起散热机能的活跃，潮红发作与 GnRH 波动性和去甲肾上腺素活性波动有关；③中枢神经系统和下丘脑内多巴胺和 β－内啡肽能活性降低。

（2）各器官系统衰老性疾病

1）性征退化和性器萎缩：外阴干枯、阴毛脱落、白色病损、外阴瘙痒、继发感染、性功能减退、膀胱、直肠膨出、子宫脱垂等。部分妇女出现多毛、脂溢、痤疮等男性化征象。

2）乳房症状：乳房萎缩、下垂，乳头乳晕色素减退，乳房坚挺性减弱，组织软塌。

3）皮肤黏膜症状：干枯、多皱、毛发脱落、色素沉着和老年斑、易发皮肤病；口干、咽峡炎和声音嘶哑。

4）心血管系统症状：包括高血压、动脉硬化和冠心病，栓塞性疾病发生率随绝经后年龄增长而增高。小于 55 岁的妇女冠心病发生率低于同龄男性 5～8 倍。

2. 精神、神经系统症状　更年期妇女易患精神抑郁症、健忘、强迫观念、偏执、情感倒错、情绪不稳、迫害妄想、焦虑、多疑、感觉异常、自觉无能和厌世感。部分呈躁狂、思维错乱和精神分裂症。

3. 肿瘤易发倾向　与免疫监视功能减退和衰老有关。据统计妇科肿瘤的发生率随年龄增长而升高，如 ≥40 岁为 219.93～245.39/10 万，≥50 岁为 433.82～450，45/10 万，≥60 岁为 770.84～782.14/10 万，≥70 岁为 1120.71～1129.90/10 万，≥80 岁为 1495.09～1657.08/10 万（纽约州 1960）。宫颈癌、宫体癌、卵巢癌发病高峰均在 40～60 岁。宫颈浸润癌在 41.8～48.7 岁之间（野田 1983）。泌尿系肿瘤性比：≤40 岁：M：F＝1：0.6，40～60 岁 M：F＝1：1。其中肾癌 2：1，尿道癌 1：3～5，尤见于 ≥50 岁的妇女。

4. 泌尿系统症状　尿频、尿急、张力性或尿急性尿失禁。尿道黏膜脱垂、尿道肉阜、肾下垂、肾盂 - 输尿管积水和易尿潴留及感染。

5. 骨骼肌肉系统症状　骨关节（腕、肘、肩、髋和腰）、韧带、肌肉等萎缩、酸痛、功能障碍，骨质疏松症和易发骨折。详见骨质疏松症节。

6. 内分泌代谢变化

（1）高脂血症：表现为胆固醇、LDL、TG、VLDL 增高，而 HDL

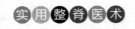

和 HDL2 降低，故易致动脉粥样硬化和高血压。

（2）糖尿病倾向：β 细胞对胰岛素分泌减少和外周组织胰岛素拒抗作用增强所致。

（3）水肿：可为甲低引起黏液性水肿、血管神经性水肿，或低蛋白血症、营养不良性水肿。

（4）免疫功能减退：易并发感染和肿瘤。

7. 卵巢切除后 10~15 年心血管疾病发生率明显升高，如 45~55 岁心血管疾病患者的性别比例，女：男＝4.29：2.29；冠心病为 3.78：2.73；脑血管病为 3.89：0.32。女性明显高于同龄男性。骨质疏松症发生率则为同龄男性 4 倍（玉田太郎 1982）。自然绝经者，65 岁发生率两性无明显差异。小于 40 岁绝经者，冠心病发生时间提前，且发生率高于同龄未绝经者 2.4 倍。

8. 绝经前卵巢切除与更年期综合征　绝经前妇女切除双侧卵巢越早，卵巢脱落症状出现的时间早而频率高，且症状明显。＜25 岁卵巢切除者，术后 1~6 周即出现雌激素缺乏症状，发生率 76%，≥40 岁切除者 6~18 个月才出现症状。

保留一侧卵巢继发良性肿瘤的概率 13.7%，恶性肿瘤为 8.2%，平均见于术后 5.8 年。

绝经后妇女切除卵巢后血浆 T、A、E 也降低，但引起的激素脱落症状则不明显。基于以上分析无论绝经前或绝经后妇女，良性病变卵巢去留问题应取慎重态度。

三、诊断

（一）脊柱特点

女性更年期综合征的患者，腰骶关节一般都有错位，临床中以第 4 腰椎错位最为常见，也有第 2、3、5 腰椎的一个或两个以上椎体发生错位，造成女性更年期综合征的。

（二）检查手段

1. X 线检查　腰椎正位 X 线片可显示出腰椎椎体或棘突的偏歪。

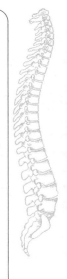

2. **手法触诊**　用双手拇指触诊，如有错位可摸到错位的棘突，错位的椎体和错位的程度是引起症状的主要原因。

四、治疗

（一）治疗原则

腰骶关节整复并不困难。外敷苦参洗剂，可以减轻整复时的疼痛。

（二）适应证

由腰椎错位引起的女性更年期综合征。

（三）禁忌证

1. 肿瘤等引起的女性更年期综合征，整脊治疗无效。

2. 药物等引起的女性更年期综合征，整脊治疗无效。

3. 器质性病变引起的女性更年期综合征，整脊治疗无效。

4. 由其他内科疾病引起的女性更年期综合征，应在治好内科病以后，再进行整脊治疗。

5. 手术后引起的女性更年期综合征，整脊治疗效果很差，甚至无效。

（四）手法治疗

1. **病人体位**　病人取端坐位，全身放松，两目平视，双手下垂，双腿分开。

2. **术者体位**　术者紧靠患者坐于患者身后。

3. **助手体位**　助手立于患者左前方，用两腿夹持患者膝部，双手按住患者大腿根部（如患者椎体右偏，按左大腿，反之按右大腿），以固定患者体位。

4. **操作步骤**

（1）外敷苦参洗剂 50 分钟。

（2）按第一章第四节腰椎整脊法对患者进行手法整复。

（3）整复腰椎错位后，按本章第二节所讲方式进行整理。

（五）注意事项

1. 治疗时用力要轻，防止用力过猛造成不必要的损伤。

2. 整理时间不宜过长，手法不宜过重，防止局部肿胀或其他损伤，如果第 1 次治疗不能恢复，可休息 1 天后再次治疗。

3. 嘱患者注意休息及保暖。

五、疗效

2004 年开始在香港收治女性更年期综合征患者，在短短的三年中，收治患者数百人。其中年龄最大的 54 岁，最小的 39 岁半。治疗有效率为 90%，痊愈率为 85%。

六、典型病例

张某某，女，39 岁，工人。患者 28 岁生第一个孩子后停经，到 39 岁治疗时一直没有月经，由于年龄较小，更年期症状不明显，只有脸色潮红，偶尔盗汗发热，记忆力减退等。患者治疗 4 周后，月经恢复，半年后随访，月经一直正常。更年期症状基本消失，同时体重减轻近 20 斤，身材又恢复苗条，患者自己感觉精力充沛，记忆力也比以前好了。1 年后随访，月经仍然正常。附图 17 腰椎生理曲度反张治疗前后对比，就是此患者的 X 线片，患者治疗前、治疗期间、治疗后都做了 X 线片进行对比。

王某某，女，54 岁，某单位团支部书记。月经停止 1 年，脾气暴躁，经常跟同事、家人发脾气，夜里失眠多梦，醒来后潮热盗汗，记忆力极差，不但提笔忘字，而且说过的话经常转脸就不记得。治疗 3 个月，月经症状均减轻，自己感觉可以控制情绪，精神状态也好了很多。

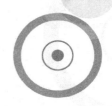

第五章　非手术整形

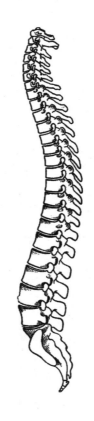

第一节 概 论

一、非手术整形的意义

无痛非手术整形，从学术上说，是对医学的一大突破，也是对医学的一大贡献。

二、非手术整形的范围

（一）足畸形的整复

足畸形的整复见附图 21 中（5）各种足部畸形复位法、附图 21 中（6）各种足部畸形复位松解法。

1. 足畸形的分类

（1）小儿足内翻。

（2）小儿足外翻。

（3）小儿马蹄足。

（4）小儿平足。

（5）小儿足内旋（俗称内八字脚）。

（6）小儿足外旋（俗称外八字脚）。

（7）混合型（以上六种类型中两型或两型以上的混合）。

2. 足畸形的整复效果　在临床病例中，患者年龄越大，效果越差，超过 11 岁的患者，用此种方法效果很差，所以非手术无痛整形，整复畸形足，适用于不超过 11 岁的儿童患者。

（二）脊柱畸形的整复

1. 脊柱畸形的种类

（1）斜颈。

（2）脊柱侧弯。

（3）年轻人的驼背。

（4）老年性驼背。

2. 脊柱畸形整复的效果　脊柱畸形整复的效果见表 5 - 1。

表 5 - 1　脊柱畸形整复的效果

		有效率	治愈率	复发率	复诊治愈率
斜颈	小儿	90%	85%	5%	90%
	成人	85%	80%	3%	85%
脊柱侧弯		84%	78%	3%	80%
年轻人的驼背		83%	80%	5%	70%
老年性驼背		82%	77%	1%	60%

（三）陈旧性关节脱位、半脱位的整复

1. 陈旧性关节脱位、半脱位的种类

（1）陈旧性踝关节扭伤。

（2）陈旧性肩关节脱位。

（3）陈旧性肘关节脱位。

（4）陈旧性髋关节脱位。

2. 陈旧性关节脱位、半脱位的整复效果　临床病例中经整复治愈的患者有：脱位 3 年的髋关节；脱位 5 年的肩关节；脱位 7 年的肘关节；扭伤 40 年的踝关节。

三、非手术整形的展望

手术是不得已而选择的治疗方法，手术效果再好，不能不动刀，不能不留瘢痕，瘢痕与原来的组织从结构和功能上都是不同的。因此，如果能不动手术把病治好，自然是首选。这种思想是未来健康医学的指导思想，它是合理的，也是符合患者和家属要求的。当然，非手术无痛整形还只是在初级阶段，尽管已经取得了一些成果，但仍不成熟，很多问题还没有遇到或还没有想到。我们期待着专家们的指点和更多患者的支持，使非手术无痛整形更加完善。

第二节 小儿畸形足

一、病因与病机

本节所说的"畸形足"，包括足内翻、足外翻、足内旋（俗称内八字脚）、足外旋（俗称外八字脚）、马蹄足和平足症，以及足的各种混合畸形，如双足内翻内旋、马蹄内翻足、一脚内翻另一脚外翻、内旋平足、外旋平足等。

足畸形严重地影响患者的生活，有的人生活根本无法自理，非常痛苦。根据临床观察，这些畸形，是多个关节脱位造成的。因此，可以说整形就是对陈旧性关节脱位进行的整复。临床多数畸形足，都是在怀孕时，孕妇受伤造成的。有位小女孩足内翻内旋，是因为她母亲怀孕推磨，把她压伤了；还有一位母亲说她怀孕时，过铁路绊了一跤，伤着了胎儿。这些伤害对母亲的影响虽然不大，但是对孩子却造成了严重的伤害，如果这些孩子在 11 岁前得不到恰当的整复，就会终生残疾。此外，有些畸形足还与基因以及药物有关。

二、临床表现

（一）常见症状

主要表现为足外观和活动异常。

（二）临床分型

1. 足内旋　俗称"内八字脚"。正常人自然站立时两脚跟并拢，两脚尖分开，成 60°角。足内旋的患者，则脚跟分开不能并拢，而脚尖向内并拢，脚跟向两边分开。严重者两脚尖向内相对；更有甚者脚尖向后，而脚跟向前。

2. 足外旋　两脚站立时脚尖分开大于 60°角，就称为足外旋。外旋如果不严重，并不一定要治疗，芭蕾舞舞蹈演员由于职业的关系，都有不同程度的足外旋，就像足球运动员都有一点足内旋一样。但是

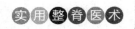

如果外旋太大，也会影响生活和工作，必须要治疗，而必须在 11 岁以前治疗。

3. 内翻足　内翻足是指脚向内旋转 90°，两脚心相对。临床见到的最严重的足内翻近 180°，几乎脚心向上，而用脚背着地。当然多数足内翻患者，没有那么严重。判断有无足内翻，只要看看患者的鞋，如果他的鞋底外侧磨损重，而内侧磨损轻，就可能是足内翻。

4. 外翻足　外翻足和内翻足正好相反。内侧向下翻，而外侧向上翻。这种患者没有见到太严重的，外翻足患者多数是内侧鞋底较外侧磨损严重。

5. 马蹄足　马蹄足的名字不确切，如果称为"芭蕾足"更形象，更确切。患者站立时，就像芭蕾舞舞蹈演员表演时一样，用脚尖着地。不过马蹄足患者，脚跟根本不能着地。有人认为是跟腱短，所以手术延长跟腱，结果用不了多长时间，"马蹄足"又恢复了。其实马蹄足只是楔状骨向上脱位造成的，当然也是陈旧性脱位。只要把三块楔状骨整复好，马蹄足即可消失。当然有些马蹄足不单纯是楔状骨脱位，与跖趾关节错位也有关系。总之，马蹄足与多个关节脱位有关。马蹄足患者，相对于其他畸形足较多见，而且更常见的是混合畸形马蹄内翻足。

6. 混合畸形　临床典型的单一的足畸形并不多见，而两种以上的混合畸形足，即两种以上的足畸形并存的患者较为多见。

三、诊断

（一）特点

畸形较严重者从外观上就能诊断，较轻者需要拍摄 X 线片协助诊断。

（二）检查手段

1. X 线检查　X 线可显示出脚部骨头排列错位。

2. 手法触诊　用双手拇指触诊，可摸到脚部骨头或关节异常。

四、治疗

（一） 治疗原则

小儿畸形足是先天的，肯定是陈旧性脱位。治疗方法是首先用苦参洗剂浸泡患足，然后逐个关节进行整复，整复目的是逐渐向解剖位置靠拢，不要求也不可能一次整复成功。整复可以每天重复进行多次，即浸泡 50 分钟，擦干，进行整复，然后休息 10 分钟，再浸泡 50 分钟，再进行整复，再休息 10 分钟，如此反复进行。有的患者每天 5 次，1 周按 6 天计，可以治疗 30 次。这样，既提高了疗效，又减少了患者痛苦。

（二） 适应证

适用于 11 岁以内的先天畸形足。

（三） 禁忌证

1. 年龄超过 11 岁的先天畸形足，效果不明显，年龄越大，效果越差。

2. 外伤、手术后造成的小儿畸形足。

3. 由于疾病等原因造成骨头缺损或变形。

（四） 治疗前准备

1. 病情轻的患者外敷苦参洗剂 50～70 分钟，病情严重的患者，需用小盆将患足全部浸泡在药剂中 50～70 分钟。

2. 治疗前将病人患足擦干，病人仰卧于按摩床上。

3. 术者体位　术者面向患者立于床尾（患者脚部一侧），助手面向患者立于床头（患者头部一侧），两手置于患者腋下，拉住患者向床头方向用力。

（五） 手法操作步骤（按病名分类）

治疗畸形足的手法因畸形不同而各异。整形不仅仅是依靠苦参洗剂浸泡，因为它只是辅助药物，整形的关键还是要靠整复关节脱位，手法起关键作用。根据临床分析，5 种整形的重点手法如下：

（1） 足内旋：主要是外侧楔状骨脱位，其他属于小的错位，所以

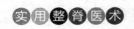

治疗时应以整复外侧楔状骨脱位为主。

（2）足外旋：主要是内侧楔状骨脱位，其他只是小脱位，所以治疗时应以整复内侧楔状骨脱位为主。

（3）足内翻：主要是趾跖关节、踝关节脱位，所以治疗时应以整复趾跖关节脱位和踝关节脱位为主。

（4）足外翻：是楔状骨和踝关节脱位，所以治疗时应以整复楔状骨和踝关节脱位为主。

（5）马蹄足：是三个楔状骨同时脱位合并踝关节脱位，所以治疗时应以整复三个楔状骨同时脱位合并踝关节脱位为主。

（六）注意事项

1. 如患者年龄超过 11 岁，效果不会很好。

2. 治疗时按摩用力不要过大，防止局部损伤，影响下次治疗。

3. 小儿畸形足整复后，嘱患儿 30 分钟内不可活动，并尽可能用器械固定。

五、疗效

临床统计收治各种畸形足患者中，内旋足（内八字）、外旋足（外八字）、内翻足、外翻足、马蹄足等 160 人，痊愈 144 人，占 90%；有效 4 人，占 2.5%；其余 12 人，占 7.5%，未坚持治疗，作无效统计。

六、典型病例

孙某某，男，6 岁。双足内旋 120°，即两脚尖相对，走路向前迈步时，由于脚尖向内，大腿、小腿成了障碍，每走一步都要绊一下，因此极容易受伤。前来就诊时，患者膝盖全是伤，新伤套着旧伤，有的已经成疤，有的刚刚结痂，有的还在出血。遂用苦参液浸泡 70 分钟，进行整复。共治疗 2 个月，即 60 次，两脚恢复正常。1 周后，走路完全正常。1 年后随访，未见复发。

齐某某，女，9 岁。患者被爷爷背来就诊。双足内翻、内旋，即两脚尖向内，而脚心向上，站立时脚背着地，脚背上已经形成了一层厚厚的老茧，只能盘腿而坐。经过 2 个半月治疗，70 次浸泡和整复，患者即能像正常人一样站立，并能在两人的搀扶下，慢慢行走。又过了 1 周，能自己独立行走。1 年后随访，患者已经是一年级的小学生了，走路、跑步和正常孩子完全一样。

七、背景资料

小儿畸形足的整复是成功的，且必须要得到家长的配合。主要是要在 9 周岁前进行治疗，最晚不能超过 11 周岁，否则效果不好甚至无效。非手术无痛整复先天性畸形足是完全可以做到的。

非手术整形，不仅无痛而且对人体伤害小，恢复期短。在我们的患者中已经出了位世乒赛第 3 名。可见，整复好畸形足后不但不影响生活，也不影响运动。即使从事极灵活、快速的乒乓球比赛，也是完全能够胜任的。

第三节 脊柱侧弯

一、病因与病机

脊柱侧弯通常是由受伤造成的，我们把受伤造成的脊柱弯曲称为主弯曲，而把受伤后脊柱为恢复力学平衡而出现的弯曲称为补偿弯曲。因此脊柱侧弯患者的脊柱多呈现"S"形或反"S"形。

二、临床表现

（一）治疗时期

多数患者没有明显症状，这也是常常被患者或家属忽略的原因。而当发现脊柱侧弯时，侧弯已经很严重了。所以临床中的患者几乎都错过了治疗的黄金时期。

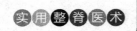

（二）临床分类

1. 原发性脊柱侧弯　医学上把找不到原因的脊柱侧弯，称为原发性脊柱侧弯曲。

2. 继发性脊柱侧弯　临床把外伤、扭伤等造成的脊柱侧弯，称为继发性脊柱侧弯。

（三）临床症状（这里主要指脊柱侧弯患者后期的症状）

1. 直接症状

（1）腰痛。

（2）头痛。

（3）全身酸懒。

（4）易疲劳。

2. 影响内脏形成的症状

（1）心律不齐。

（2）呼吸困难。

（3）月经不调。

（4）消化不良。

（5）失眠多梦。

（6）便秘或腹泻。

3. 其他症状

如皮肤过敏等。

三、诊断

（一）脊柱特点

脊柱由 33 块椎骨连接而成。从上而下依次为：颈椎 7 块；胸椎 12 块；腰椎 5 块；骶椎 5 块融合成一块骶骨；尾椎 4 块融合成一块尾骨。所以也可以说脊椎是由 26 块椎骨组成。第 1、2 颈椎是一个寰枢结构，所以能带着头部做旋转运动，因此也称为旋转椎骨；第 3 颈椎到第 5 腰椎主要做屈伸运动，所以也称伸椎骨。各椎骨间有软骨和韧带相连，以减轻骨间的摩擦和冲击。脊椎骨中间有一个大的椎间孔，椎间孔相连，形成一个椎管，椎管内为脊髓。

各椎骨背部中央为棘突，左右两侧各有一个横突。这些突起点是为了预防外界的突然冲击，起保护作用。椎骨两侧各有一个椎间孔，从椎间孔伸出包绕脊髓神经的鞘管，鞘管中间包着神经和血管。脊神经从脊髓中放射出来，从腹部前方看，向前方左右放射的神经叫前根，为运动神经，连接肌肉，主管运动；向后方左右放射的神经叫后根，为感觉神经，分布在皮肤和黏膜上，主管感觉。脊神经从左右两侧放射出来，遍布全身。

脊椎本来是作为大梁用的，人直立行走后，与一般动物不同，脊椎就成了支柱，承载体重，但同时又要活动，就逐渐形成了四个生理弯曲即颈曲、胸曲、腰曲和骶曲。这些弯曲避免了活动和行走时头脑直接受到冲击，而且能站稳、走路、活动自如。

由于脊柱既要支撑体重，又要活动，在生活和劳动中，一旦出现不协调动作，就会使椎体发生错位，造成脊柱力学失衡，产生骨赘增生，以维持脊柱的平衡，同时增生的骨赘又可挤压或刺激附近的神经、血管等组织，导致这样或那样的病症。

在各种各样的椎体错位中，脊柱侧弯是最严重的一种。在脊柱侧弯的患者中，一部分脊柱有半椎体，也称为楔形椎体，根据临床经验，出现半椎体则不能整复。半椎体形成的原因，主要是侧弯时间过长，椎体发育变形。

（二）检查手段

1. X 线检查　X 线可显示脊柱排列错位，同时可以确定是否有楔形椎体的存在。

2. 手法触诊　严重的脊柱侧弯从外观上即可看出，用手指沿棘突滑按也可发现棘突不在一直线上。

四、治疗

（一）治疗原则

1. 腰椎优先　在治疗脊柱侧弯时，应先检查腰椎是否侧弯，如腰

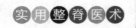

椎侧弯，应首先治疗腰椎。

2. 胸椎其次　在治疗脊柱侧弯时，若腰椎检查正常，或腰椎侧弯治疗痊愈，接下来检查胸椎是否侧弯，如胸椎侧弯，再对胸椎进行治疗。

3. 颈椎最后　在治疗脊柱侧弯时，若腰椎、胸椎检查均正常，或腰椎、胸椎侧弯治疗痊愈，接下来检查颈椎是否侧弯，如颈椎侧弯，最后对颈椎进行治疗。

4. 自下而上治疗　在坚持以上原则的基础上，对脊柱侧弯进行整复时，应先整复下段椎体，即腰椎从第5腰椎至第1腰椎，胸椎从第12胸椎至第1胸椎，颈椎从第7颈椎至第1颈椎。

（二）适应证

适用于继发性侧弯。

（三）禁忌证

1. 患者有半椎体或楔形椎体，用整脊的方法治疗无效。如附图13胸、腰椎侧弯非常严重，很难通过整脊进行治疗，即使治疗效果也不明显，多是治疗时有缓解，停止治疗后很快又发病。所以这样的患者我们不建议进行整脊。

2. 外伤、手术后造成的脊柱侧弯，用整脊的方法治疗无效。

3. 由于疾病等原因（如结核、肿瘤等）造成骨头缺损或变形，用整脊的方法治疗无效。

（四）治疗前准备

1. 病情轻的患者，外敷苦参洗剂50～70分钟；病情严重的患者，外敷时要把有侧弯的地方全部覆盖。

2. 治疗前将患者患病部位擦干，患者坐在不带靠背的方凳上。

3. 术者体位　术者面向患者后背，坐于患者身后；助手面向患者，立于患者前方，双腿夹持患者左腿，双手按住患者大腿根部。

（五）手法操作步骤

治疗手法要根据腰椎、胸椎、颈椎侧弯部位分别操作，具体做法如下：

268

1. 腰椎侧弯　按以上原则操作，具体方式见第四章第二节治疗部分。

2. 胸椎侧弯　按以上原则操作，具体方式见第三章第二节治疗部分。

3. 颈椎侧弯　按以上原则操作，具体方式见第二章第二节治疗部分。

（六）注意事项

1. 整复不要过于用力，防止局部损伤，影响下次治疗。

2. 脊柱侧弯整复后，要嘱患者 30 分钟内不要活动，并尽可能用器械固定。治疗期间最好配带护腰，治疗后如能继续配带护腰 3 个月至半年，则能巩固疗效，防止复发。

3. 颈椎、腰椎部分的整复相对容易见效。如果涉及胸椎，因为有肋骨，脊柱侧弯会带来脊柱胸椎部分和肋骨的变形，所以整复相对比较复杂。若肋骨变形，除了整复胸椎错位、纠正胸椎小关节紊乱外，还要用整复肋骨脱位的手法，依次进行肋骨的整复。

五、疗效

（一）两种类型的疗效

1. 原发性脊柱侧弯有效率很低，只有 10%，治愈率更低，只有5%。

2. 而继发性侧弯有效率为 90%，治愈率为 80%。

（二）年龄的影响（主要是对继发性脊柱侧弯）

18 岁以下，未成年人，脊柱侧弯的治疗至少需要 1 个月。年龄越大，需要的治疗次数愈多，疗程也越长。有些年逾花甲的老人，治疗大概要 1 年以上才能明显改善。

六、典型病例

强某某，女，23 岁，棉纺厂工人。腰痛明显，X 线检查，腰椎向右侧弯，胸椎向左侧弯。脊椎呈 S 型。经半年的整复，症状缓解，X

269

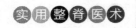
线检查正常，治疗后继续配带护腰半年。1年后随访，未见复发。

任某，女，82岁，退休教师。就诊时，腰椎向前弯约90°。腰部疼痛，行走30米左右，就要停下来休息。经过1年的治疗，患者腰直，行走1小时腰也不疼，经检查正常。1年后随访，未见复发。此患者X线片见附图19腰椎侧弯治疗前后对比，最终患者没有完全治愈，只是症状基本缓解。笔者分析未能治愈原因有以下几点：

1. 腰椎侧弯过于严重，短时间内很难完全纠正；

2. 增生严重，阻碍整脊复位；

3. 错位时间过久，周围组织肌肉僵硬，很难短期恢复；

4. 长期侧弯椎体一侧受压，形成楔形椎体，即使复位也很难稳定；

5. 年老体弱，身体恢复能力减弱，劳损的肌肉等很难修复。

由于以上原因，所以一般有脊柱侧弯的患者，尽量早治疗，及早治疗才有痊愈的可能，如果太严重或年龄太大就很难治愈。为了保证及时治疗，就要及时发现，所以开展整脊普查是很有必要的。我们曾经在某些单位进行过小范围的整脊普查，发现了一部分脊柱侧弯的患者，及时治疗，都已痊愈，这种方法如果推广，老百姓就会受益，到时候会有更多的人少得病，甚至不得病，这不但节省了个人和国家的资金，也提高了全民体质。附图20腰椎侧弯治疗前后对比，这位患者年龄58岁，她的脊柱侧弯基本治愈。

第四节　老年性驼背

一、病因与病机

老年性驼背是指老年人脊柱后凸变形。既然是老年发病，应属于继发性后凸。老年性驼背，多数患者仰卧躺平时，腰椎和胸椎恢复正常，一旦直起身站立，就又后凸变形。

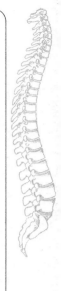

　　从临床观察看，老年性驼背是因为扭伤或外伤造成脊柱椎体错位，长期得不到恰当的整复所致。一方面椎体错位，支撑身体容易疲劳；另一方面椎体错位又引起棘上韧带撕裂不能牢固地贴附在椎体的棘突上，所以不能拉紧脊柱，直立时只能靠全身肌肉来支撑，也很容易疲劳，腰椎就不自主地后凸变形。哪个部位后凸变形严重，哪个部位就一定有椎体错位，但多数老年患者都不记得是哪次外伤后开始驼背的，因为驼背是逐渐加深的，并非一下子就驼背的。临床中见过这样的患者，他们的脊柱有几处椎体错位，很可能是几次外伤或者扭伤造成的，但患者绝大多数都不记得何时受过伤，而且都把原因归结为"老"了。

　　其实多数老年人并没有驼背，临床的患者中，90岁以上的不少，还有3位百岁以上的老人，他们都不驼背，说明驼背和老年没有必然的关系。我们这里说的"老年性驼背"是区别于年轻人的"水折腰"所说。年轻人的"水折腰"和老年性驼背，其病理改变是相同的，治疗也基本相同。从临床观察看，如果是胸椎上段椎体错位，就形成塌背，俗称"水折腰"，这种情况青年人较多，是不良坐姿造成的，纠正的办法是对错位的椎体进行恰当的整复。如果胸椎下段和腰椎椎体错位，慢慢形成后凸畸形，就是俗称的驼背。不管哪一种畸形，只要恰当整复好错位的椎体，就能挺胸、直腰，免遭痛苦。

二、临床表现

（一）脊柱特点

　　1. 水折腰　临床所见水折腰患者以第6、7胸椎错位多见，这与上肢运动较频繁，活动量又较大有关。

　　2. 老年性驼背　老年性驼背以第2、3、4腰椎错位多见。根据力学原理，第4腰椎最易错位，而第4腰椎错位后，第2、3腰椎负担较多，时间久了也会发生错位。所以老年性驼背，最值得注意的是第4腰椎。

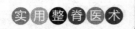

三、诊断

（一）脊柱特点

除了外观驼背外，还容易疲劳，并伴有腰背痛，而且严重者会影响日常的活动，甚至影响心肺功能。

（二）检查手段

1. X线检查　X线可显示脊椎椎骨排列错位。

2. 手法触诊　用双手拇指触诊，可摸到脊椎排列异常。

四、治疗

（一）治疗原则

治疗老年性驼背、年轻人水折腰与脊柱侧弯不同。脊柱侧弯一般是一系列椎体错位，而老年性驼背或年轻人水折腰，多数都是只有一个，最多也不过两、三个椎体错位。因此，整复和外敷苦参洗剂，不需要考虑那么多椎体。只要把错位的椎体整复好，身体自然就挺直了。治疗的关键是找到患者错位的椎体，治疗前要延长敷药时间，至少需要1小时，也可以到70分钟。复位时手法要轻，这是因为老年人体弱，力量稍大，会引起其他部位的伤痛。整复后，最好卧床休息15～20分钟。

有些后凸严重的患者，开始治疗时，俯卧有困难。可以在身体下垫一枕头，慢慢再撤去。根据临床经验，继发性的老年性驼背一般不会有半椎体。

（二）适应证

适用于年轻人的水折腰和后天的老年性驼背。

（三）禁忌证

1. 手术后造成的老年性驼背。

2. 由于疾病，如结核、肿瘤等原因造成骨头缺损或变形引起的老年性驼背。

（四）手法治疗

1. 病情轻的患者外敷苦参洗剂50分钟，病情严重的患者外敷70

分钟。

2. 治疗前将患者患处擦干，患者坐在不带靠背的方凳上。

3. 术者体位　术者面向患者后背坐于患者身后，助手面向患者立于患者前方，双腿夹持患者左腿，双手按住患者大腿根部。

4. 按上面原则操作，具体方式见第四章第二节治疗部分。

（五）注意事项

1. 治疗时整复不要过于用力，防止局部损伤，影响下次治疗。

2. 老年性驼背整复后，嘱患者静坐 30 分钟，不要活动，并尽可能用器械固定。治疗期间最好配带护腰，治疗后如能继续配带护腰 3 个月至半年，则能巩固疗效，防止复发。

五、疗效

临床统计治疗患者 72 人。其中 42 人痊愈，占 58.3%；30 人有不同程度的改善，占 41.7%。

六、典型病例

许某某，女，78 岁。患老年性驼背 30 余年，不能挺直腰站立，勉强直腰 5 分钟则疼痛难忍，弯腰缓解，就诊时低头弯腰，1 米以外的东西难以看到。治疗半年后，挺直腰站立 1 小时腰也不痛，各项检查基本正常。1 年后随访，未见复发。

第五节　斜　颈

一、病因与病机

斜颈是一种常见病，病因较多，分原发性（胎儿型、婴幼儿型）和继发性。胎儿型不需治疗，可自然复原；婴幼儿型多为创伤撕裂、胸锁乳突肌缺血，以及静脉栓塞、感染性肌炎所致；继发性则多继发于一些颈部或全身性疾病，也可因不良姿势造成。现在认为斜颈与颈

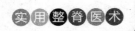

椎错位有关。

二、临床表现

（一）常见症状

多数斜颈患者没有症状，所以不影响生活和工作。但也有少数患者头偏向一侧，有头痛、头晕、上臂痛、肩痛，甚至手麻等症状。在这种情况下，就必须进行整复才能彻底消除症状。个别斜颈患者，错位严重，压迫脊髓，导致脊髓型颈椎病，出现肢体瘫痪，这样的患者也必须进行治疗。

（二）临床分型

1. 原发性斜颈　是肌性斜颈没有得到恰当的治疗，长大后成了斜颈；

2. 继发性斜颈　可能是外伤造成颈椎错位，最终留下了斜颈；或者是因为落枕；也可能是长期歪头工作劳损形成的。

三、诊断

（一）颈椎特点

斜颈是整个颈椎形成一个侧弯，但由于头部偏歪，维持平衡，所以多数斜颈并没有形成补偿弯曲。一些症状明显，侧弯严重的患者在胸段形成一个小的补偿弯曲，但这个弯曲并不严重。

斜颈而没有症状的，往往是多个椎体错位组成的，而且每个椎体错位都不大，所以基本上没有症状。

如果错位的椎体较少，则很有可能出现症状。因为个别椎体错位形成斜颈，椎体错位比较严重。而且会压迫刺激周围组织，导致不同类型的颈椎病。

（二）检查手段

1. X线检查　X线可显示颈部椎体错位。

2. 手法触诊　用双手拇指触诊，可摸到颈椎椎体棘突偏歪。

四、治疗

（一）治疗原则

斜颈椎体错位不大，但错位的椎体较多，而且绝大多数斜颈，是陈旧性错位，须按陈旧性椎体错位处理。整复手法与落枕手法相似，只是需要多次整复，不要追求一次成功。整复需要的次数，要看造成斜颈的时间长短，斜颈时间越久，整复需要的次数越多。

（二）适应证

适用于颈椎椎体错位引起的斜颈。

（三）禁忌证

1. 手术后造成的斜颈。

2. 由于疾病等原因造成骨头缺损或变形引起的斜颈。

3. 脊柱侧弯等原因引起的斜颈，应在治好原发病的基础上，进行斜颈治疗。

（四）手法治疗

1. 病情轻的患者外敷苦参洗剂 50 分钟，病情严重的患者外敷苦参洗剂 70 分钟。

2. 治疗前将患者患处擦干，患者坐在不带靠背的方凳上。

3. 术者体位　术者面向患者立于患者身后。

4. 按以上原则操作，具体方法见第二章第二节治疗部分。

（五）注意事项

1. 整复不要过于用力，防止局部损伤，影响下次治疗。

2. 斜颈患者若颈部有小肿块，可用手掌轻轻按揉 30 ~ 50 次，切记不可用力过大，以造成不必要的损伤。

五、疗效

根据临床经验，如果 11 岁以前的斜颈，整复 1 周左右，即可痊愈。这是整形的黄金时期，超过这个年龄，或年龄越大，需要的整复次数越多。

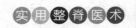

临床患者 16 人，其中 2 岁以下的 8 人，属于肌性斜颈；其余 8 人属于斜颈畸形。超过 2 岁幼儿的斜颈就不能按肌性斜颈治疗了，要按斜颈畸形进行治疗。16 人全部治愈。1 年后随访，均未复发。斜颈是畸形中比较容易治疗的疾病。但是由于斜颈是陈旧性错位，所以在整复前一定要外敷苦参洗剂。

六、典型病例

亚库布（音译名字），男，8 岁，二年级学生。据家长说，从小斜颈外观，但无症状。经过 8 次整复，外观恢复，X 线、手法检查颈椎恢复正常。1 年后随访，未见复发。

李某某，女，70 岁，3501 厂退休工人。患者 7 岁进厂当童工，14 岁上机作缝纫工，一干就是 50 年，结果形成了一个斜颈外观，头歪向左侧，永远是一种操作缝纫机的样子。检查患者第 3～6 颈椎都有小的错位，寰椎也有些异常。经过 1 个月的整复，患者能正视前方，不用歪头。X 线、手法检查颈椎均正常。1 年后随访，一切正常，未见复发。

第六节 陈旧性踝关节扭伤

一、病因与病机

踝关节由胫、腓骨远端及距骨鞍状关节面构成。关节囊的结构前后松弛薄弱，利于屈伸活动，两侧有韧带增强。人从高处跳下落地时，足多以跖屈位着地，这时距上关节面较窄的后部移向前方进入关节囊，踝关节因此能有一定的侧方移动，处于相对不稳固状态，稍有不慎，身体平衡失调，就可发生左右扭动，韧带可能因过度牵扯而受伤。

踝关节的扭伤分两类，一类是内翻伤，一类是外翻伤；由于结构上的缘故后者较少见。内翻伤是距腓前韧带的损伤，严重的还会波及跟腓韧带。外翻伤一般会损伤三角韧带。

陈旧性踝关节扭伤，因为时间较久，扭伤的关节发生错位，经过一段时间后，错位处会产生骨赘增生，撕裂的韧带机化。此时已经不可能按急性扭伤进行整复。所以把它列入这一章，按陈旧性脱位的方法整复。

二、临床表现

（一）主要症状

急性踝关节扭伤患者主要是踝关节肿胀、疼痛，可有跛行。陈旧性的患者一般肿胀不明显。但有些仍有踝关节活动受限或疼痛；大多数的陈旧性踝关节扭伤患者都容易再次扭伤。路面稍有不平或行走稍不留意就会扭伤踝关节，造成急性扭伤。临床的患者多是由陈旧性扭伤未完全治愈，又发生急性扭伤而前来就诊的。不同损伤的表现如下：

（二）临床分型

1. 距腓前韧带损伤　足于跖屈内翻位受伤，外踝前方肿胀、疼痛；韧带附着段或全长有压痛，足被动内翻时疼痛加重。踝关节于正位施加内翻外力时作 X 线检查，能看到距骨关节面倾斜，距上关节间隙外分增宽等改变。与健侧对比，有助排除原发的韧带松弛。

2. 跟腓韧带损伤　前韧带合并损伤，少有单独发生的。所以症状与距腓前韧带损伤相似，但其压痛点偏后，位于外踝及其后下方约一横指处。

3. 三角韧带损伤　足外翻位受伤。此种损伤较少见，主要表现为内踝部疼痛、肿胀、压痛，足被动外翻时疼痛加剧。

三、诊断

（一）特点

根据外伤史及症状不难做出诊断，必要时可拍 X 线片以协助诊断。

（二）检查手段

1. X 线检查　X 线可显示出脚部骨头排列错位。

2. 手法触诊　用双手拇指触诊，可摸到脚部骨头或关节异常。

四、治疗

（一）治疗原则

陈旧性踝关节扭伤的治疗手法和急性踝关节扭伤的整复相似，但整复前必须用苦参洗剂浸泡踝关节 60 分钟，然后再进行整复。

（二）适应证

适用于轻度外伤引起的陈旧性踝关节扭伤。

（三）禁忌证

1. 手术后造成的陈旧性踝关节扭伤。

2. 严重外伤（如骨折等）造成踝关节扭伤，应待其他病治好后进行整复。

（四）手法治疗

1. 病情较轻的患者外敷苦参洗剂 50～70 分钟，病情严重的患者，需用一小盆将患足全部浸泡在药剂中 50～70 分钟。

2. 治疗前将病人患足擦干，病人仰卧于按摩床上。

3. 术者体位　术者面向患者立于床尾（患者脚部一侧），助手面向患者立于床头（患者头部一侧），两手置于患者腋下，拉住患者向床头一方用力。

4. 按以上原则操作，具体方式见本章第二节治疗部分。

（五）注意事项

1. 整复不要过于用力，防止局部损伤，影响下次治疗。

2. 整复后患者 30 分钟内不要活动，并尽可能用器械固定。

3. 治疗期间及治愈后 3 个月内不要剧烈活动，否则容易复发。

五、疗效

整复次数的多少，取决于扭伤的轻重和扭伤后拖延时间的长短。

一般来说，扭伤时伤势愈重，需要整复的次数愈多；拖延时间愈久，需要整复次数也愈多。

临床整复陈旧性踝关节扭伤治愈率为 90%，复发率为 20%，复发后再次治愈率为 80%，如再发生第三次踝关节扭伤，就容易形成习惯性踝关节扭伤，不易治疗。

六、典型病例

黄某某，男，59 岁，中国书法协会秘书长。1 周前，下台阶时，不小心扭伤踝关节。按急性扭伤整复，1 次成功。X 线、手法检查踝关节正常。1 年后回访，一切正常，未见复发。

彭某某，女，50 岁，干部。踝关节扭伤，3 年未愈。就诊时跛行，踝关节一吃力就疼痛。治疗 1 周，走路不痛，跛行消失。X 线、手法检查踝关节恢复正常。1 年后随访，未见复发。

吕某某，男，54 岁，大庆干部。1958 年，在克拉玛依油田扭伤脚腕，一直拖到 1998 年未愈。经过 4 周 24 次浸泡和整复，患者不但能走，也能跑步，而且跳动也不痛。X 线、手法检查踝关节恢复正常。1 年后随访，未见复发。3 年后再次随访，一切正常。

七、背景资料

踝关节扭伤是一种常见的外伤。据统计，在全身的各种关节中，踝关节扭伤占第一位。陈旧性踝关节扭伤是在踝关节扭伤后，没有得到恰当的整复，迁延不愈造成。有的几个月，有的几年，甚至几十年都没有治愈。由于踝关节扭伤是常见病，又是多发病，所以遗留下来的陈旧性踝关扭伤也不在少数。

为何没有及时整复，患者每个人的情况各异。或者是因为当地没有医疗条件；或者因为工作离不开，不能去医院治疗；甚至认为扭伤了脚，不算什么，过几天就好了，结果就拖延下来，成了陈旧性的损伤。

和其他扭伤一样，受伤后 3 天内是黄金治疗期，过 1 周效果还可

以，时间再长就成了陈旧性扭伤，用一般整复方法就无效了，所以应抓紧治疗。

第七节　陈旧性关节脱位

一、病因与病机

关节脱位是指构成关节的骨端关节面，脱离了相互间的正常位置关系，发生的关节功能障碍。一般认为超过 3 周的关节脱位，就属于陈旧性关节脱位。造成陈旧性关节脱位的原因，主要是因为失治和误治，如果外敷苦参洗剂，就可按急性关节脱位整复，而且是无痛整复。

关节由关节软骨及其覆盖的骨端、关节囊和韧带、关节腔及其他附属结构所组成。在滑膜关节中，关节的骨端覆盖有一层关节软骨。关节软骨缺乏血液和淋巴供应，也无神经支配，而且其细胞密度低于大多数其他组织。关节软骨的主要功能是承受载荷，并使关节承受的载荷扩大到一个较大的区域，以减少接触应力；其次是润滑作用，即关节面间作相对运动时，润滑作用使摩擦力和磨损降到最低程度。

关节脱位是关节在暴力作用下造成的。而关节在暴力作用下之所以发生脱位，是由于暴力破坏了稳定关节的因素，如关节囊、韧带等。这些都是外因，如果错位的椎体得不到及时的整复，椎体对应的关节就极易脱位或扭伤，而且反复发作，迁延不愈，只有整复好椎体，才是根本的解决办法。

二、临床表现

1. 关节脱位后局部淤肿已消退，但随着时间的延续，局部常有增生，轻者关节周围增大，使关节轮廓不清，造成不同程度的关节功能障碍。

2. 关节局部畸形。

280

三、诊断

（一）特点

陈旧性关节脱位，可依据受伤史、临床表现、典型症状及畸形确诊。结合 X 线片示可确定有无合并骨折、关节周围钙化、骨质增生，对确定治疗方法有重要意义。

（二）检查手段

1. X 线检查　X 线可显示出不同部位的关节错位，相应的关节周围骨骼有不同程度的骨质疏松、脱钙。

2. 手法触诊　用双手触诊，可摸到相应关节的异常。

四、治疗

（一）治疗原则

陈旧性关节脱位的治疗手法和急性关节脱位的整复相似，但整复前必须用苦参洗剂外敷或浸泡关节 60 分钟，然后进行整复。手指、脚趾、肘、踝等处关节，可用苦参洗剂直接浸泡，无法浸泡的关节，如肩、髋、膝等，可用苦参洗剂外敷。

（二）适应证

适用于轻度外伤引起的陈旧性关节脱位。

（三）禁忌证

1. 手术后造成的陈旧性关节脱位。

2. 严重外伤（如骨折等）造成的关节扭伤、脱位。

3. 陈旧性关节脱位合并肿瘤、结核等。

（四）手法治疗（以右侧膝关节脱位为例）

1. 病情较轻的患者外敷苦参洗剂 50 分钟，病情较重的患者，外敷 70 分钟。

2. 治疗前将病人患部擦干，使病人仰卧于按摩床上。

3. 术者体位　术者面向患者立于床尾（患者脚部一侧），助手面向患者立于床头（患者头部一侧），两手置于患者腋下，拉住患者向床头方向用力。

4. 医生站在患者右侧，左手抬起患者的右腿，右手从患者右膝窝下绕过，抓住患者右侧小腿，左手扶持患者的右膝，把患者踝关节夹在腋下。然后向后侧身，用重力的分力向下牵拉患者下肢，左手对患病部位进行整复，以使膝关节复位。在牵拉中有时可听到复位声。复位后，医生放下患者右腿，使其双腿并拢，屈膝、屈髋，使大腿贴于胸前并左右摇摆。有时一次复位不完全，需再次复位。

（五）注意事项

1. 整复不要过于用力，防止局部损伤。

2. 整复后患者躺在病床上，休息 30 分钟不要活动，并尽可能用器械固定。

3. 治疗期间及治愈后 3 个月内不要剧烈活动，否则容易复发。

五、疗效

整复次数的多少，取决于扭伤的轻重和扭伤后拖延时间的长短。一般来说，扭伤时伤势愈重，需要整复次数愈多；拖延时间愈久，需要整复次数也愈多。

临床整复陈旧性关节脱位，一般需治疗 15 次，治愈率为 90%，复发率为 20%，复发后再次治愈率为 80%，如发生第三次关节扭伤，就容易形成习惯性关节脱位。

六、背景资料

陈旧性关节脱位一般是由受伤引起的，受伤后 3 天内是治疗的黄金期，超过 3 周，就成为陈旧性扭伤，用一般整复无效。关节脱位是常见病，又是多发病，所以遗留的陈旧性关节脱位不在少数，治疗陈旧性关节脱位的意义就在于此。

临床中我们不但整复过脱位 1 年多的肩关节、脱位 3 年多的髋关节、脱位 7 年的肘关节、脱位 40 年的陈旧性踝关节患者，而且还整复过 40 年的腰椎错位患者，最长的整复过 72 年的颈椎错位患者。所以对于陈旧性关节脱位，只要手法得当，同时配合药物，一般是可以治愈的，只不过脱位时间愈久，需要整复的次数愈多。此外，与年龄、体质也有一定关系。值得注意的是，不可用暴力生扳硬拉复位，以免造成不必要的损伤。

第八节　平　足　症

一、病因与病机

足弓是人类脚的重要结构。足弓使足富有弹性。既可以吸收地面对脚的冲击力量，又可锁定中足关节，使脚变得坚硬，更好地推动人体活动。扁平足（平足）是指正常足弓的缺失，或称为足弓塌陷。值得注意的是，平足不等于平足症，也不是所有的平足都需要治疗。如果平足者合并有疼痛等症状时，就称为平足症，才可能需要治疗。其实，平足的人很常见，而平足症并不常见。很多平足者特别是儿童平足没有症状，也不需要治疗，只有少部分儿童平足可能会逐渐引起整个身体体态的变化，部分平足者可能合并足部骨结构异常，如垂直距骨、跗骨联合等。在成人平足中，50 岁以上的女性较多。成人平足初发时，在非负重状态下足弓存在，负重后足弓即消失。此时由于关节的活动性尚存在，称为可复性平足或柔性平足。如果出现关节病变、活动受限、畸形不能复位，就称为僵硬性平足。我们这里所说的平足症，主要指僵硬性平足。

平足症病因分为先天性及后天性，其中，后天性因素有：

（1）双足长期负重站立，体重增加，长途跋涉过度疲劳，维持足弓肌肉、韧带、关节囊及腱膜等软组织逐渐衰弱，足弓逐渐低平。

（2）长期有病卧床，缺乏锻炼，肌萎缩，张力减弱，负重时足弓下陷。

（3）穿鞋不当，鞋跟过高，长期体重前移，跟骨向前下倾斜，足纵弓遭到破坏。

（4）足部骨病如类风湿关节炎、骨关节结核等。

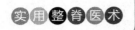

（5）脊髓灰质炎后遗平足症。

平足症的先天性致病因素有：

（1）足副舟骨、足舟骨结节过大，胫后肌附着处软弱。

（2）第2骨较短，其他跖骨承受重力过多，促使足弓扁平。

（3）足跗骨间软骨性或纤维性联合，常见有跟距、跟骨及跗骨间等联合均可导致平足症。

二、临床表现

（一）常见症状

临床上根据病情的严重程度将本病分为三个类型，但均要在负重时观察足纵弓的改变。

1. 轻型　足纵弓降低。

2. 中型　足纵弓消失。

3. 重型　足纵弓消失，并有足内侧缘凸起，距骨头移位至足跖侧，即内踝的前下方。患者有时出现跟腱短缩及后足外翻。

（二）临床分型

临床上分为姿势性平足症和痉挛性平足症。

1. 姿势性平足症　为初发期，足弓外观无异常。但行走和劳累后感到足疲劳和疼痛，小腿外侧踝部时感疼痛，足底中心和脚背可有肿胀，舟骨结节处肿胀及压痛明显，局部皮肤可发红，足活动、内翻轻度受限，站立时足扁平、足外翻，经休息后，症状、体征可消失。

2. 痉挛性平足症　好发于青壮年，部分由姿势性平足处理不当发展而来。主要为站立或行走时疼痛严重，可呈八字脚步态。腓骨长肌呈强直性痉挛，足内、外翻和外展活动受限。足跟变宽，足底外翻，跟腱向外偏斜，前足外展舟骨结节完全塌陷，向内突出。严重者足部僵硬。固定于外翻、外展和背伸位活动明显受限，即使经较长时间休息，症状也难改善，部分病人可继发腰背痛及髋膝关节疼痛。

三、诊断

（一）特点

1. 部分病人有家族史或先天性足骨畸形或外伤史。

2. 久站或行走时足部疼痛或不适。跟外翻足扁平，前足外翻舟骨结节处肿胀和压痛，休息可减轻或消失。晚期为痉挛性平足，经较长时间休息，症状亦难改善。

3. 自跟骨结节底部至第1距骨头底部作连线，并从舟骨结节至此连线作垂直线，其长度多小于1cm。

（二）检查手段

1. X线检查　站立位X线足正、侧位片可见舟骨结节完全塌陷，与载距突的距离增加。

2. 手法触诊　用双手拇指触诊，可摸到脚部骨头或关节异常。

四、治疗

（一）治疗原则

平足症患者各个年龄段均有发生，如果是先天平足症，一般最佳治疗年龄为16周岁以前，年龄越小效果越好，超过18岁很难用手法治愈。后天形成的平足症，即使四五十岁也可以治疗，但是如果病程过长，也很难治愈，只能缓解。

治疗方法是首先用苦参洗剂浸泡患足，然后逐个关节进行整复，整复目的是逐渐向解剖位置靠拢，不要求也不可能一次整复成功。整复可以每天重复进行多次：即浸泡60分钟，擦干，进行整复，然后休息10分钟，再浸泡60分钟，再进行整复，再休息10分钟，如此反复进行。有的患者每天5次，1周按6天计，可以治疗30次。这样，既提高了疗效，又减少了患者痛苦。

（二）适应证

适用于16岁以内的先天平足症，以及后天形成平足的成年患者。

（三）禁忌证

1. 年龄超过18岁的先天平足症，效果不明显，年龄越大，效果

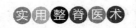

越差。

2. 外伤、手术后造成的平足症。

3. 由于疾病等原因造成骨头缺损或变形。

（四）治疗前准备

1. 病情轻的患者外敷苦参洗剂 50～70 分钟，病情严重的患者，需用一小盆将患足全部浸泡在药剂中 50～70 分钟。

2. 治疗前将病人患足擦干，病人仰卧于按摩床上。

3. 术者体位 术者面向患者立于床尾（患者脚部一侧），助手面向患者立于床头（患者头部一侧），两手置于患者腋下，拉住患者向床头方向用力。

（五）手法操作步骤

治疗平足症的手法因畸形不同而各异。整形不仅仅是依靠苦参洗剂浸泡，它只是辅助药物，整形的关键是整复关节脱位，手法是起主要作用的。手法如下。

主要是跟骨向上脱位，所以要把跟骨向后下方整复，整复的目的是形成正常足弓。医生站在患者对面，拿起患足，左手扶持患足四趾，右手紧握患者足跟骨部。嘱患者放松，右手握紧跟骨，用力向足底方向猛拉，此时多可听到复位声。复位后左手依次拉住各脚趾进行放松。外踝外出现红肿属于正常现象，如肿胀严重，可用消肿止痛药浸泡患足，休息 1～3 天，待肿痛消失后继续治疗。

（六）注意事项

1. 如患者年龄超过 16 岁，效果不会很好。

2. 按摩不要用力过大，防止局部损伤，影响下次治疗。

3. 平足症整复后，嘱患者 30 分钟内不可活动，并尽可能用器械固定。

五、疗效

总共收治各种平足症患者，包括先天、后天平足症者 60 人，痊愈 42 人，占 70%；有效 3 人，占 5%；其余 15 人，占 25%，未坚持

286

治疗，作无效统计。

六、典型病例

张某某，男，6 岁。左脚平足症，右脚正常，孩子妈妈说孩子出生就这样，开始不会走路没发现，后来走路总是一瘸一拐的，以为孩子小走路不稳，可是后来孩子大了，才发现孩子左脚总踮脚尖，到医院检查发现孩子是平足症。外科医生建议 18 岁以后再做手术。前来就诊时，患者膝盖上全是伤，新伤套旧伤，有的已经成瘢痕，有的刚刚结痂，有的还在出血。家长说孩子走路不稳，有时候一跑就容易摔倒，这些伤都是摔的。检查后，用苦参液浸泡 70 分钟，进行整复。共治疗 1 个月，即 30 次，左脚恢复正常。1 周后，走路完全正常。1 年后随访，未见复发。

齐某某，女，59 岁。这位患者是我们治疗平足症患者当中，年龄最大的治愈患者，其他还有年龄大的 2 位患者未能治疗痊愈，仅仅有所缓解。这位患者治疗 3 个月才痊愈，1 年后随访，未见复发。

七、背景资料

平足症的整复是成功的，但要得到患者和家长的配合。主要是先天平足症要在 16 周岁前进行治疗，最晚不能超过 18 周岁，否则效果就不好甚至无效。非手术无痛整复平足症是完全可以做到的。

非手术整形，不仅无痛而且对人体伤害小，恢复期短。但是对于年龄偏大的患者效果并不理想，所以平足症患者最好是及时检查，及时治疗。

第九节　尾椎骨折

一、病因与病机

相信很多人都有尾椎骨受伤的惨痛经验，这种"躺这边痛，躺那

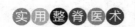

边也痛，坐起来更痛"的痛苦，亲身经历过的人都能深刻理解"坐卧难安"这个形容词。每次骨科门诊几乎都能看到尾椎受伤而来求诊的患者，他们进入诊室后通常宁愿站着面对医师，也不愿意坐下来，有时坐下来了也都采取用一边臀部的坐姿。

当人类直立起来用两脚走路时尾巴就不需要了，但它并没有完全消失，而是退化缩入身体变成了短短的一节尾椎，主要的作用是作为腰、臀以及大腿肌肉、韧带的附着点。尾椎在婴幼儿时期主要由软骨构成，但随着年纪渐增而逐渐骨化，所以虽然比较坚硬，但也失去了柔软性，所以在受到外力撞击时，就容易受到伤害而产生疼痛。

尾椎骨受伤究竟要不要紧？会不会有后遗症？很多患者担心会有脊椎神经受伤的问题。其实我们脊椎神经终止的部位离尾椎骨有一段距离，尾椎骨本身并无重要的神经分布，这个部位即使骨折也不会有下半身瘫痪，或者是大小便失禁的后遗症。主要的问题还是急性受伤时期的疼痛，以及因为骨折愈合不良而产生的慢性疼痛。

治疗方式以保守治疗为主，主要是减轻疼痛以及避免受伤部位的直接压迫。减轻疼痛可给予止痛剂、肌肉松弛剂，以及软便剂。另外建议局部冰敷，使用环圈形坐垫（救生圈），以解除患部的压力。急性疼痛在受伤后的两周很明显，通常需要持续使用止痛剂，两周后疼痛会明显改善，但是不舒服的感觉通常会延续 4~6 周之久。在这段期间内要注意不要直接压迫患处，也不宜剧烈运动，以免骨折愈合不良而导致酸痛的后遗症。

二、临床表现

（一）常见症状

主要表现为坐下后尾椎部位疼痛，有时候还会影响尾椎周围疼痛。

（二）临床分型

尾椎骨折一般在急性损伤期疼痛比较明显，一段时间后疼痛减轻，很多就被患者忽略，此时形成陈旧伤。如果疼痛很轻微，往往自认为已经痊愈，只有部分患者疼痛很严重，但是也没有好的治疗方法。特别是尾椎骨折 3 个月后，一般手法很难复位，疼痛也只能依靠外用药物，或者止疼片止痛。所以我们把尾椎骨折分为急性损伤期和陈旧伤期。

三、诊断

（一）特点

畸形较严重者从外观上就能诊断，较轻者需要拍 X 线片协助诊断。

（二）检查手段

1. X 线检查　X 线可显示尾椎向内脏一侧骨折。

2. 手法触诊　用中指、食指触诊，可摸到尾椎异常。

四、治疗

（一）治疗原则

尾椎骨折复位要从肛门把手指伸进去进行，所以如果尾椎下部骨折复位比较容易，如果骨折部位比较靠上，就很难复位。同时为了成功复位需要患者配合，尽量放松肌肉，同时适当外敷苦参洗剂，以增强疗效。

（二）适应证

适用于各种年龄的尾椎骨折。

（三）禁忌证

1. 尾椎上段骨折，手指无法接触骨折部位，很难复位，有的无法复位。

2. 外伤造成的尾椎骨折需要等局部损伤恢复后再进行复位。

3. 患者过于紧张，局部肌肉僵硬，很难复位。

（四）治疗前准备

1. 病情轻的患者外敷苦参洗剂 50～70 分钟，病情严重的患者，需用外敷苦参洗剂 90 分钟。

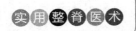

2. 治疗前让病人趴在床上。

3. 术者体位　术者面向患者立于患者一侧，助手面向患者立于床头（患者头部一侧），两手置于患者腋下，拉住患者向床头方向用力。

（五）手法操作步骤

戴上橡胶手套，用食指或中指深入患者肛门，接触到患者骨折的尾椎，向上用力，同时另一只手按住骶椎部位，这时可以听到"咔"的复位声，提示复位成功。

（六）注意事项

1. 按摩不要用力过大，防止局部损伤，造成局部水肿。

2. 尾椎骨折整复后，嘱患者 30 分钟内不可活动。

3. 尾椎骨折整复后，嘱患者 24 小时内不可坐，防止再次尾椎骨折。

五、疗效

共收治尾椎骨折患者 30 人，痊愈 24 人，占 80%；有效 3 人，占 10%；其余 3 人，占 10%，未坚持治疗，作无效统计。

六、典型病例

张某，男，26 岁。尾椎骨折 3 个月，疼痛时轻时重，来治疗前 3 天症状加重，坐、站皆痛，夜间疼痛难忍无法入睡。外服苦参洗剂 1 小时复位，站立已经不痛，3 天后来复查，不但站立、坐着不痛，而且夜间也已经不痛了。1 年后随访，未见复发。

七、背景资料

尾椎骨折并非常见疾病，虽然多数患者骨折未整复，但是疼痛不明显，而且有些慢慢减轻甚至消失，往往被多数人所忽视，但是尾椎骨折后，如果得不到及时治疗，很难自愈，多数患者只是疼痛减轻，这给我们治疗增加了很大难度，所以建议尾椎骨折患者应该及时检查，及时治疗。

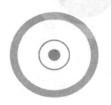

附录一　报刊文章选摘

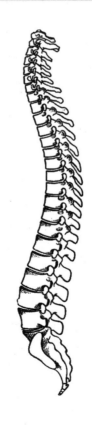

半路出家有绝招

在北京东四五条的幽幽深处，有一个地东联合诊所。诊所的墙上有著名画家黄苗子题写的"妙手"两个刚健有力的大字。黄先生三四年前脚受伤，在一家大医院治疗一周不见效，经人介绍到这里，诊所所长杨福申为他治疗两三次，黄先生痊愈了。黄先生特写此书法称赞杨大夫医术。杨大夫不是祖传中医，他父亲是山货店的店员，他也没在医科大学读过书，他是北京师范大学物理系的毕业生。是一场车祸使他成了一位民间医生。

1973 年 10 月 2 日，他乘校车从北京回地处保定的大学教课。在距保定市 15 公里处，每小时 70 公里的速度行驶的校车与迎面每小时100 公里速度的汽车擦边相撞。他的腰受了伤，颅骨被撞碎了树叶大的一片。血流不止，不省人事。刚好一辆救护车路过把他拉到保定市立医院。回保定探亲的北京宣武医院脑外科周大夫正好在该院，为他手术，当时周大夫只是尽义务，认为他必死无疑。他活过来后，被送回北京（他家在北京），一位著名的脑外科医生认为他将终生瘫在床上。但他相信自己一定能站起来，能工作。

为了使身体恢复得快些、好些，他萌发了学医的念头，自己治疗自己。他得到过一位毕业于白求恩医科大学的老骨科医生的指教，上过著名骨科医生冯天有的骨科讲习班。

他儿时在北京一家私立小学读书，每学期学费是四袋白面，但他每次考试都是第一，因而他家没交过一袋白面。1956 年高考时，他的成绩是全国前 50 名之内。他的天赋和聪明，使他在医学上长进迅速，他博览群书，采各家之长，并不断创新，不仅使自己站起来工作，还为几千人治病。他用按摩、针灸、药物治疗颈椎病、遗尿症、痢疾、神经性头痛、腰椎间盘突出、顽固性肠炎、化脓性乳腺炎、双足内旋内翻，在这八种病治疗上探索出自己的绝招。

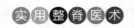

　　淦智女士在新中国成立前就很有名，她和何香凝、宋庆龄、林巧稚是结拜四姐妹，她是大姐。在辛亥革命时期，她就得了神经性头痛，疼了70多年，她家里像是止痛片博览会，中外各种止痛片应有尽有。1984年，杨大夫给她治疗三四次，病就好了。

　　北京建国门服务公司有一位姓张的女职工，从小遗尿，一直到44岁，她的3个孩子也继承了她的基因。娘儿四个尿得邻居不敢进她家，熏得她丈夫自己住到小南房。1984年杨大夫为她和孩子治疗了半个月，病都好了。病好后，他把家里的被褥、家具全扔了换新的，地面也铲掉重新抹，丈夫搬了回来。

　　杨大夫大学毕业论文探讨的是卫星利用太阳能，比现在世界公认的第一篇相关方面的论文早7年，只因1960年困难时期，人们都忙着填肚皮，不少学报停刊没能发表。毕业后先忙了几年填肚皮，后搞一年"四清"，接着又搞"文革"，十几年白白荒废，没想一场车祸死里逃生后，在医学上干出了名堂。

摘自《人民日报》（海外版）1988.11.21第二版

294

无药治病显神通

　　现代医学的发展，为人类医疗开拓了广阔前景。然而合成药物的副作用，又给人类健康带来新的危害。因此有人指出，医学应重视不用吃药打针也能治病的研究。这种理论，被杨福申大夫称为无药医学。20多年来，他在这一领域进行了卓有成效的探索。

　　北京谢春荣大妈，饱受肠炎之苦，多方医治无效。杨大夫用穴位按摩法，只治疗3次，谢大妈泻了40年的肚子就彻底好了。杨大夫在山东高青县医院工作时，适逢水利工地发生流行性痢疾，他带领培训班学员，用穴位按摩法，很快消除了大面积流行痢疾。人们惊叹这是奇迹。几年来，杨大夫收治腹泻病人不少于2000例，几乎没有无效的，特别是小儿腹泻，手到泻止。

　　杨大夫研究的主要治疗课题是骨损伤和畸形整复。他为一批批损伤和先天畸形的病人解除了痛苦。山东9岁小姑娘齐宝红，先天性足内翻，两脚足尖朝里足心朝上，不能站立。杨大夫采用他独创的多次复位技术，治疗后仅一个多月，小宝红就像常人一样行走自如。山西7岁小姑娘，右脚跟不能着地，大医院诊断为"后根筋短"，需手术拉长。杨大夫左看看，右捏捏，给他做了3次整复手术，小孩的脚后跟很快就能着地。人们都称他是"神医"。

　　求医者中，经大医院医治无效的常见疑难病人很多，这使杨大夫产生了为大医院"拾遗补阙"的意念，专对常见疑难病症进行探索研究。他发现许多久治不愈的疑难病，与人的脊椎椎体病变有密切联系。如：腰骶与遗尿，腰椎间盘突出与寒腿，胸椎与糖尿病，尤其是颈椎，与头晕、头痛、心动过缓、胃肠功能紊乱都紧密相关。于是他又专攻颈椎病。

　　手术治疗颈椎病，一旦碰伤脊椎，病人不死即瘫，十分危险。经数年苦心求索，杨福申终于配制出一种"苦参洗剂"，能软化颈椎增

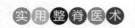

生骨质表层。这样，在颈椎手法复位时，可做到万无一失。

获得骨质洗剂治疗的第一例病人，是革命老人袁任远，他因颈椎增生压迫神经，手部麻木，抬握艰难。经过几次治疗，老人的手痊愈了。尔后，歌唱家李谷一、书画家黄苗子、画家周思聪等一批有影响的名流，都先后在他这里治好了颈椎病。几年来，杨大夫治好颈椎病人近4000例，没出现一例事故。

他不断探索新的手法，对传统手法整理简化，对一些治疗作用不大的手法加以摒除，根据病理重新设计治疗方案，使每一个动作都针对病灶而发，形成了自己独特的手法。

有的头痛，一般诊断为神经性头痛，俗称"偏头痛"，却找不到病源所在，治疗方法只有服止痛片，毫无效果。杨福申认为，颈椎增生或错位，压迫椎动脉，是造成头痛的根本原因。为此，他采取颈椎复位手法进行治疗，收到了显著疗效。

楚辞专家文怀沙先生的老母亲淄智老人，患头痛72年，虽然家里摆着各种中外止痛药，但病情仍然如故。经杨大夫治疗后，70多年的痼疾根除了。48岁的于万茹女士受头痛折磨30多年，百般医治无效。杨大夫只治疗一周，就摘除了30多年的"金箍"。

日本"古贺针灸院"院长古贺英子，因杨大夫治好了他母亲的积年头痛，特聘杨大夫为"古贺针灸院"名誉顾问。杨大夫治愈的病人广布于海外及港澳台地区。

随着探索的深入，杨大夫闯入了心脏禁区。一般认为，心脏病人过于虚弱，经不起折腾。杨大夫根据病理学和经验认为，静止点穴治疗心脏病是完全可行的。有一回，一位中学校长因心肌梗死突然休克，杨大夫正在现场。经有关方面同意，杨大夫采取静止点穴急救，只用两三分钟，就将病人抢救了过来。后来在山东、黑龙江等地杨大夫也曾多次把患者从死亡线上拉了回来。

在心脏病领域，他最大的成功是对病态窦房结综合征的治疗。"病窦"症状是心动过缓，出现期前收缩、停搏、头晕、气喘，病人活动乏力，有的只能靠起搏器来维持。安装起搏器，既给病人带来不便，增加痛苦，费用又昂贵，一般人不敢问津。杨大夫发现，心动过缓与第 3～5 颈椎椎体错位、偏歪、旋转或滑脱密切相关，颈椎椎体位置异常会压迫交感神经，造成心率过慢，实际是交感型颈椎病。如果纠正椎体错位，心律就会恢复正常。他终于研究出一套治疗"病窦"的手法。

大庆市委秘书长夫人叶艳华，每分钟心跳只有 31 次，上下楼都不行。杨大夫为其治疗第 1 次，心跳上升到 50 多次；治疗第 2 次，升到 60 多次；继续治疗，最后稳定在 72 次。她上下楼接送杨大夫，轻松自如，全家不胜欣喜。冶金研究院研究员韩俊德，医院已准备给他安装起搏器。他找到杨大夫，治疗 3 周后，到阜外医院检查，结果心律正常，医院取消了安装起搏器的计划，免了皮肉之苦。

杨福申大夫的诊室，门庭若市，人们都知道他医术高明。然而，却很少有人知道，正是他，和中国科学院生物物理研究所所长祝总骧、北京中医医院针灸经络研究室的于书庄、张如心等人一起，对我国古医学经络线进行了实验研究，发表了"隐性循经感传线皮肤导电性的研究"论文，证实在人体存在着一条不受大脑支配的经络线，在国际医学界引起轰动。对经络学和现代医学的病理研究，是杨大夫实践其无药医学理论的坚实依据。他正孜孜不倦地耕耘在无药医学这块神奇的土地上。

摘自《健与美杂志》1991.2

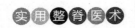

不当副教授的民间医生

杨福申拖着不大灵活的左腿回到家中。白天看了一天病，晚上又去夜校学英语，他感到非常疲惫。他坐在沙发上，看着墙上著名画家黄苗子送给他的书法——"妙手"两个篆字。那一年黄苗子脚扭伤后，在一家医院住院治疗一周效果不理想，邻居介绍他来找杨福申。杨福申治疗两三次，黄苗子的脚就好了，为此，他写了"妙手"两个字称赞杨大夫的医术。

杨福申还有著名女画家周思聪送给的一幅画。画上是一个穿红兜肚的小男孩坐在荷塘边玩耍，意思是他们这个诊所虽然建立时间不长，但却有发展前途。1985 年，周思聪手麻不能作画，几处治疗不见好转，杨福申妙手回春，给她治疗 1 周便大有好转。周思聪惊喜之余送此画作为纪念。

著名歌唱家李谷一也请杨大夫治过病，也是"草药一剂保平安"。李谷一和周思聪的病差不多，也是手麻，不能写歌谱，不能弹钢琴。

杨大夫，病人们都这样叫他，可有多少人知道他是半路出家呢？他错过了也许现在是搞卫星的研究员或副研究员的机会，放弃了现在可能是大学物理学副教授的机会，成了一位民间医生。

1956 年高考，杨福申考入北京师范大学物理系，几年后他的毕业论文探讨的是卫星依靠太阳能供电的问题。现在世界上公认的第一篇关于这个问题的论文是美国专家丹尼尔于 1967 年发表的。而杨福申和美国专家内容相似的论文却早美国人 7 年。1960 年，人们连肚子都填不饱，一些学报也停办了，他的论文没能发表，本来属于中国人的又一个"第一"被外国人夺去了。

毕业后，他被分配到华北电力学院。3 年困难时期忙填肚皮，1964 年经济好转搞"四清"，接着又搞"文化大革命"。十几年就这么过去了，他还没在本专业搞出突出的成果，灾难就降临到他的头上。

是一场车祸改变了他的人生道路。

1973 年 10 月 2 日，他乘坐的校车在河北省徐水县境内发生车祸，他的腰受了伤，后颅骨被撞碎了一片。有两点巧合使他这个五代单传的人命不该绝：出事刚一会儿，正好保定市第一医院的救护车路过，载上他行驶了 30 里就进了该院；北京宣武医院神经外科周大夫休假回保定探亲，那天晚上 9 点还在保定市一院。

保定的医生那时还做不了这样难的手术，由北京宣武医院的周大夫主刀。从手术室出来，周大夫说，这人没多大希望了，即使活过来，以后也只能瘫在床上。脱离危险，杨福申被送回北京后，一位著名的神经外科教授见后也认为他将终生在床上。他那时手脚都不能动，但他对教授说："我一定能下床，能工作。"教授只好说："我也希望你这样。"杨福申现在能一拐一拐的走路，与他的精神不垮有很大的关系。几年后，他走着去找周大夫，周大夫说什么也不相信这就是在保定救过的那个人。

为了使身体恢复得快些、好些，他萌发了学医的念头，自己治疗自己。他首先从和自己专业关系密切的生物物理开始，进而逐渐进入医学殿堂。他先和中国科学院生物物理研究所祝总骧教授一起在北京中医院针灸科研究经络，证实经络是客观存在的，是不受人的大脑支配的。这个发现在国际上引起很大的轰动，各国科学家都重复了这个试验。用英文发表论文时，他是第二作者。新闻界也报道了"祝总骧等人证实了经络的存在"，他就是那个"等人"之一。后来他又得到一位毕业于白求恩医科大学的老骨科医生的指教，也参加过冯天有的骨科讲习班。他博览群书，采各家之长，他不想把自己归为哪一派，也不愿意算什么医。他治病的方法揉进了中医，但他的理论思维主要是西医，这与他所受的教育有很大关系。

杨福申的最大优点不仅是学东西快，而且肯于动脑子，敢于创新。

李谷一、周思聪手不听使唤，其实是颈椎病造成。这种病不大好

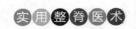

治，因为颈椎是人的神经密集部位，用力轻了不管事，用力重了易造成瘫痪。一般医生是采取保守疗法，出不了事，但也不易见效。也许是因为物理系毕业，力学学得好，到现在杨福申已治疗了上千例这类病人，从未发生一次事故。

北京东四七条有个荣大妈，1942 年吃混合面闹下的肠炎，40 多年一直没治好。经杨福申治疗两次就好了。一般的痢疾病人，杨大夫两三次也能治好，这类病人他治的最多，已有 2000 人左右。

山东邹平县一名叫齐宝红的小女孩，一生下来就是两只脚尖相对，两只脚心朝天。孩子 9 岁时求医到了杨福申的门下，他使小姑娘脚面朝了天，脚尖向了前。

北京丰台桥梁厂子弟学校教师田秀敏，生小孩十几天后乳腺发炎化脓，医院让她动手术。她考虑到那样就不能用母乳喂养孩子了，听母亲的意见到杨大夫这儿试试，结果不到一周就好了。

与何香凝、宋庆龄、林巧稚结拜为四姐妹，作为大姐的淦智，在辛亥革命时期就得了神经性头痛，疼了 70 多年，她家里像是止痛片博览会，中外各种止痛片应有尽有。1984 年，杨大夫给她治疗三四次，病就大大减轻。过春节时，老太太登门致谢。

北京一位姓张的女工从小遗尿，她的 3 个孩子也都患有遗尿症，一家人痛苦不堪。后来，这位女患者找到杨福申，经杨大夫治疗半个多月，母子 4 人的病全被治好了。病愈后，这位女工把家里的被褥、床全都换了新的，连地面都铲掉一层。

1984 年，杨福申没有瘫在床上让学校派人照顾，也没天天让学校派车拉他到处治疗，他靠医生和自己的治疗能走动了。学校希望他回去教课，并晋升为副教授，但他不愿拖着不灵活的身体奔波了，公路上的车越来越多了，万一再出一次车祸，他就会彻底没命了，最主要的是，他已深深地爱上了医学！

同年，他参加北京第一批个体医生开业考试，医学综合理论考试得了高分。临床考试在一家医院进行的，一个患腰椎病的病人，住院半个月效果不理想，经他一次治疗就扔掉拐棍走了起来。一个 30 多岁的女病人胳臂疼痛难忍，哭着到医院挂了急诊，转了 3 个科，包括科主任在内的医生都弄不清她是什么病，因而无法治疗。杨大夫根据以往的经验，诊断出她的疾病，并使她转哭为笑。考官们对此很满意，他顺利地通过了临床考试。

不久，他和几个人建立了地东联合诊所，他任所长，并被推选为北京市东城区个体卫生工作者协会副理事长。

华北电力学院感到惋惜，他们少了一个优秀的物理教师。

北京的市民们应该高兴，他们多了一个确有才能的民间医生。

摘自《健康报》1989. 1. 12 第 8 版

神奇的实用整脊学和它的创造者们

这是一个神奇的故事。这个故事因为祖国医学的深奥而神奇；因为每一个读过这故事的人无不为之感慨、欣慰而神奇；因为故事的主人公的真实而神奇。这位创造神奇的人．就是杨福申先生。杨先生今年正好到了古稀之年了。而他创造神奇之初，仅有三十几岁……

这是一条神奇的道路。

和北京东四南板桥幽幽深处的诊所总店、香港铜锣湾波斯富大街写字楼上的诊所总店不同，"实用整脊"唐山旗舰店坐落在唐山市中心区繁华的北新道边，大道车水马龙、人流如织。店面背南朝北，依偎着富丽堂皇的丽景琴园三期楼群，典雅高贵。准确、鲜明的隶书体牌匾横悬店头，简明生动。

杨福申先生没有在店里，坐诊的是他的次子大力，但这店里店外似乎都有一个人的影子，他能让你时时感到一个人的存在，那就是实用整脊学的开创者杨福申。整脊是一个医学术语，字面意思就是整理脊柱。为什么要整理脊柱？因为人们赖以直立行走的脊柱会由于各种原因导致错位，而脊柱错位会由于各骨节的不同，而引发各种相关的疾病，从某种意义上说，整脊就是治疗疾病的治本之策。

整脊是中医药学中正骨的一个分支，可以说是传承几千年的中国传统医学的一部分。我国最早的医书《黄帝内经》记述"风、寒、湿三气杂至，合而为痹也。"所谓痹，又可分为筋痹、骨痹、脉痹、肌痹、皮痹，如漏肩风、风湿痛、老寒腿之类提法，亦源于此说法。在人们的旧有观念中，正骨仅包括骨折、脱位之类，而将整脊并入软组织损伤中。杨福申和他儿子们的研究、实践证明，整脊治疗疾病的范围，不仅仅是软组织损伤，它甚至已经超出了治疗骨伤的范围，涉及内、外、妇、儿、五官、内分泌、神经等各科内容。

整脊就那么用手一掰，为什么就能治病呢？杨先生的长子杨大冬

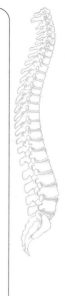

先生曾有一段精彩的论述回答：

人怎么会得病呢？20 世纪 70 年代人们就发现，在生产、生活当中，由于外伤或扭伤，脊柱的椎体会发生错位。这种错位如果挤压了附近的神经、血管，就会使与它相关联的内脏产生功能紊乱。有的椎体错位没有直接挤压附近的血管、神经等组织，但是由于错位，脊柱力学失衡，为了维持平衡，错位的椎体产生骨赘增生，增生的骨赘也会挤压附近的血管、神经等组织，产生相关器官的功能紊乱。这种功能紊乱本身就是疾病，又是产生更多新疾病的基础。我们常说病邪是乘虚而入。这种功能紊乱就是人们常说的"虚"。

实用整脊学把这"虚"具体化了，把很多疾病与脊柱椎体错位对应起来，告诉人们具体某一椎体错位，可能引发哪种病。这样做的结果，是找到了疾病产生的内因。西医的细菌、病毒和中医所说的风寒暑湿燥火都是外因。脊柱椎体错位才是疾病发生的内因。

把错位的脊柱椎体整复好，就去除了疾病发生的内因。病自然就好了。这就是整脊，不吃药，也不打针，就那么一掰，病就好了的缘故。而还没有发病的时候把错位的椎体整复好，就不会得病了。所以整脊又是防病的好办法。

人们还喜欢问的一句话：这样能去根吗？我们不妨把整脊和现有的疗法，从理论上比较一下。目前有药物治疗、针灸治疗、按摩治疗、手术治疗等。很多疾病产生的内因，也就是根本原因是脊柱椎体的错位。可这些办法，哪一种能把椎体复位呢？不必多说，只有整脊才能达到这个目的。所以从整脊出世那一天起，即从 20 世纪 70 年代初，已经显示出了它顽强的生命力。有位患者曾送给我们诊所一幅十六字绝。我觉得用它来形容整脊医疗倒是更好一些。他写道：诊断准确，治疗简捷；效果显著，没有痛苦。

整脊学渊源于中国的正骨学，并且用"祖传"这种特殊的方式保存下来。在饱经摧残之后，由冯天有先生总结写出了《中西医结合治疗软组织损伤》。这可视为当代整脊学迈出的第一步。在他的书中，已经提到了："……大脑皮质则处于统一控制自主神经活动的最高部

303

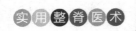

分，在它的主导下，使自主神经和躯体神经密切联系，相互协调，以保证机体活动的统一"。在书中还附上了图，自主神经概观。可惜冯先生到这里就止步了。如果再往前迈一步，那就是今天的《实用整脊学》了。

"祖国的中医学是一座宝库，这座宝库博大精深，有我们学之不尽的知识，取其不竭的智慧。许多时候，我们只是多少迈了一小步。"多少年后，杨福申的实用整脊事业如日中天时，他还常这样感慨。这种感慨，出自他30年奋斗的心声，有他1960年毕业于北师大物理系时的豪迈；有1973年因车祸全身瘫痪的痛苦；有数年间先求自保后求益人的信念；有1984年北京诊所开业时的幸福；有1987年整脊能治疗60多种疾病时的自豪；有1988年大儿子杨大冬从首都医学院毕业，加盟整脊事业的喜悦；有次年二儿子杨大力毅然与父兄同行的感动；有2005年香港实用整脊总店开张的快乐……作为整脊学的第一个受益者，杨先生经历了从一个全身瘫患者到能用双拐走路，继而改用单拐成行、仅用拐棍行路和独立自由地行走，自己痊愈后又为十几万不同肤色、不同国籍的患者解除病痛的历程。他说他不是神仙，他只是在祖国医学的宝库里，得到了一枚奇珍，他又用这枚奇珍去帮助了别人而已。

但他经历的，的确是一条神奇的道路。

爱因斯坦说："有许多人之所以爱科学，是因为科学给他们以超乎常人的智力上的快感，科学是他们的特殊娱乐，他们在这种娱乐中寻求生动活泼的经验和雄心壮志的满足。"杨福申就是一个能经常地从科学中得到快乐的人。

杨先生祖籍山东高青县，他却是在北京长大的，读的是私立小学。杨先生说，私立小学每学期的费用是四袋面粉，他却从来不用交，因为他努力学习，每次考试都是第一，所以从不用去交粮食。知识开启了杨先生的思想，也把快乐传播给了他。1956年高考，杨先生的成绩是全国前50名之内。也许正是有了扎实的学习基础和科学的快感，杨先生能在一次次的艰难困苦中，打开一片新的天地。

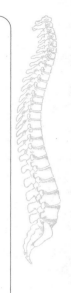

　　杨先生的专业是物理，他的毕业论文是探讨卫星依靠太阳能供电的问题。而这个问题的论文是美国人 7 年之后发表的，但在当时，杨先生是连肚皮都不能填饱的，学校、学报停刊，论文根本没有地方发表。毕业后，杨先生被分配到了华北电力学院，刚刚度过了 3 年困难时期，"四清""文革"政治运动一个跟着一个接踵而来，他也终于没有能在自己的专业上有太多的建树。当然，如果没有那场车祸，他生活的道路可能完全是另一番模样。

　　1973 年 10 月 2 日，杨先生乘坐的校车在河北徐水境内发生车祸，杨先生颅骨粉碎性骨折，第 12 胸椎压缩性骨折，脑挫伤。这场车祸发生后，万幸地是保定市第一医院一辆救护车经过，他能够立即被送到了 30 公里外的医院，而神经外科名医、北京宣武医院周大夫也正巧在保定第一医院。他这个五代单传的人才捡回一条命。但周大夫也说，这人没有多大希望了，即使活过来，也只能瘫在床上了。

　　一个月之后，杨先生终于回到了北京家中，但却是被担架抬进门的，而专家会诊的结论还是"只能躺在床上养起来"。也从那一刻起，杨先生明白了，至少在当时，医学对自己已经无能为力了，他想重新站起来，独立生活，只能靠自己。

　　那该是一次人之初的重复，与幼儿成长的喜悦不同的是，伤痛陪伴着他的每一点进步。而一直支持他坚持下去的，就是站起来工作的信念。练坐，练站，练走，练上下台阶……一年后，他终于能够架着双拐走路了。而能使他迈出这一步的，是一直为他做按摩治疗的徐崇旗大夫。

　　徐大夫是大学毕业后双目失明的，他没有向命运低头，而是力所能及地完善自己，以助人恢复健康的按摩为职业，为自己找到了一条能独立生活的道路。杨先生说，在徐大夫身上，他学到了生活的勇气和百折不挠的信念。也促使他开始了研究陈旧伤的治疗和整脊治病。

　　范双峰是杨先生认定的第二个老师，1975 年，杨先生回到了山东省高青县青城医院，他边恢复、治疗，边将自己学到的医学知识传授给当地的农民和赤脚医生。当年从白求恩医学院毕业、从地区卫生局

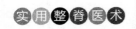

局长位置上退下来的范双峰听说了杨先生的事迹，主动来医院做杨先生的"助手"。从此，每一名患者都在他与杨先生商榷中完成了治疗，杨先生也在这样特殊的传授下，掌握了骨科的许多手法。三个月之后，范先生走了，他说，如今杨先生的骨科手法已经合格了。

杨先生的第三个老师是老中医赵锡伍先生，赵老是听了杨先生对山东一位双足内翻内旋小姑娘治疗的方案后，说出那样一番石破天惊的话："你所做的可能就是古医书上所记载的'按摩矫形'，这已失传多年了。你可能走出了一条无痛非手术整形的新路。"然后，赵老又说："你现在用的洗药可以大胆用下去，出了问题你就说是我的方子，做出成绩别提我。"现在，杨先生可以理直气壮地说明自己是用"无痛非手术整形"治愈患者了，可惜赵老已不能看到了。

1976年，杨先生的事业又有了一次飞跃性的发展，他开始接触冯天有医师的新医正骨疗法。这是一种有开创意义的观念，也正是在这种新观念的启发下，杨先生开始了整脊学医疗实践。而当整脊的实践一次次在治疗偏头痛、晕车、消化性溃疡、妇女月经不调等一系列疾病成功时，杨先生已意识到了整脊的功效，绝不仅限于骨伤科的范畴，新的领域便这样在执著的探索中展现出了辽阔前景。1984年，杨先生通过北京市卫生局组织的"一技之长开业考试"，领取了行医执照，次年，又主持成立了"北京东城区地东联合诊所"，担任所长兼医师。3年之后，杨先生打起了整脊学的大旗时，他探索的整脊手法，已经能够治疗60多种疾病了。而整脊事业真正的发达起来，还在于他两个儿子的加盟。

大儿子杨大冬是1988年从首都医学院毕业，参加整脊学的研究与总结的。次年，二儿子杨大力也成为诊所中的一员，而兄弟俩对父亲的整脊事业的了解与兴趣，却是从小耳濡目染的结果。

儿子们的加盟，大大加快了整脊学研究的进程，尽管当时人力、物力还有限，研究、整理、总结都是在极其困难、极其简陋的工作、生活环境下完成的。2003年，他们终于将心血与智慧凝结的巨著——《实用整脊医术》一书完成了，24万字，却是杨氏父子治疗14万患者的经验总结，难怪杨先生在书中自序中写道："我们十分怀念和感谢成千上万的支持和帮助过我们的患者和朋友们，很多内容都是通过这些人的反馈才使我们发现并完善了整脊的方法和理论。从这种意义上讲，成千上万的患者才是《实用整脊医术》的真正创作者，我们只不过是执笔人。"

中华中医药学会副会长、中华中医骨伤科学会会长、上海中医药大学前校长施杞教授在序言中写道："拜读后颇感全书内容丰富，疗效确实，研究深邃。体现了作者自学之艰苦，治学之严谨，医学知识之渊博，医疗技术之高超。诚如《医宗金鉴》所言，做到了'一旦临症，机触于外，巧生于内，手随心转，法从手出'的境地，可以以'一里之厚而动千里之权。'通过脊柱关节错位的整复而调节全身功能的紊乱或障碍。"

1990年，杨先生应"亚运会专家义诊团"邀请，参加义诊团并担任第三分团团长兼颈椎病专家；1992年至1993年，杨先生应邀到波兰，研究观察整脊手法治疗对白种人的适应性，他被波兰人民亲切称为"脊椎杨"；《人民日报》《健康报》《北京日报》《健与美》等报刊、杂志，都对杨氏父子和整脊医学做过报道。

整脊学的神奇理论

人体的所有活动、体内各脏腑功能的发挥及相互间的协调，都是由神经系统支配的，神经受损、受压就会导致相对应的器官发生病变。脊柱是人体的大梁；它是由脊髓和椎骨共同构成的，脊髓共发出31对脊神经，对人体各脏器及器官起着调节和控制的作用。脊柱椎体发生错位就会压迫脊神经，造成相应器官功能的紊乱，进而发生各种疾病。从某种意义上讲，脊柱椎体的错位是许多疾病的根源，把错位的脊柱椎体位置纠正好，疾病就能痊愈了。这种治疗方法就是整脊疗法。

整脊能治疗哪些疾病呢？骨伤科的疾病不必多说，其他科的疾病也很多，大约有一百种以上。如：

颈椎病：颈椎病、偏头痛、咽喉炎、眩晕、晕车、鼻炎、高血

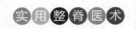

压、耳聋、落枕、神经衰弱、面神经麻痹、早搏、病态窦房结综合征、窦性心律不齐等；

胸椎病：小关节紊乱、慢性胃炎、胃溃疡、心律不齐、胆囊炎、胆结石、糖尿病、结肠炎等；

腰椎病：急性腰扭伤、宫颈炎、盆腔炎、便秘、慢性腹泻、月经不调、慢性阑尾炎、坐骨神经痛、痔疮、遗尿等；

整形：陈旧性踝关节扭伤、脊柱侧弯、平足症、足内翻、小儿马蹄足、斜颈，等等。

整脊疗法有一个重要的特点，就是绿色疗法。说整脊疗法是绿色疗法，因为整脊疗法不打针、不吃药、不用开刀，对人体没有毒副作用、没有伤害。

人体的各种组织、器官及系统都是受大脑控制的，全身及感觉器官收集的信息，都要通过脊神经传给大脑；大脑下达的指令，又要通过脊神经传给全身。脊神经都是由脊柱椎体间的椎间孔穿出的。因此，如果椎体因外伤或扭伤发生错位，就可能挤压到附近的脊神经，受压的脊神经的功能就会受到影响，由其所支配的组织、器官及系统就会发生功能紊乱、免疫力下降等，这就是疾病发生的内因。整脊就是整复错位的椎体，使椎体恢复正确的位置。这样就解除了疾病发生的内因，病也就被治愈了。

比如偏头痛，它并不仅仅是指头一侧疼痛，凡颈部和颜面任何部位的疼痛或非痛性不适，都称为偏头痛。它是一种慢性的反复发作的头痛，其表现形形色色，有的人因头痛不能学习、工作，有的人痛不欲生，有的人用头撞墙来减轻疼痛，而治疗的效果却一直不理想。从而被人们称为难解的"千古之谜"。而今，杨氏父子利用整脊医学原理，找到了偏头痛的内因，即由于颈椎错位而引起。治疗的方法就是整复这种错位。在杨氏父子治愈的几千例这类患者中，最长的一位头痛患者病程竟达到 72 年，她就是我国楚辞专家文怀沙的老母亲淦智老人。淦智老人与何香凝、宋庆龄、林巧稚是结拜四姐妹，她是在辛亥革命时期患上神经性头痛的，一病就是七十多年，她的家里像"中

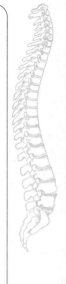

外止痛药片博览会"。1984 年，杨先生用整脊学疗法为老人治疗了三十次，老人的痼疾便痊愈了。而在杨氏父子二十几年的行医过程中，解除这种疑难病症的范例，更是不胜枚举的。

神奇的疗效

在北京杨氏诊所，墙上挂着一幅著名书画家黄苗子的题词：妙手。20 世纪 80 年代中期，黄先生脚受伤，在一家大医院治疗了一周也没见效。后来，黄先生经人介绍来找杨先生，仅两三次治疗，黄先生就痊愈了，黄先生高兴地题了字称颂杨先生。

著名女画家周思聪也曾为杨先生赠上了一幅作品，画的是一个穿红肚兜的小男孩儿，坐在生机盎然的荷塘旁。周女士的喻义是杨家的小诊所前程无量。周女士是因为手麻木不能作画，几经治疗无效后，找到杨先生的。一周之后，周女士的手麻程度大大缓解，她惊喜之间，为杨先生画了画并祝福。歌唱家李谷一也是因为手麻木找杨先生就诊的，她的手不听使唤，既不能写谱也不能弹琴，杨先生又是手到病除。他说，患者的手麻木，并不是手的原因，而是颈椎病造成的，颈椎是人的神经密集部位，有些医生知道病因也不敢治病。而杨先生治疗这类患者已达数千例，且从没有发生过事故。

北京东四七条有个谢大妈，吃混合面留下了肠炎，40 多年都没能治好。杨先生给大妈治了四次，大妈就病愈了。在山东青城医院，一位已经腹泻 17 年的患者就诊，这是一个慢性肠炎患者，用整脊手法为她治疗仅一次，她人病就痊愈了。三天后，她的丈夫赶到医院，跪在地上说："我妻子病了 17 年了，家里能卖的都卖了，能借的也都借遍了，现在我除了一身债，什么都没有了，我如何谢谢您呢？我只能给您跪下了……"在山东高青时，杨先生正赶上水利工地发生了流行性痢疾，杨先生带着学员们采用穴位按摩法，很快制服了病魔。至于一般痢疾病人，到了杨先生诊所，两三次治疗包好。如今这类病例仅在杨先生的手里，就有 2000 多例了。

山东邹平县有个小女孩叫齐宝红，女孩生下来就是两只脚脚尖相对，脚心朝天。医学上称之为"先天性足内翻、内旋"。女孩 9 岁时

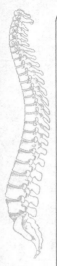

求医到了杨先生门诊。杨先生用洗药泡与整复结合的方法，一年后，经过 70 次的浸泡和整复，小姑娘完全恢复正常了。整形就是整复多个关节的陈旧性错位，1998 年曾有一个瘫了 40 年的陈旧性踝关节扭伤患者前来就诊，他是 1958 年扭伤后瘫的。杨先生用整复方法为其治疗，很快，他就能正常走路了。杨先生用的洗药，是一位朋友送来的方子，老中医赵锡伍先生分析后，认为可能是当年明朝妇女缠足用的洗药方。由于药方已残缺，又没有配比，赵先生便又添加了几味中药，青城医院的司药李维怀也对药量配比提出建议，他们又在动物实验上取得了绝对的成功，杨先生才在医疗中慎重地使用了。后来，这种被命名为"苦参洗剂"的奇药，帮助杨氏父子为 200 多例畸形足患儿解除了病痛，他们治愈的患者有足内翻、足外翻、马蹄足、足内旋、足外旋。甚至有一个刘姓患者，病愈后参加了世界乒乓球锦标赛，并获得了第三名。

眩晕有些地方称迷糊，头晕起来天旋地转，还会有恶心，呕吐；严重者还会引起眼震、耳鸣、耳聋。猝倒是病人由于急性一过性脑缺血引起的，表现为突然失去控制力，但往往能自行恢复。美尼尔综合征的主要症状也是发作性眩晕，并可伴有耳鸣、耳聋，其诊断主要靠临床表现，而治疗主要是对症治疗。杨氏父子接待眩晕患者有几千人，还没有见到过与颈椎错位无关的。杨先生说：也许美尼尔综合征就是眩晕症（美尼尔是译音，现改译为梅尼埃）。

按杨先生的观点，为大脑供血的椎动脉是从颈椎的横突孔穿行上去的，如果颈椎椎体发生错位，很容易挤压椎动脉，造成大脑供血不足。不过椎动脉是左右对称的两条，走行到脑部，汇成基底动脉环。如果一侧椎动脉被挤压，另一侧椎动脉还可能代偿。一旦代偿的一侧动脉也受到挤压，就立刻出现急性脑缺血而发生眩晕。这种眩晕十分严重，但很快能缓解。这种因颈椎引起的椎动脉型颈椎病，症状有复发性。和晕车一样，也是有条件的，与患者头部的姿势有关。

既然是椎动脉因颈椎椎体错位，受压造成脑缺血，只要整复了椎体，椎动脉不受挤了，这种供血不足就缓解了。

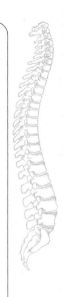

　　杨氏父子用这种方法治愈的上千例患者中，没有见到所谓的梅尼埃病。但是在这几千名头晕患者中，被诊断为梅尼埃病的，却为数不少。

　　杨氏父子在波兰曾遇到了一位患眩晕症的老人。治疗时并没有引起他们的注意。治愈后已经很长时间了，他的儿子陪他来表示感谢。他的儿子说："我父亲在我上小学的时候，已经开始头晕了。因此我立志学医，毕业后又去美国留学。回国后由一个普通医生已经当了院长。可是，对我父亲的头晕我束手无策。"为了表示感谢，他们送来了一盆鲜花。他还带来一本书，他翻开第四页，是李时珍塑像照片。那本书是《波兰药典》。他指指书上的李时珍塑像，伸着大拇指说："你们中国人真了不起！"一种中国人的自豪感油然而生。要知道这是波兰最大的一家医院院长的话。

　　耳聋首先是自觉听力减退。一般 50 到 100 分贝的声音听不到或听不清，就称为听力下降；超过 100 分贝还听不到或听不清就是耳聋了。耳聋还分传导性耳聋、感音性耳聋和混合性耳聋。杨先生接待过的耳聋患者多数还只是听力下降，也没有严格地测试过属于哪种耳聋。但对于耳聋和听力下降，他们有一个经验测试法。在耳边听不到机械手表的走动声，就可视为听力下降；而耳边钟表的声音也听不到，就可视为耳聋了。也有人说，老了当然耳朵就聋了。还有人说，耳朵聋了，说明你老了。其实这种把聋和老联系在一起的做法是不对的。百岁以上的老人在杨先生的患者中就有三位，他们都不聋。90 岁以上的有几十人，没有发现他们是来治耳聋的。事情恰恰相反，以耳聋来就诊的大多数只有四十岁左右。医学上还给这些未老先聋的患者，取了个很好听的名字：突发性耳聋。其实这个名字也不十分恰当。其中有一位天津的患者白先生。只有三十几岁。就逐渐自觉听力下降，经过一年多的时间，还认为他听得见，实际上他已经全聋了。耳聋实际上是交感神经型颈椎病。在冯天有编著的《中西医结合治疗软组织损伤》一书中，写道："颈椎错位波及颈交感神经或颈交感神经节时，可引起许多症状，平衡失调、耳鸣、听力障碍……"由此可见，所谓突发性耳聋，实际上是交感型颈椎病的一种症状。它的发

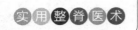

病，是因为颈椎椎体错位，压挤了交感神经节或交感神经产生的。只可惜作者没有沿着这条路继续往前走。根据上面的分析，治疗"突发性耳聋"，就是治疗颈椎病。杨氏父子用这种思路，治愈了一大批听力下降的患者。其中有教师，有学生，有工人，也有干部。还治愈了一批"王聋子""冯聋子"之类的，已经被人承认是聋子的患者。从这些治愈的患者的病历中，他们更可以相信：聋和老是没有关系的。

在整复医疗中，颈椎整复的安全性一直是一道难题，特别是对脊髓型颈椎病，手法整复的力度极难掌握，而且一旦出现问题，后果一般都很严重。而杨先生却用"苦参洗剂"轻而易举地解决了。这种洗剂外敷后，骨表面就会有一层软化层，这样在椎体整复中，即使与脊髓发生一点接触，也不会有危险。整脊的手法基本上是从罗有名医师的手法演变来的，但由于使用了"苦参洗剂"，动作的幅度小了，手法的力度也大大减小，所以看起来十分轻巧，达到了安全保障的目的。目前，这种常规手法已治疗 5000 多例颈椎病患者，其中脊髓型100 多人，治疗近 10 万人次，没有发生任何事故，真正做到了无痛、舒服、安全、有效。

杨氏父子与神奇的唐山

杨先生是在北京开设诊所旗舰店 21 年后，才去了香港开创了第二个诊所旗舰店，而仅一年后，杨先生便决定在唐山开设第三个诊所旗舰店。

与北京和香港相比，唐山无论在城市规模还是思想开放程度，都稍逊一筹。但在杨先生眼里，唐山是一块神奇的土地。经历了残酷大地震的唐山，对苦难与坚定，有着更深层次的理解。这与杨先生的经历有着惊人的巧合，他作为一个医学界判定全瘫的患者，能够站起来造福人类，不也如唐山曾被某些人叫嚣要从地图上抹掉，而今天却依然巍然屹立一样吗？而祖国医学所给予杨先生的勇气、信念与智慧，又如何不是杨先生想回报唐山的礼物呢！

2006 年年底，杨先生来到了唐山，他在唐山最繁华的地段选择了店面，他把自己香港总部的主任二儿子杨大力调来唐山亲自坐诊，他把又一个希望放在了唐山。这个希望就是更快地传播祖国医学的智慧，造福更多的人。

开业仅一个月时，我应邀参观了这座名为"实用整脊"的诊所。20几个患者已成为诊所的第一批受益人，坐诊的杨大力一面回复一个个咨询的电话，一面为患者检查、治疗着患处，还抽空回答我的提问。一个患颈椎病的吴先生与一个念叨睡不好觉的大妈，在争相夸耀医生杨大力神奇的医术。

从20世纪70年代初，杨先生发现了整复颈椎错位能治愈偏头痛，到目前为止，这30多年来杨氏父子已将一个偶然的发现已经发展成一种系统的疗法。很多症状明显又找不到病因的疾病，在这里找到了新的思路，他们把它称为"整脊疗法"。"整脊疗法"简单、易学，无副作用和后遗症，而且在治疗过程中安全、舒适、无痛苦，患者乐于接受，可以称其为"绿色医疗"。

30多年的实践，他们发现了很多种疾病都能通过"整脊疗法"的治疗，而达到令人满意的效果，显示了它的优越性和强大的生命力。如晕车、慢性肠炎等，在过去认为很难治愈的疾病，用"整脊疗法"治起来都很简单。如溃疡病、月经不调、慢性鼻炎等都取得了良好的效果，而且疗程短。1991年北京学术会议报道能治疗60多种疾病，现在他们已发现有超过100种疾病能通过"整脊疗法"来治愈。而且他们更相信远不止这些，还有待于大家的共同努力。

"整脊疗法"与传统的常规疗法都有哪些不同？有哪些优势？整脊为什么能治病？运用"整脊疗法"究竟能治疗多少种疾病？都能治哪些病？我们已经说了很多了，当然"整脊疗法"还在起步阶段，还会有很多缺点和不足之处，但杨氏父子做的，的确是一种神奇的事业，一种"朝阳产业"，谁都会相信，"实用整脊"作为一项新的医疗方式，它能神奇的诞生，也一定能神奇地拓展起来。

祝福北京，祝福香港，祝福唐山。

摘自《唐山文学》2007.1，总第168期

313

九折臂而成医

前言：施杞（中华中医药学会副会长、中华中医骨伤科学会会长、上海中医药大学前校长教授、主任医师、博士生导师）

整脊学是一门古老而又颇具创新特色的学科，是源于中医骨伤科学体系，但又涉及多种学科的临床学科。手法治疗是中医骨伤科专长和优势，清代《医宗金鉴》曰："手法者，诚正骨之首务哉。"该书指出手法"能达病者之血气凝滞、皮肉肿痛、筋骨挛折与情志之苦欲"，可见手法之治疗作用十分广泛，无论外伤内损，大凡气血失调、情志失畅，用之得当往往效果显著。中医骨伤科用手法治病历史悠久，历代医家积累了丰富的经验，形成了系统的理论基础。运用手法诊治脊柱疾病，便是根据脊柱骨与关节及韧带的解剖学变异，结合经络、气血、脏腑学说进行辨证施治，不仅可以调整脊柱的结构异常，而且可治愈众多的顽固性颈肩腰腿痛疾患。由于分布全身四肢及内脏、头颅的血管、脊神经和自主神经等与脊柱相联系，因而通过整脊手法还能治愈或改善许多相关疾病。整脊学的学术内涵及其临床应用已经引起众多学者的重视，海内外相关研究正在成为交流的热点，然而，尚缺少长期观察和系统的探索。

今年初夏，中华医学会副会长、原国家教委高教司副司长、我国著名医学家王镭教授来沪，我们在讨论关于中医学的继承与创新时，他告诉我北京有位整脊名医杨福申原是一位物理教师，1973 年因车祸不幸致残瘫痪，尔后他以坚强的毅力走上一条艰难的求医、学医、自医、行医的曲折道路，创造了惊人的奇迹。不仅自己站起来了，而且通过自学和自医的实践，对脊柱损伤疾病的临床特点及演变规律有了切身的体验，积累了一定的治疗经验，在积极进行自我康复的同时也为众多病友服务，20 余年居然有 14 万名患者接受了他的治疗，大多数病人都有不同程度的疗效。最近他还将这些珍贵的临床资料进行了认真整理，写成《实用整脊医术》。这一信息令我兴奋，这位执着追求的久病成良医的医家更令我敬仰。近日杨福申先生将《实用整脊医术》书稿示我，拜读后颇感全书内容丰富，疗效确切，研究深邃。此书稿体现了作者自学之艰苦，治学之严谨，医学知识之渊博，医疗技术之高超。诚如《医宗金鉴》所言，他做到了"一旦临症，机触于外，巧生于内。手随心转，法从手出"的境地，可以以"一里之厚而动千里之权"（《战国策》），通过对脊柱关节错位的整复而调节全身功能的紊乱或障碍。

　　杨福申先生坚持发扬自强不息和顽强拼搏的精神，终于取得可贵的成就，说明祖国医学是一个伟大的宝库。只要认真继承，弘扬广大，一定能在克病制胜的临床探索中显示出特色和优势。杨福申先生从一个伤残患者修炼成京城名医，经历了一个漫长的奋斗过程，生动地体现了他对科学的热爱和追求。爱因斯坦说过："有许多人之所以爱科学，是因为科学给他们以超乎常人的智力上的快感，科学是他们的特殊娱乐，他们在这种娱乐中寻求生动活泼的经验和雄心壮志的满足"。杨福申先生正是这样在追求科学的真谛中，不断获取精神上和事业上的满足。孟子曰："山径之蹊间，介然用之而成路"。即是说路是人走出来的。杨福申先生对祖国医学的热爱和信心，刻苦继承和创新当为我辈效学之师也。

杨福申简介

1937 年 4 月生于山东省高青县。汉族。1960 年毕业于北京师范大学物理系。

1973 年因车祸受伤，住院诊断为颅骨粉碎、第 12 胸椎骨折，脑挫伤。为了能继续工作，至少能生活自理，被迫学医、自医。从 1974 年开始研究陈旧伤的治疗和整脊治病。

1979 年参加中国科学院生物物理所经络研究组研究工作。有关学术论文在第一届国际针灸针麻会议上获得乙等奖。

1984 年通过北京市卫生局组织的"一技之长开业医考试"，领取了行医执照。第二年主持成立了"北京东城区地东联合诊所"，担任

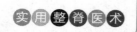

所长兼医师。

1985年被推选为"东城区个体开业医协会"副理事长，积极工作，为东城区开业医的组织工作打下了良好基础。为了开展整脊疗法的研究和临床观察，曾先后走诊了十八个省、市、自治区。并有意选择大、中、小城市，以及农村、山区、矿区、牧区、油区、渔区等，治疗十三余万人，七十余万人次。

1990年应"亚运会专家义诊团"邀请，参加义诊团工作，担任第三分团团长兼"颈椎病专家"。

1992年至1993年应邀到波兰，研究观察整脊手法治疗对白种人的适应性。被波兰人民亲切地称为"脊椎杨"。

1998年主要事迹收入了《中国专家大辞典》第三卷。二十多年来一直从事手法医学研究，《人民日报》《健康报》《北京日报》《健与美》等报刊、杂志都报道过有关事迹。现杨福申、杨大冬、杨大力父子三人在我国香港地区和新加坡成立了弘康实用整脊示范基地，并在其他国家和地区成立了国际连锁机构，还在唐山（明星楼1座3－302）成立了国际连锁机构。

杨福申原是《北京电力学院》（现华北电力大学）的物理教师。1960年毕业，没有当过助教就开课了。1973年乘校车返校途中，校车与北京化工厂的货车相撞。他被撞成颅骨粉碎性骨折、第12胸椎压缩性骨折合并脑挫伤，全瘫。脑外伤研究所所长王忠诚鉴定：站不起来了！但他以顽强的毅力，练坐、练站、练走。一年之后他架着双拐坐出租车去脑外伤研究所。王所长说："我相信你将来还能工作。"

为了进一步恢复身体. 他开始学医。他旁听了70年代冯天有的"新医正骨学习班"。为了节省生活费他回山东老家。帮县委书记的母亲治好了肩周炎，在县委书记建议下，在高青县办起了"赤脚医生学习班"名义上是教学生，实际上是边教边学。向医院里的大夫们学了不少医学知识。

1975年学习班开课不久，县里流行细菌性痢疾。他带领学员只用了两周就治愈了11万余名菌痢患者，而且没花一分钱。学习班的威信大大地提高了。

在这段边学边干的日子里，他们发现了治疗偏头痛、晕车、胃溃疡、妇女月经不调和病态窦房结综合征的方法。初步奠定了整脊的基础。

回京拜访了当时的骨科代表人物赵锡伍。他提出了解决整脊安全的要求。他们用了十年的时间，从按摩矫形过渡到陈旧关节脱位整复，最后用在整脊。这样他们彻底解决了整脊的安全问题，这是目前全世界都还没解决的难题。

加拿大脊医协会的副秘书长了解他们的情况后，想请杨大夫去加拿大当教授。他说："你们的技术领先我们30年。再过30年这些技术我们能否解决还不清楚。"

淦智女士在新中国成立前就很有名。她和何香凝、宋庆龄、林巧稚是结拜四姐妹，她是大姐。在辛亥革命时期她就得了神经性头痛，疼了70多年。她家里像是止痛片博览会，中外各种止痛片应有尽有。1984年，杨大夫给她治疗30次。病就好了。

1988年11月21日人民日报在《半路出家有绝招》这篇报道中说：头痛不必解释，大家都清楚是怎么回事，但是偏头痛可不是指半个头痛。偏头痛我们给的定义是："找不到原因的反复发作的头部、颈部或颜面任何部位的疼痛或非疼痛性不适，都属于偏头痛"。

我国最早对头痛描述者是汉代的张景岳。他在《景岳全书》中写到："凡诊头痛者，当先审久暂，次辨表里……"距今已有两千多年。英国的弗里泽在他写的《头痛的秘密》一书中，详细地记载和描述了头痛的各种情况。他在书的结尾写道："总之，未来是有希望的。"如此普遍而又常见的头痛竟成了"千古之谜"。据报道美国至少有三千万人患有偏头痛，欧洲至少有一亿人经常忍受偏头痛的困扰。在我国没有见到类似的统计数字。仅我们父子三人，就接待了六千多名偏头痛患者。他们当中有科研人员、有工人、有农民，也有领导干部、有司机、也有医务工作者。老的已经过百岁，小的只有3岁，他们当中，有的只有一点不舒服，有的则痛得难以忍受，用自杀来逃避头痛

的折磨。

现在偏头痛的发病原理已经初步研究清楚。它的发病是由于颈椎椎体发生了错位。错位的椎体挤压了椎动脉，造成大脑供血不全。正常情况下，另一侧椎动脉还可以代偿，在思维焦虑等情况下，大脑需血量增加，而供血不能增加。脑血管产生缺血性痉挛，引起头痛，这就是偏头痛。在国家临床诊断标准中列入了四种偏头痛，即偏头痛、丛集性头痛、高血压性头痛和外伤性头痛。从临床看后面三种与偏头痛没有什么区别。所以我们认为就是偏头痛。既然偏头痛的发病原因是颈椎椎体发生了错位，就需要整脊。

1976年我们发现整脊能治疗偏头痛，但同时也发现脊髓型颈椎病也会造成头痛。所以认为，可以在推广偏头痛和颈椎病之前开展科研，解决手法整复颈椎时的安全问题。直到1984年我们成立北京市第一家联合诊所——《北京东城区地东联合诊所》时才公布：用"苦参洗剂"解决了颈椎病复位。特别是脊髓型颈椎整复的安全问题，安全无痛。从1984年到2008年，我们治疗一百多万人次，无一事故。可以说从理论到临床已经解决了颈椎复位的安全问题。

1992年我们应邀到波兰，共收治患者1600人。其中偏头痛患者有997人。结果证明，我们的方法对白种人也同样是适用的。至此，我们认为"千古之谜"已经被破解了。谜底是颈椎椎体发生了错位。

胃溃疡和十二指肠溃疡又被称为"消化性溃疡"，是一种常见病。这种溃疡有时也发生在食管下端。

为什么会发生溃疡？过去有很多说法。我们认为都是不够确切的。这种病发生的内在原因是由于胸椎中段发生了椎体错位。错位的椎体刺激或挤压了脊神经。第7~9胸椎发出的脊神经是调节胃的消化的。胃是消化道的一个器官。对食物的消化有两种方式，一种是通过肌肉的收缩活动把食物碾碎，使食物和消化液充分混合，然后把食物向前推进，称为"机械消化"；另一种方式是消化腺分泌的消化液，消化液中含有各种消化酶，能分别对蛋白质、脂肪、糖类物质进行化学分解，使之成为可被吸收的小分子物质。

　　30 年来，我们治愈的胃溃疡患者已经有三百多例。大庆市的一位领导干部是这三百多患者中最重的一例。他已经有胃出血的症状，预约了手术。就在这时我们用整脊疗法帮他治愈了。

　　偏头痛、晕车、胃溃疡和病态窦房结综合征，是我们早期治疗效果较好的几种疾病。其中胃溃疡对患者影响最大。它让患者相信：整脊不但能治骨伤病，还能治疗内脏病。而且像胃溃疡这类内脏病，只有用整脊才能彻底治愈。整脊的概念渐渐浮现出来了。早期把这种方法称为《脊椎正骨学》。自从总结了胃溃疡的治疗我们改用实用整脊学。这样整脊从胃溃疡开始，向内脏病发展了。

　　通过临床大量的观察，我们发现第 4 腰椎错位是产生月经不调的主要原因。调节月经等妇科生理活动的脊神经是从第 4 腰椎间孔发出的，如果第 4 腰椎体因外伤或扭伤发生了错位，压迫或刺激脊神经，就会出现神经功能紊乱，造成月经不调。

　　了解了妇女月经不调的原因，我们才明白：为什么有那么多妇女月经不调。另外，咱们中国人喜欢把腰带系在第 3 腰椎上，等于给第 3 腰椎加了一个护腰。在弯腰工作、搬抬活动时，第 4 腰椎受伤的机会就会增加。

　　另外，我们的整脊不够普及，甚至医务工作者都不知道脊柱相关疾病，也不知道整脊的作用。这才是造成月经不调患者大量积压的原因。我国的妇女忌讳谈论自己月经的情况，其实这是不对的。我的舅母就是血崩去世的。至死她也没去医院。我们中国有句古话：病不瞒医。妇女月经不调也是病，也应当对医生如实说明情况。

　　我们发现妇女月经不调与腰椎的关系后，可以做到，病家不用开口，便知病情根源。诊治妇女月经不调的工作就方便多了。可以进行脊柱普查了。

　　晕车不必多解释，大家都清楚：是乘车时出现眩晕、头痛、恶心等一系列症状。如果在乘船、乘飞机时出现这种情况。就称为"晕船""晕机"。它们的发病机理是相同的。晕车并不像有些医学书上讲的，是"不治之症"。我们是在 1975 年给一位盲艺人治疗颈椎病时，

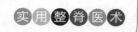

发现了晕车的治疗方法。

这位盲人是个说评书的艺人。我们为他治了1次颈椎病，就让他回家了。第二天他来了站在门口大声说："杨大夫，您还会治晕车呐？"

我请他进来坐下，问他怎么回事。他才说："我晕车30多年了，一次在车上吐了，我又看不见，吐在别人身上了。我很不好意思。从此我就不坐车了。近处我走去，远去我就不去了。今天约好了治病，我怕走着来误了中午的书场，就坐汽车来了。没想到一点也没事。"我查了一下他的治疗记录，昨天帮他整复第4、5颈椎。我明白了：整复第4、5颈椎能治愈晕车。

我们就是这样发现晕车的治疗的。从此以后，我们治愈了两千多名晕车患者。他们都要感谢这位说评书的盲艺人。

为什么晕车的患者乘车时才晕。不乘车时并不晕呢？由于为大脑供血的是椎动脉，从心脏发出的椎动脉，是穿过颈椎的横突孔上去的。椎体发生错位会挤压一侧的椎动脉，在这种情况下，另一侧椎动脉还能工作，这样平时缺血并不严重，所以不晕。在乘车时，由于头部的晃动，另一侧椎动脉也会受挤压，这样就会造成大脑一时性严重缺血，出现眩晕、恶心、呕吐等现象。所以晕车的患者一旦车停下来，休息一下就会不晕了。

在我们治愈的两千多名晕车患者中。有几种情况值得一提：

有人坐车晕车，但自己开车不晕车。这是因为车是由他控制的，车的加速、减速、刹车他都很清楚。在这些变速中，不会对他的颈椎造成过多的晃动。所以他不晕车。而乘别人开的车，他不知道车的运动，颈椎的晃动就无法控制了。

有的人一提乘车外出，并未乘车时就有晕车现象。这主要是心理作用。他觉得似乎已经在坐车了，所以有轻微的眩晕。

在我们的患者中，有一位北京大学的老师，他一旦开始晕车，就必须去医院抢救。不然就恢复不了。从诊治过程看，他没有什么特殊原因。我们只帮她整复了一次第5颈椎，她就再也不晕车了。

　　我们在帮一位叫张秀珍的老大妈治疗颈椎病的时候，她告诉我们：

　　"杨大夫，我的脖子没减轻，可我的头不痛了。"

　　仔细一问，她头痛30多年了。开始去医院，每次都给点止痛片，后来头痛时抹点清凉油，也能舒服一阵子。从此以后，她就养成了抹清凉油的习惯。她指着自己的太阳穴给我们看。啊！眉毛全没了。两边形成了一个"八"字形的老茧。她说，家里的清凉油空盒已经有满满一纸篓了。

　　我们总结了她的病历，开始注意头痛患者。一时间，我们简直成了"头痛专科"。经过一段时间的工作，为区别其他疾病引起的头痛，我们把颈椎错位引起的头痛，称为偏头痛。我们给偏头痛下了定义："反复发作的头部、颈部或颜面任何部位的疼痛或非疼痛性不适，都可称为偏头痛。"

　　后来，一位美国医生来治病，他告诉我们，这个定义和美国头痛和中风协会给"偏头痛"下的定义完全一样。但是他们并不知道如何治疗。

　　整复错位的颈椎椎体治疗偏头痛，这是我们整脊的开始。但是当时我们还没有意识到。后来，我们又发现了整复颈椎椎体错位能治疗晕车、胃溃疡、月经不调。我们才意识到整脊是一门新医学。所以整脊是从临床诞生的一门医学。整脊能治病，不是理论上的结论，而是从临床实践中摸索出来的结论。

　　理论上解释是对整脊的进一步分析作出的。没有临床的结果，理论是毫无意义的。

　　人体的脊柱包括颈椎、胸椎、腰椎和骶椎，共33块椎体。由于骶椎和尾椎都融成一块，所以也可以说有26块椎骨。从每个椎体的椎间孔发出的脊神经通往全身各处。不同的脊神经调节和感知不同的组织、器官和系统。因此如果因外伤或扭伤，椎体发生错位。就会挤压脊神经，造成神经功能紊乱，最后导致不同的脊柱相关疾病。

　　要治愈这些脊柱相关疾病，就要整复好错位的椎体。这就是整脊的

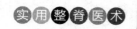

治病原理。这时候我们已经把《脊椎正骨学》改为《实用整脊学》了。

整脊能治疗哪些病？这是个很难回答的问题。1984 年我们知道能治的病有偏头痛、晕车、胃溃疡、月经不调、病态窦房结综合征和癫痫等六种病。从理论上说，有内科病、外科病、妇科病和神经科疾病。这时候我们已经意识到：整脊不是一种简单的治疗方法，它应当是一门新医学。到 1995 年我们开始撰写《实用整脊学》的时候，我们已经能运用整脊治疗 110 种疾病了。为了验证我们的理论，我们曾应邀到山东、河北、山西、内蒙古、天津、上海、河南、河北、江西、陕西、四川、广西、广东、重庆、辽宁、吉林、黑龙江等十七个省市自治区，接待患者 18 万余人，进行整脊治疗和保健近百万人次以上。充分考查和验证了我们理论的正确性和实用性。最后定名为《实用整脊医术》，由人民卫生出版社于 2004 年 1 月出版。

1991 年在北京学术讨论会上，把用整脊治疗的疾病，定名为"脊柱相关疾病"。问题就简单了，整脊能治哪些病呢？整脊就专治脊柱相关疾病。

那么脊柱相关疾病都有哪些呢？从理论上说，没有什么疾病是和脊柱无关的。从这种意义上说，我们当时就不同意"脊柱相关"这个名字，但是我们没有参加 1991 年研讨会，没有机会发表意见。

传染病被认为是十分可怕的。1975 年我们在山东用简单的手法扑灭了一场"流行性菌痢"。在短短的两个星期里我们没花一分钱，治愈 11 万余细菌性痢疾患者。据说俄罗斯有一位大夫用整脊专治传染性肝炎。

癌症被人们视为不治之症，听说海军总院的一位大夫专用整脊治疗白血病，这是一种血癌。

艾滋病又是一种不治之症。但是据说艾滋病是破坏了人们的免疫系统。我们知道脊柱的第 9 胸椎就是专门调整免疫功能的。是不是艾滋病也可以用整脊治疗呢？如果上面这些想法都实现了。整脊的影响就不像目前这样默默无闻了，医学换代的时机就成熟了。

但是目前整脊还没有那么大的作用。在当前人们认为医学已经很发达的时代，对于越来越多的慢性病，医院束手无策，不但花了大笔的医疗费，也在很大程度上损伤了人们的健康。当前首先要让人们认识到，整脊能够在一定程度上控制和预防慢性病。

提起慢性病，人们可如数家珍：慢性咽喉炎、慢性鼻炎、慢性胃炎、慢性肠炎等等。什么时候给这些病戴上的"慢性"帽子？没有找到出处。也没有找到发明人，有人说是约定俗成，有些病不好治，拖拖拉拉，久治不愈，于是就称它为"慢性"……

如果真是这样，那是咱们作医生的没有本事，不能尽快地把病治好，却把责任推到疾病身上。说它是"慢性病"不能很快治好，于是患者也就认可了。凡是"慢性病"，拖上几年到几十年都是可以接受的。就是在这种认识水平上，我们的患者中，有的患头痛 72 年；有的患坐骨神经痛 55 年；有的患胃溃疡 50 年；有的患月经不调 32 年；简单的鼻炎拖上 30 年……

人民日报在 1988 年 11 月 21 日刊登的文章《半路出家有绝招》一文中，曾提到淦智老人 72 年的头痛，十几次就治愈了。建国门服务公司的一位女士遗尿 40 多年，我们半个月治愈了。

《健与美》杂志在《无药治疗病显神通》文中报道了谢春荣大妈 42 年的肠炎，我们四天就治愈了。

我们积累了一个《用整脊疗法治愈的慢性病记录》实际上是一个"慢性病快治的记录"。这里举出了 21 种疾病，病程长则 50 年到 70 年的；短则几年到十几年。都可称得上是"慢性"病了。但是这些患者用整脊治疗，大部分都在一两周内痊愈了，长的也不过一两个月就痊愈了。因此我们得出结论：慢性病都是脊柱相关疾病。而用整脊治疗这些疾病，就不是慢性病，而是普通的常见病了。

耳聋开始是自觉听力减退。一般 50 到 100 分贝的声音听不到或听不清就是耳聋了。耳聋分传导性耳聋、感音性耳聋和混合性耳聋。我们接待过的耳聋患者，多数还是听力下降。多数都没有测试过属于哪种耳聋。

对耳聋和听力下降，我们有一个经验测试方法。在耳边听不到机械手表的走动声，就可视为听力下降；而耳边听不到闹钟走动的声音，就可视为耳聋。

有人说："老了当然就聋了。"还有人说："耳朵聋说明你老了。"其实这种把聋和老联系在一起的说法，是不对的，也是不科学的。百岁以上的老人在我们的病历中有7位，其中年龄最大的107岁。她一直不聋，听力也没有下降。这7位老人，虽然已过百岁，虽然他们每个人都患不同的病，但是耳都不聋。90岁以上的患者有几十位，但都不是来治耳聋的。事情恰恰相反，来治耳聋的患者，都在40岁左右。医学界给这些未老先聋的患者起了个很好听的名字：突发性耳聋。其实这个名字也不十分恰当。其中有一位天津电子工业学校的老师，只有三十多岁，就自觉听力下降。经过一年，已经全聋了。他对课堂上学生回答问题，完全听不到。所以不管学生怎样回答，他都说："好、好，请坐"。渐渐地学生们发现了，就胡乱回答两句，他也说，好、好、请坐。结果全班同学哄堂大笑。治愈回去后学生再也不敢恶作剧了。

耳聋实际上是交感神经型颈椎病。在冯天有医师编著的《中西医结合治疗软组织损伤》中写道：颈椎错位波及颈交感神经或颈交感神经节时，可引起许多症状：平衡失调、耳鸣、听力障碍……

由此可见，所谓突发性耳聋，实际上是交感型颈椎病的一种症状。它的发病是因为颈椎椎体错位，挤压了交感神经或交感神经节产生的。只可惜，作者没有沿着这条路，继续前行，很多结果没有看清。

根据上面的分析，治疗"突发性耳聋"，就是治疗颈椎病。我们用这种思路，不仅治愈了一批听力下降的患者，其中有教师、学生、工人，也有干部。还治愈几位全聋的患者。他们的名字已经被叫做"王聋子""冯聋子"……真的姓名大家已经忘记了。

我们曾整复过小儿足内翻、足内旋、足外翻、足外旋、马蹄足和平足症；我们还整复过"O形腿""X形腿"这是我们从整复脊柱侧弯发展来的。整复脊柱侧弯，整脊技术已经达到了顶峰。这是因为要整复脊柱侧弯就必须解决两项技术：一是手法整复中的安全保证；二是要解决陈旧性脱位。这两项技术，是在我国古代"按摩矫形"的技术中继承和发展起来的。我们从 1975 年到 1984 年，用了 10 年解决了这两项技术。我们的思路很简单，按摩矫形是要做陈旧性关节脱位的整复。陈旧性关节脱位要能顺利整复，整复脊柱椎体错位就是顺理成章的事了。

足部有三块楔状骨，如果内侧的突出，就形成足内旋；如果外侧的一块突出，就形成足外旋；如果三块都突出，就会成为马蹄足。

平足症的主要病理改变是跟骨前移，要把跟骨向后拉出。

足内翻是内侧和中间两块楔状骨突出。而外翻是外侧和中间的楔状骨突出。

进行无痛非手术整形的关键是要有整复关节脱位的措施，特别是陈旧性错位。因为畸形一般都是小时候形成，多数是先天的。不能整复陈旧性关节脱位，整形是根本谈不上的。

整复脊柱侧弯，我们有专门的论述。按摩矫形并不属于我们整脊的范畴。只是在研究整复脊柱畸形时的副产品。但是，我们既然已经找到了我们祖先的"按摩矫形"的方法，我们也把它记录下来。

非手术整形的主要技术进行陈旧性关节脱位的整复。在这个过程中，我们曾经整复过脱位 5 年的肘关节；脱位 8 年的肩关节和脱位 3 年的髋关节。这些经验对骨伤科有很大价值，也不是整脊的范畴。但是，既然全身的大关节陈旧性脱位都可以整复，脊柱椎体的陈旧性错位进行整复就显得十分简单。

安全当然是十分重要的。进行脊髓型颈椎病的颈椎整复时，是最需要安全措施的。我们曾经整复过上百名脊髓型颈椎病患者，其中有 17 位已经高位截瘫。没有这项安全措施，一旦出事就不小！

我们整复过最重的是 9 岁的齐宝红，她双足内翻内旋畸形为她整复了 160 次，一年后完全正常。

乒乓球运动员刘佳，被教练停止了训练。找到我们一检查，她一脚内翻，一脚外翻。我们帮她整复好，又归队训练，后来才出了

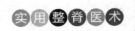

成绩。

1985 年秋，北京东城区地东联合诊所成立初期，我们治愈了一位腹泻 42 年的患者谢春荣，街道上都称呼她荣大妈。

荣大妈 78 岁，她 1942 年抗日战争时期，吃"混合面"得了肠炎。上了年纪的人都知道："混合面"是日本侵华的罪行之一。混合面里有沙子、杂物，甚至有老鼠的粪便。当时很多人吃了都腹泻。荣大妈也是其中一位受害者。她腹泻时轻时重。最重的时候，每天跑厕所 20 多次，轻的时候也要去 4~5 次。直到 1984 年，我们只用了 4 天就将她治愈。

慢性肠炎，也称为慢性腹泻。正常人每天排大便 1 次。少数人每天 2~3 次；也有人 2~3 天排便 1 次。其粪便性状和正常人相同。正常人粪便一般是成形的，日量 150~200g，水分占 150~200g。

腹泻是指排便次数多于正常、粪质稀薄、容量增加，甚至有时脂肪增多，或带有不消化食物、脓、血等。腹泻可分为急、慢性两种。一般病程超过 2 个月的，称为慢性腹泻；腹泻的原因是肠蠕动过快。为什么肠蠕动过快？临床经验告诉我们，是病人的第 4 腰椎错位了。错位的椎体刺激脊神经引起肠蠕动过快。

1975 年我在山东，我的家乡，遇到了一位腹泻 17 年的患者，我 1 次就将她治愈了。我用得是"点穴按摩"。穴位是：中脘、关元、双天枢。一手中指点中脘；拇指点关元；食指和无名指分别点在两个天枢穴。轻轻点下，用手腕带着手揉 9 次，然后突然发力，把手下的皮肤抓起来。这就是 1 次，反复 9 次，禁止患者再动。

一般腹泻，1 次就能痊愈。我们用这种方法在 1975 年山东高青县治愈了 11 万余名急性菌痢患者，没花一分钱。在当地被视为"传奇性事件"。

北京商标印刷厂某工人，患慢性菌痢 30 年。听说我们会治，就来就医，我们只用了 4 次将她治愈了。

海军的一位军官也患慢性菌痢，听说我们能治，从医院跑来。我嘱咐他把一切治疗全部停掉。我们帮他治了 3 次，他也没有症状了。

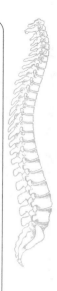

海军总院还特意做了大便的细菌培养，结果无菌。他出院了。后来他问我"细菌哪儿去了？"我告诉他："估计是被你杀死后，随着大便排出去了。"

近代西方医学发展成为一门以研究疾病及其对病因、病理、病位的认识，来决定其防治行为及效果的评价的疾病医学。这种疾病医学的医学观，主要致力于发展各种诊查手段，以提高发现疾病和确诊疾病的能力，并据此作为其医学认识的科学性和现代性发展水平的标志。

在这种情况下，才出现 CT 和核磁共振。在 CT 和核磁共振的片子出现了"腰椎间盘突出""腰椎间盘膨出"。实际上是把仪器上出现的现象当成了病名。并把它硬和患者的症状连在一起。实际上是自相矛盾，自己给自己出了难题。以"腰椎间盘突出"为例，传统观点认为是髓核突出压迫神经根，造成腰痛。但是很多髓核还突出，但症状消失了。也有人提出，手术切除了髓核，症状依然存在。

所以我们既不同意这种观点，也不赞成手术切除这种做法。我们认为腰痛主要是因外伤或扭伤，导致脊柱椎体发生了错位，错位的椎体挤压了坐骨神经根，造成疼痛沿坐骨神经放射。如果错位的椎体没有挤压神经根，可以暂时没有症状，但是错位的椎体破坏了脊柱的力学平衡，为了维持平衡，椎体开始产生增生，增生的骨赘代偿了脊柱的平衡，同时也挤压神经根，造成坐骨神经痛。这两种情况症状出现的时间不同，但发病的机理是相同的。

所以我们认为，造成腰痛和坐骨神经痛的根源在于腰椎椎体发生了错位。错位的椎体或因错位产生的骨赘增生挤压了神经根。治疗这种腰腿痛的关键是对错位的脊柱椎体进行整复。

随着西方医学的诊查手段的发展，也跟进了一些五花八门的病名，如腰椎间盘突出、腰椎间盘膨出、椎管狭窄，等等。有的病人说椎管狭窄了，手法整复也不能把椎管变宽！按照这样的思路，只有通过手术把椎管扩大，但是如果真这样做了手术，却未必能解决问题。

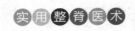
中西医之间的差异，给人们造成了很多困惑，但这并不是什么坏事。正像治疗感冒一样，西医认为发烧了，要降温；而中医则主张"热者汗之"，再热一点，让他出汗就好了，是非曲直只有临床实践来证实。

眩晕不必多解释了，有些地方称为"迷糊"。晕起来天旋地转，还会恶心、呕吐；严重的还会引起眼震、耳鸣、耳聋。猝倒是患者由于急性一过性脑缺血引起的，表现为突然失去控制力，但往往能自行恢复。

为什么提到美尼尔呢？因为美尼尔综合征的主要症状也是发作性眩晕，并可伴有耳鸣、耳聋。其诊断主要靠临床表现。而治病主要是对症治疗。我们接待眩晕患者上千人，还没有见到过与颈椎错位无关的。我们认为美尼尔氏综合征就是眩晕症。

按我们的观点，为大脑供血的椎动脉，是从颈椎的横突孔穿行上去的。如果颈椎椎体发生错位，很容易挤压椎动脉，造成大脑供血不足。不过椎动脉是左右对称的两条，走行到脑部汇成基底动脉环。如果一侧椎动脉被挤压，另一侧椎动脉还可以代偿。一旦代偿的一侧动脉也受到挤压，就立刻出现急性脑缺血，就会发生眩晕。这种眩晕十分严重，但很快能缓解。这种由颈椎引起的椎动脉型颈椎病，症状有复发性。和晕车一样，也是有条件的，是与患者头部姿势有关的。

既然是椎动脉因颈椎错位受压，造成缺血。只要整复好颈椎椎体，椎动脉不受挤压，这种供血不足就解除了。很多被诊断为美尼尔氏综合征的患者，用这样的方法治疗都痊愈了。

在波兰曾遇到了一位患眩晕症的老人。治愈后过了一段时间，他的儿子陪他来表示感谢。他的儿子对我们说："我父亲在我上小学的时候已经开始头晕了。我立志学医，要给我父亲治病。医学院毕业后，去美国留学。取得博士回国。从一名普通医生已经升为院长。可对我父亲的病束手无策。你们中国人真了不起！那么快就帮他治好了。真了不起！"

颈椎病又叫颈椎综合征，是一种常见病。从它的名字就可以想到，它的症状十分复杂。颈椎病的病因十分简单，由于落枕和损伤引起颈椎椎体错位，压迫或刺激颈部的神经根、血管、脊髓等，引起疼痛、麻木、肿胀、眩晕及相关内脏功能紊乱，甚至高位截瘫等各种症状。为什么颈椎容易错位呢？

这是因为颈椎椎体在整个脊柱中体积最小、活动幅度最大、活动频率也最高，又要负担头部的重量。特别是第5、6颈椎，处于胸椎固定端的上部。受力最大，是最容易受伤的部位。所以，由这两个椎体错位引起的眩晕、肩痛、上下肢无力等也最常见。

因为颈椎椎体错位，压迫不同组织，产生不同症状。颈椎病可以分成七种类型。这种压迫可能直接由错位的椎体引起；也可能会因错位后，脊柱产生骨赘增生引起的。虽然症状相同，但症状出现的时间和治疗所需时间就大不相同。由错位造成的症状要简单得多。所以我们提倡有病早投医。

神经根型：颈椎椎体错位，压迫颈部脊神经的神经根，这种类型的颈椎病主要是引起上肢的肿胀、麻木、疼痛，常见的手麻、网球肘、肩周炎都属于这种类型，严重的能引起上肢肌肉萎缩。

患者中有一位任丘的农民刘老榆，他的双臂肌肉萎缩，不能抬、举，像挂在肩上一样。吃饭要别人喂。经一个月治疗后，他已能生活自理。一年后我们回访他，他能十分轻松地举起一百多斤的粮袋。

椎动脉型：由于颈椎椎体错位压迫椎动脉，造成大脑供血不全.引起眩晕。这种眩晕是一时性的，晕起来天旋地转：不晕了就一切正常。常见的有晕车、耳鸣、耳聋、偏头痛、神经衰弱等。

椎动脉型颈椎病在颈椎病中最多。有一位东城房管局的干部，早晨发病，吐得像喷射一样。我们帮他整复好第6颈椎. 过了几分钟，他吃了早点. 就骑自行车上班了。

脊髓型：第4~7颈椎和第1胸椎、椎体的椎孔里是脊髓的颈膨大部。如果第4颈椎至第1胸椎段任何一个或几个椎体因外伤发生错位，就可能挤压脊髓，引起各种不同程度的瘫痪。抬腿无力，迈步困难。后期会引起高位截瘫。

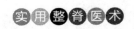
　　我们接待过 17 位高位截瘫患者。最后一例是北京银监会的一位干部。她已经约好了手术，听说我们能治，办了出院，我们为她整复 1 次就能站起来了。我们帮她整复了 17 天。她能上班了。单位都很奇怪，为何好得这么快？

　　交感神经型：如果颈椎错位挤压了交感神经或交感神经结，出现心动过速或心动过缓、血压上升或下降；胃肠蠕动过快、嗳气、发汗障碍等症状。

　　我们患者中有一位夜间盗汗，每天早晨床上就印上一个汗人。我们帮她整复颈椎后，盗汗就痊愈了。

　　食管型：颈椎错位压迫食管，引起吞咽困难。经整复颈椎错位，症状消失。这种类型没见到过严重病人。

　　颈型：是早期和轻型症状。

　　患者只感觉颈部酸痛、麻木，时有眩晕，是各种颈椎病中早期的症状，是治疗的最佳时期。

　　混合型：两种类型混合在一起的最常见的是 1～2 型混合。既有肢体疼痛、麻木，又有眩晕发作。

　　在八千余名颈椎病患者中，我们只遇到了一位 4 种类型混合的。

　　颈椎病有 7 种，最常见的是混合型。

　　北京日前举办健康研讨会 "慢性病预防与控制" 进行讨论。有专家指出，中国有 80% 的民众是死于慢性疾病。倘若在中国人的寿命表中扣除慢性疾病因素。可平均增寿 13.2 岁。因此慢性疾病已经逐步成为影响中国人健康的重要问题。另外，由于治疗慢性疾病的费用占了城镇居民人均收入的一半，世界卫生组织预测，到 2015 年，中国由于慢性疾病造成的医疗费用将高达五千多亿美元。

　　积累 30 年临床之经验，我们发现慢性疾病很多的是与脊柱相关的疾病。

　　为什么同样的疾病会成为慢性病呢？传统观点是说急性疾病处理不当，就拖成了慢性病。当前慢性病越来越多。说明我们的医疗水平越来越差。显然这种观点是站不住脚的。

我们认为慢性疾病是脊柱相关疾病，由于脊柱椎体错位得不到整复，相关疾病就时好时坏，反复发作，拖成了"慢性"病。

要控制和预防慢性病，就要开展脊柱普查。把脊柱相关疾病控制在未发病，或发病初期。

定期进行脊柱的普查和错位椎体的整复，需要大量的整脊医师。根据我们在山东的经验，每三万人有一名整脊医师，就可以完成这项工作。

（杨福申　杨大冬　杨大力）

摘自《唐山文学》2009.1，总第 180 期

附录二　X线片图及手法图片

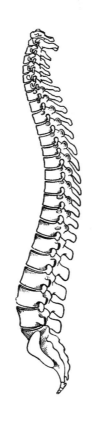

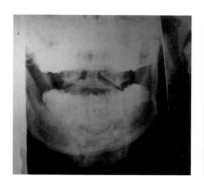

（1）寰椎错位

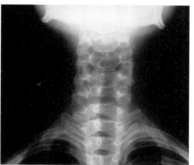

（2）第3、4、5颈椎棘突偏右

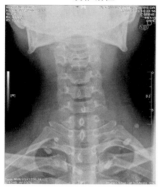

（3）第5颈椎棘突偏右

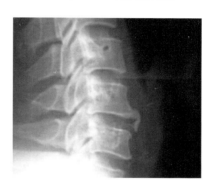

（4）颈椎骨质增生形成骨桥

附图 1　颈椎错位

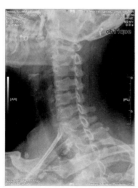

（1）颈椎反张1

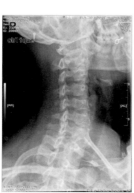

（2）颈椎反张2

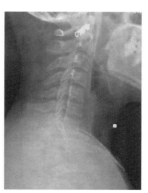

（3）颈椎反张3

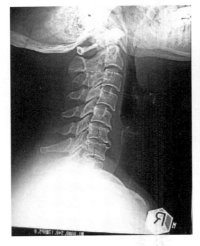
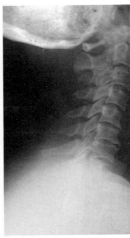

（4）颈椎反张伴随骨折形成

附图 2　颈椎反张

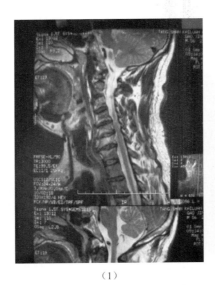
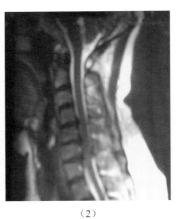

（1）　　　　　　　　　　　　　　　　（2）

附图 3　颈椎椎管狭窄

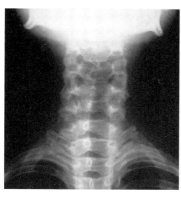

（1）治疗前

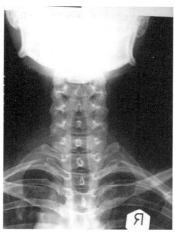

（2）治疗后

附图 4　颈椎侧弯治疗前后对比（一）

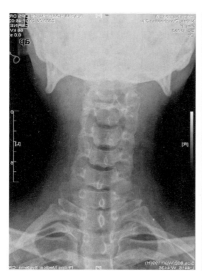

（1）颈椎右侧弯治疗前

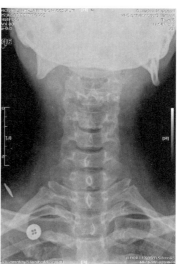

（2）颈椎右侧弯治疗后

附图 5　颈椎侧弯治疗前后对比（二）

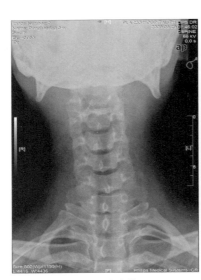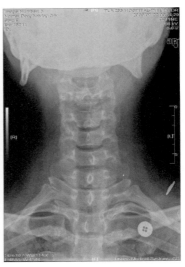

（1）治疗前　　　　　　　　　　　（2）治疗后

附图 6　颈椎侧弯治疗前后对比（三）

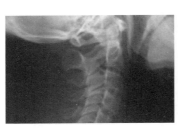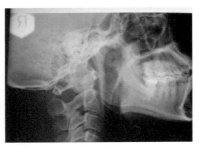

（1）治疗前　　　　　　　　　　　（2）治疗后

附图 7　颈椎侧弯治疗前后对比

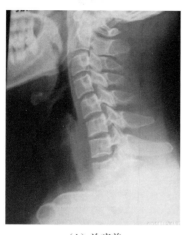

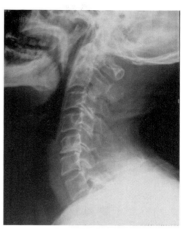

（1）治疗前 （2）治疗后

附图 8　颈椎反张治疗前后对比（一）

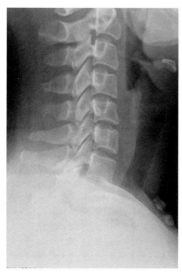

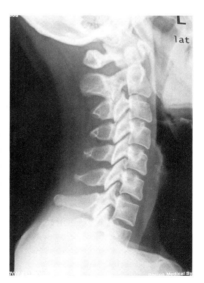

（1）治疗前 （2）疗前后

附图 9　颈椎反张治疗前后对比（二）

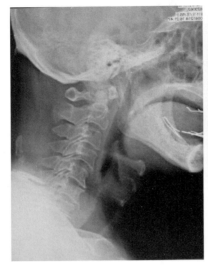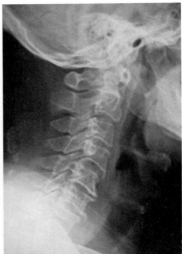

（1）治疗前　　　　　　　　　　　（2）治疗后

附图 10　颈椎反张治疗前后对比（三）

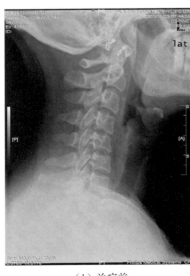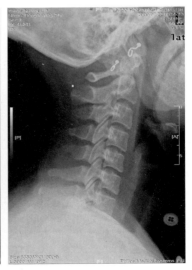

（1）治疗前　　　　　　　　　　　（2）治疗后

附图 11　颈椎反张治疗前后对比（四）

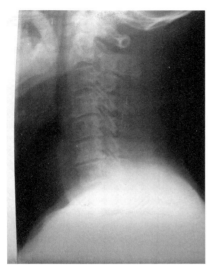 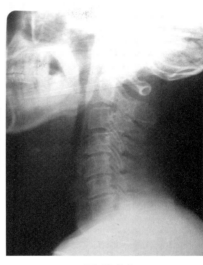

（1）治疗前　　　　　　　　　　（2）治疗后

附图 12　颈椎反张治疗前后对比（五）

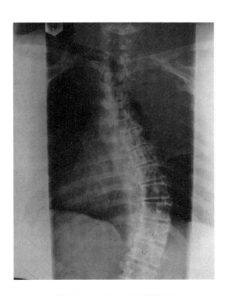

附图 13　胸、腰椎侧弯

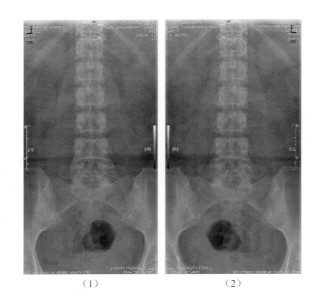

（1）　　　　　　　　　　（2）

附图 14　腰椎错位

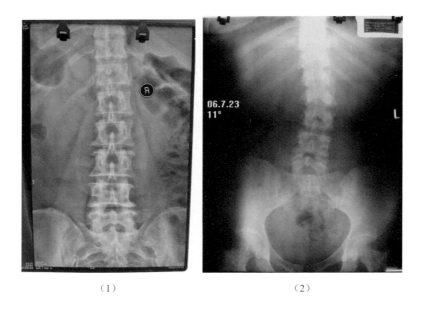

（1）　　　　　　　　　　（2）

附图 15　腰椎侧弯

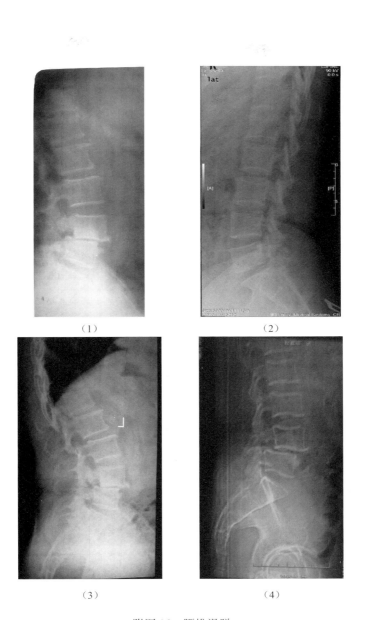

（1）　　　　　　　　　　（2）

（3）　　　　　　　　　　（4）

附图16　腰椎滑脱

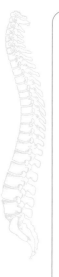

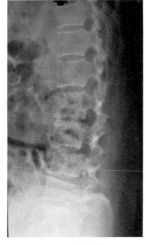

（1）治疗前

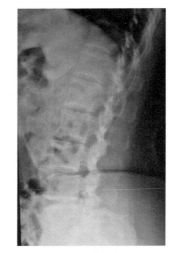

（2）治疗中

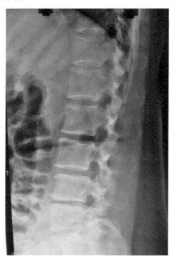

（3）治疗后

附图 17　腰椎生理曲度反张治疗前、中、后对比（一）

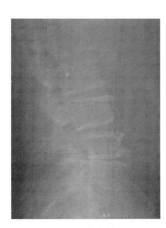 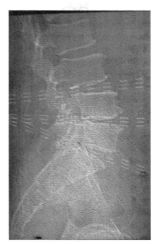

　　（1）治疗前　　　　　　　（2）治疗后

附图 18　腰椎滑脱治疗前后对比（二）

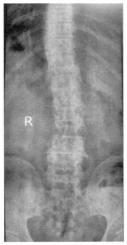 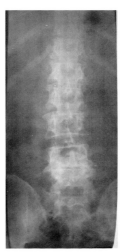

　　（1）治疗前　　　　　　　（2）治疗后

附图 19　腰椎侧弯治疗前后对比（一）

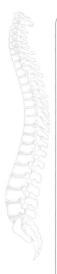

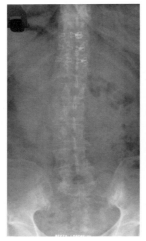

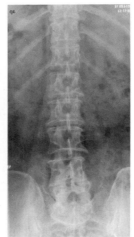

（1）治疗前　　　　　　（2）治疗后

附图 20　腰椎侧弯治疗前后对比（二）

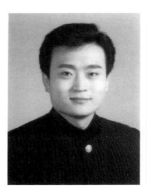

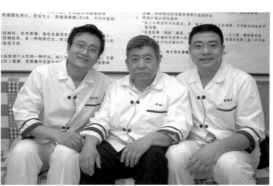

（1）杨大力　　　　　　　　（2）脊椎杨父子三人

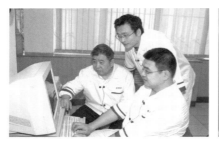

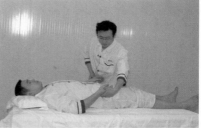

（3）脊椎杨研究整脊　　　　　　（4）耳聋辅助手法

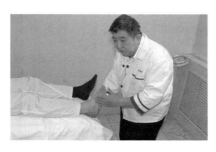

（5）足部畸形复位法

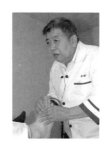

（6）足部畸形复位松解法

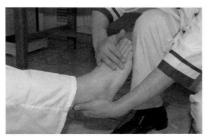

（7）踝关节扭伤复位法

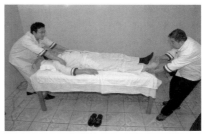

（8）踝关节扭伤双人复位法

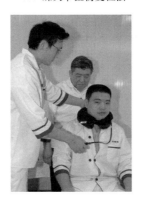

（9）颈椎复位后保护法

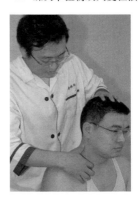

（10）颈椎局部肌肉松解法

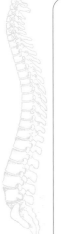

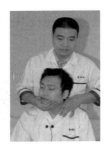

（11）颈椎旋转复位法

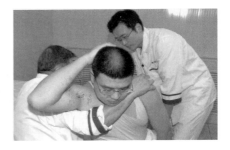

（12）胸椎双人复位法

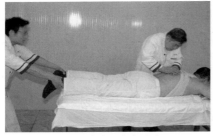

（13）胸椎双人牵引法

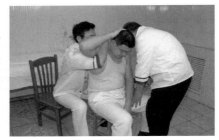

（14）腰椎双人复位法

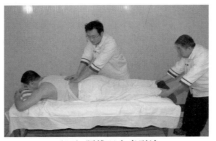

（15）腰椎双人牵引法

附图 21　脊椎杨照片